"本草纲目"全本图典

全本图典

【第十六册】

典藏版

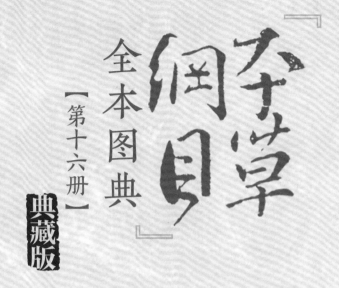

原 著	李时珍	
顾 问	肖培根	
主 编	陈士林	
分册主编	谢军成 裴华 周芳	
副主编	罗建锋 饶佳 张鹏 王庆 张鹤	

人民卫生出版社

图书在版编目（CIP）数据

《本草纲目》全本图典. 第十六册 / 陈士林主编. ——
北京：人民卫生出版社，2018
ISBN 978-7-117-26482-2

Ⅰ. ①本…　Ⅱ. ①陈…　Ⅲ. ①《本草纲目》– 图解
Ⅳ. ①R281.3-64

中国版本图书馆 CIP 数据核字（2018）第 099846 号

人卫智网　www.ipmph.com	医学教育、学术、考试、健康，	
	购书智慧智能综合服务平台	
人卫官网　www.pmph.com	人卫官方资讯发布平台	

《本草纲目》全本图典（第十六册）

主　　编：陈士林
出版发行：人民卫生出版社（中继线 010-59780011）
地　　址：北京市朝阳区潘家园南里 19 号
邮　　编：100021
E - mail: pmph @ pmph.com
购书热线：010-59787592　010-59787584　010-65264830
印　　刷：北京盛通印刷股份有限公司
经　　销：新华书店
开　　本：889×1194　1/16　印张：23
字　　数：543 千字
版　　次：2018 年 7 月第 1 版　2018 年 7 月第 1 版第 1 次印刷
标准书号：ISBN 978-7-117-26482-2
定　　价：640.00 元
打击盗版举报电话：010-59787491　E-mail：WQ @ pmph.com
（凡属印装质量问题请与本社市场营销中心联系退换）

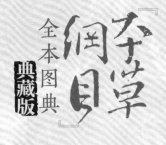

编委（按姓氏笔画顺序排列）

王丽梅	王宏雅	王郁松	王建民	王秋成	牛林敬	毛延霞	仇笑文
方 瑛	尹显梅	世琳娜	石永青	石有林	石笑晴	卢 强	卢红兵
卢维晨	叶 红	叶敏妃	田华敏	白峻伟	冯 倩	冯华颖	邢桂平
吕凤涛	吕秀芳	吕明辉	朱 进	朱 宏	朱臣红	任艳灵	任智标
向 蓉	全继红	刘 芳	刘 凯	刘 祥	刘士勋	刘卫华	刘世禹
刘立文	刘伟翰	刘迎春	刘金玲	刘宝成	刘桂珍	刘续东	刘斯雯
刘新桥	刘慧滢	齐 菲	孙 玉	孙 锐	孙可心	孙瑗琨	严 洁
芦 军	苏晓廷	杜 宇	李 妍	李 海	李 惠	李 新	李玉霞
李电波	李兴华	李红玉	李建军	李孟思	李俊勇	李桂方	李桂英
李晓艳	李烨涵	杨 飞	杨 柳	杨冬华	杨江华	杨焕瑞	肖榜权
吴 晋	邱思颖	邱特聪	何国松	余海文	狄银俊	邹 丽	邹佳睿
沙 历	宋 伟	宋来磊	宋肖平	宋盛楠	张 坤	张 荣	张 淼
张 鹏	张 磊	张 鹤	张广今	张红涛	张俊玲	张海龙	张海峰
张雪琴	张新荣	张翠珍	张 蕴	陈 勇	陈 慧	陈永超	陈宇翔
陈艳蕊	陈铭浩	陈朝霞	英欢超	林 恒	林文君	尚思明	罗建锋
周 芳	周重建	郑亚杰	单伟超	孟丽影	赵 叶	赵 岗	赵 晨
赵白宇	赵庆杰	赵宇宁	赵志远	赵卓君	赵春霖	赵梅红	赵喜阳
胡灏禹	战伟超	钟 健	段杨冉	段其民	姜燕妮	宫明宏	姚 辉
秦静静	耿赫兵	莫 愚	贾丽娜	夏丰娜	徐 江	徐 娜	徐莎莎
高 喜	高荣荣	高洪波	高楠楠	郭 兵	郭志刚	郭哲华	郭景丽
黄兴随	崔庆军	商 宁	梁从莲	董 珂	董 萍	蒋红涛	蒋思琪
韩珊珊	程 睿	谢军成	路 臻	解红芳	慈光辉	窦博文	蔡月超
蔡利超	裴 华	翟文慧	薛晓月	衡仕美	戴 峰	戴丽娜	戴晓波
鞠玲霞	魏献波						

凡　例

一、本套书以明代李时珍著《本草纲目》（金陵版胡承龙刻本）为底本，以金陵版排印本（王育杰整理，人民卫生出版社，2016年）及金陵版美国国会图书馆藏全帙本为校本，按原著的分卷和排序进行内容编排，即按序列、主治、水部、火部、土部、金石部、草部、谷部、菜部、果部、木部、服器部、虫部、鳞部、介部、禽部、兽部、人部的顺序进行编排，共分20册。

二、本套书中"释名""主治""附方"等部分所引书名多为简称，如：《本草纲目》简称《纲目》，《名医别录》简称《别录》，《神农本草经》简称《本经》，《日华子诸家本草》简称《日华》，《肘后备急方》简称《肘后方》，等等。

三、人名书名相同的名称，如吴普之类，有时作人名，有时又作书名，情况较复杂，为统一起见，本次编写均按原著一律不加书名号。

四、原著《本草纲目》中的部分中草药名称，与中医药学名词审定委员会公布名称不一致的，为了保持原著风貌，均保留为原著形式，不另作修改。

五、本套书为保持原著风貌，对原著之服器部和人部的内容全文收录，但基本不配图。

六、本套书依托原著的原始记载，根据作者们多年野外工作经验和鉴定研究成果，结合现有考证文献，对《纲目》收载的药物进行了全面的本草考证，梳理了古今药物传承关系，并确定了各药物的基原和相应物种的拉丁学名；对于多基原的药物均进行了综合分析，对于部分尚未能准确确定物种者也有表述。同时，基于现代化、且普遍应用的DNA条形码鉴定体系，在介绍常用中药材之《药典》收载情况的同时附上其基原物种的通用基因碱基序列。由此古今结合、图文并茂，丰富阅读鉴赏感受，并提升其实用参考和珍藏价值。

七、本套书结合现实应用情况附有大量实地拍摄的原动植物（及矿物等）和药材（及饮片）原色图片，方便读者认药和用药。

八、部分药物尚未能解释科学内涵，或者疗效有待证实、原料及制作工艺失传，以及其他因素，故无考证内容及附图，但仍收载《纲目》原始内容，有待后来者研究、发现。

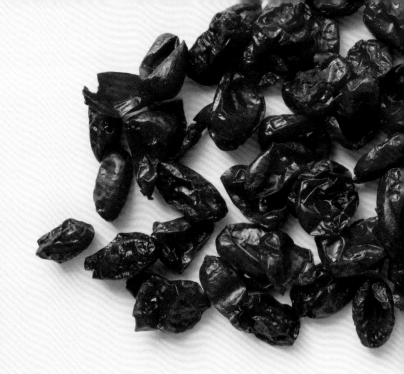

目录

本草纲目木部第三十五卷

木之二乔木类五十一种

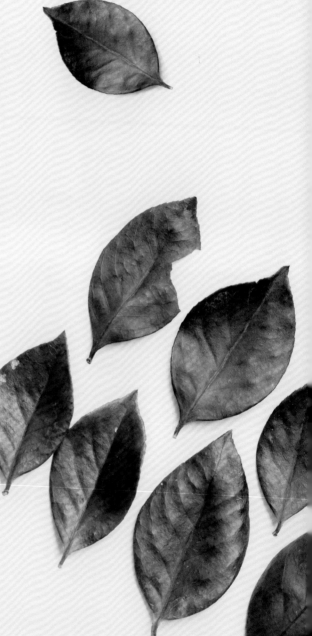

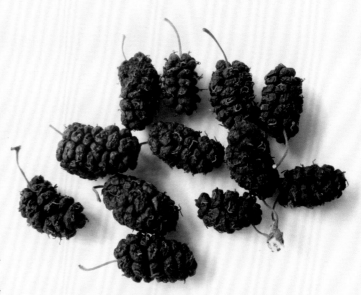

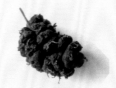

本草纲目

木部第三十五卷

木之二 乔木类五十一种

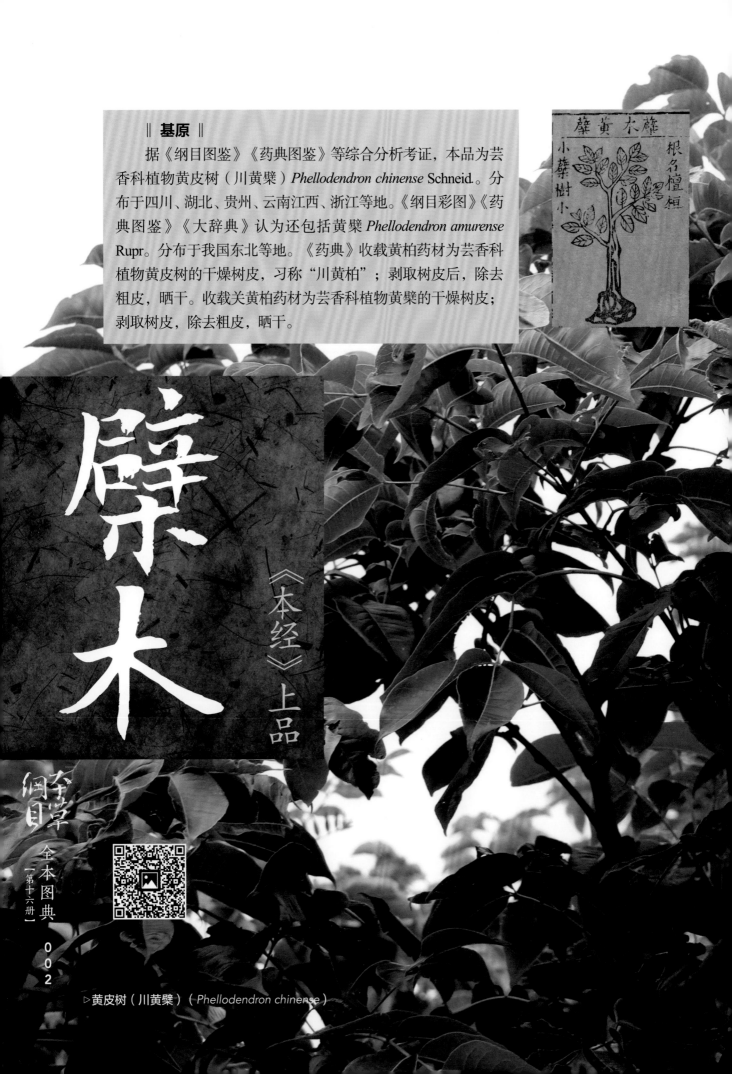

‖ 基原 ‖

据《纲目图鉴》《药典图鉴》等综合分析考证，本品为芸香科植物黄皮树（川黄檗）*Phellodendron chinense* Schneid.。分布于四川、湖北、贵州、云南江西、浙江等地。《纲目彩图》《药典图鉴》《大辞典》认为还包括黄檗 *Phellodendron amurense* Rupr.。分布于我国东北等地。《药典》收载黄柏药材为芸香科植物黄皮树的干燥树皮，习称"川黄柏"；剥取树皮后，除去粗皮，晒干。收载关黄柏药材为芸香科植物黄檗的干燥树皮；剥取树皮，除去粗皮，晒干。

檗 木 《本经》上品

▷ 黄皮树（川黄檗）（*Phellodendron chinense*）

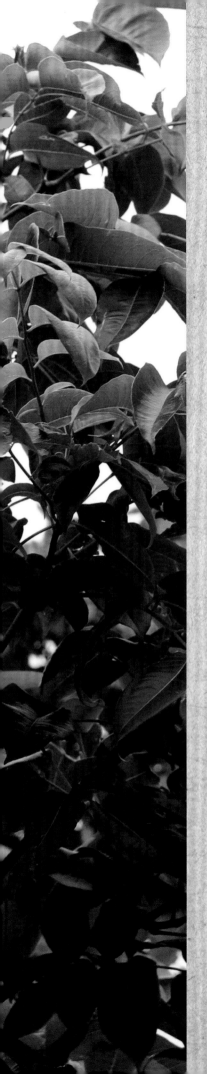

‖释名‖

黄檗 别录 **根名檀桓。**[时珍曰] 檗木名义未详。本经言檗木及根，不言檗皮，岂古时木与皮通用乎？俗作黄柏者，省写之谬也。

‖集解‖

[别录曰] 檗木生汉中山谷及永昌。[弘景曰] 今出邵陵者，轻薄色深为胜。出东山者，厚而色浅。其根于道家入木芝品，今人不知取服。又有一种小树，状如石榴，其皮黄而苦，俗呼为子檗，亦主口疮。又一种小树，多刺，皮亦黄色，亦主口疮。[恭曰] 子檗亦名山石榴，子似女贞，皮白不黄，亦名小檗，所在有之。今云皮黄，谬矣。按今俗用子檗皆多刺小树，名刺檗，非小檗也。[禹锡曰] 按蜀本图经云：黄檗树高数丈。叶似吴茱萸，亦如紫椿，经冬不凋。皮外白，里深黄色。其根结块，如松下茯苓。今所在有，本出房、商、合等州山谷中。皮紧厚二三分、鲜黄者上。二月、五月采皮，日干。[机曰] 房、商者，治里、治下用之；邵陵者，治表、治上用之。各适其宜尔。[颂曰] 处处有之，以蜀中出者肉厚色深为佳。

‖修治‖

[敩曰] 凡使檗皮，削去粗皮，用生蜜水浸半日，漉出晒干，用蜜涂，文武火炙，令蜜尽为度。每五两，用蜜三两。[元素曰] 二制治上焦，单制治中焦，不制治下焦也。[时珍曰] 黄檗性寒而沉，生用则降实火，熟用则不伤胃，酒制则治上，盐制则治下，蜜制则治中。

‖气味‖

苦，寒，无毒。[元素曰] 性寒味苦，气味俱厚，沉而降，阴也。又云：苦厚微辛，阴中之阳。入足少阴经，为足太阳引经药。[好古曰] 黄芩、栀子入肺，黄连入心，黄檗入肾，燥湿所归，各从其类也。故活人书四味解毒汤，乃上下内外通治之药。[之才曰] 恶干漆，伏硫黄。

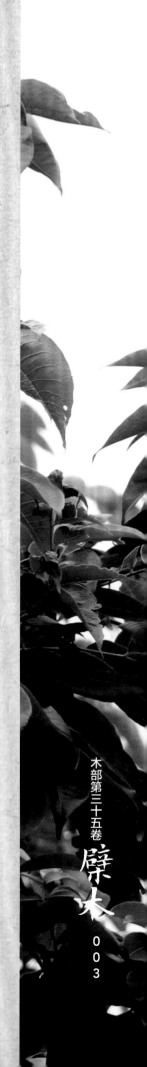

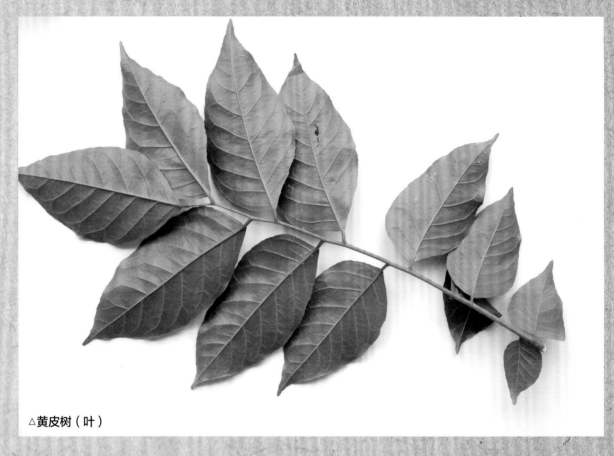
△黄皮树（叶）

‖ 主治 ‖

五脏肠胃中结热，黄疸肠痔，止泄痢，女子漏下赤白，阴伤蚀疮。本经。疗惊气在皮间，肌肤热赤起，目热赤痛，口疮。久服通神。别录。热疮疱起，虫疮血痢，止消渴，杀蛀虫。藏器。男子阴痿，及傅茎上疮，治下血如鸡鸭肝片。甄权。安心除劳，治骨蒸，洗肝明目，多泪，口干心热，杀疳虫，治蛔心痛，鼻衄，肠风下血，后分急热肿痛。大明。泻膀胱相火，补肾水不足，坚肾壮骨髓，疗下焦虚，诸痿瘫痪，利下窍，除热。元素。泻伏火，救肾水，治冲脉气逆，不渴而小便不通，诸疮痛不可忍。李杲。得知母，滋阴降火。得苍术，除湿清热，为治痿要药。得细辛，泻膀胱火，治口舌生疮。震亨。傅小儿头疮。时珍。

‖ 发明 ‖

[元素曰] 黄檗之用有六：泻膀胱龙火，一也；利小便结，二也；除下焦湿肿，三也；痢疾先见血，四也；脐中痛，五也；补肾不足，壮骨髓，六也。凡肾水膀胱不足，诸痿厥腰无力，于黄芪汤中加用，使两足膝中气力涌出，痿软即便去也，乃瘫痪必用之药。蜜炒研末，治口疮如神。故雷公炮炙论云：口疮舌坼，立愈黄酥。谓以酥炙根黄，含之也。[杲曰] 黄檗、苍术，乃治痿要药。凡去下焦湿热作肿及痛，并膀胱有火邪，并小便不利及黄涩者，并用酒洗黄檗、知母为君，茯苓、泽泻为佐。凡小便不通而口渴者，邪热在气分，肺中伏热不能生水，是绝小便之源也。法当用气味俱薄、淡渗之药，猪苓、泽泻之类，泻肺火而清肺金，滋水之化源。若邪热在下焦血分，不渴而小便不通者，乃素问所谓无阴则阳无以生，无阳则阴无以化。膀胱者州

都之官，津液藏焉，气化则能出矣。法当用气味俱厚、阴中之阴药治之，黄檗、知母是也。长安王善夫病小便不通，渐成中满，腹坚如石，脚腿裂破出水，双睛凸出，饮食不下，痛苦不可名状。治满、利小便、渗泄之药服遍矣。予诊之曰：此乃奉养太过，膏粱积热，损伤肾水，致膀胱久而干涸，小便不化，火又逆上，而为呕哕，难经所谓关则不得小便，格则吐逆者。洁古老人言：热在下焦，但治下焦，其病必愈。遂处以北方寒水所化大苦寒之药，黄檗、知母各一两，酒洗焙碾，入桂一钱为引，熟水丸如芡子大。每服二百丸，沸汤下。少时如刀刺前阴火烧之状，溺如瀑泉涌出，床下成流，顾盼之间，肿胀消散。内经云：热者寒之。肾恶燥，急食辛以润之。以黄檗之苦寒泻热、补水润燥为君，知母之苦寒泻肾火为佐，肉桂辛热为使，寒因热用也。[震亨曰] 黄檗走至阴，有泻火补阴之功，非阴中之火，不可用也。火有二：君火者，人火也，心火也，可以湿伏，可以水灭，可以直折，黄连之属可以制之；相火者，天火也，龙雷之火也，阴火也，不可以水湿折之，当从其性而伏之，惟黄檗之属可以降之。[时珍曰] 古书言知母佐黄檗，滋阴降火，有金水相生之义。黄檗无知母，犹水母之无虾也。盖黄檗能制膀胱、命门阴中之火，知母能清肺金，滋肾水之化源。故洁古、东垣、丹溪皆以为滋阴降火要药，上古所未言也。盖气为阳，血为阴。邪火煎熬，则阴血渐涸，故阴虚火动之病须之。然必少壮气盛能食者，用之相宜。若中气不足而邪火炽甚者，久服则有寒中之变。近时虚损，及纵欲求嗣之人，用补阴药，往往以此二味为君，日日服饵。降令太过，脾胃受伤，真阳暗损，精气不暖，致生他病。盖不知此物苦寒而滑渗，且苦味久服，有反从火化之害。故叶氏医学统旨有"四物加知母、黄檗，久服伤胃，不能生阴"之戒。

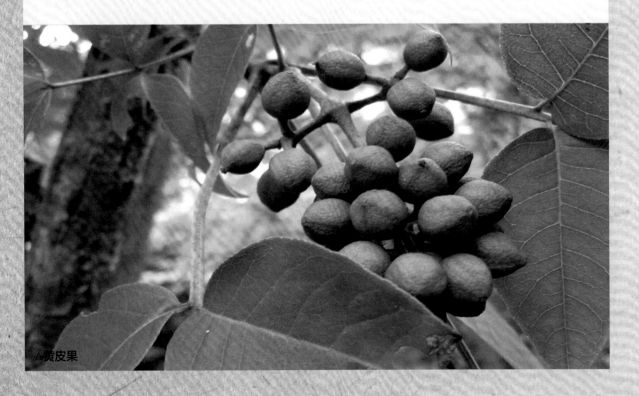

◁黄皮果

‖ 附方 ‖

旧十二，新三十一。**阴火为病**大补丸：用黄檗去皮，盐、酒炒褐为末，水丸梧子大。血虚，四物汤下；气虚，四君子汤下。丹溪方。**男女诸虚**孙氏集效方坎离丸：治男子、妇人诸虚百损，小便淋漓，遗精白浊等证。黄檗去皮切二斤，熟糯米一升，童子小便浸之，九浸九晒，蒸过晒研为末，酒煮面糊丸梧子大。每服一百丸，温酒送下。**上盛下虚**水火偏盛，消中等证。黄檗一斤，分作四分，用醇酒、蜜汤、盐水、童尿浸洗，晒炒为末，以知母一斤，去毛切捣熬膏和丸梧子大。每服七十丸，白汤下。活人心统。**四治坎离诸丸**方见草部苍术下。**脏毒痔漏**下血不止。孙探玄集效方檗皮丸：用川黄檗皮刮净一斤，分作四分，三分用酒、醋、童尿各浸七日，洗晒焙，一分生炒黑色，为末，炼蜜丸梧子大。每空心温酒下五十丸。久服除根。杨诚经验方：百补丸：

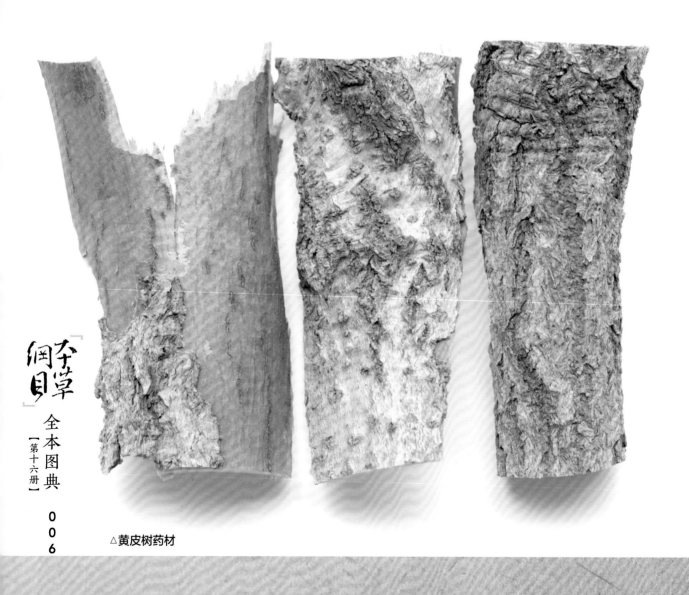

△黄皮树药材

专治诸虚赤白浊。用川檗皮刮净一斤，分作四分，用酒、蜜、人乳、糯米泔各浸透，炙干切研，禀米饭丸。如上法服。又陆一峰檗皮丸：黄檗一斤，分作四分，三分用醇酒、盐汤、童尿各浸二日，焙研，一分用酥炙研末，以猪脏一条去膜，入药在内扎，煮熟捣丸。如上法服之。**下血数升**黄檗一两去皮，鸡子白涂炙为末，水丸绿豆大。每服七丸，温水下。名金虎丸。普济方。**小儿下血**或血痢。黄檗半两，赤芍药四钱，为末，饭丸麻子大。每服一二十丸，食前米饮下。阎孝忠集效方。**妊娠下痢**白色，昼夜三五十行。根黄厚者蜜炒令焦为末，大蒜煨熟，去皮捣烂，和丸梧子大。每空心米饮下三五十丸，日三服。神妙不可述。妇人良方。**小儿热泻**黄檗削皮，焙为末，用米汤和，丸粟米大。每服一二十丸，米汤下。十全博救方。**赤白浊淫**及梦泄精滑。真珠粉丸：黄檗炒、真蛤粉各一斤，为末，每服一百丸，空心温酒下。黄檗苦而降火，蛤粉咸而补肾也。又方：加知母炒、牡蛎粉煅、山药炒，等分为末，糊丸梧子大。每服八十丸，盐汤下。洁古家珍。**积热梦遗**心忪恍惚，膈中有热，宜清心丸主之。黄檗末一两，片脑一钱，炼蜜丸梧子大。每服十五丸，麦门冬汤下。此大智禅师方也。许学士本事方。**消渴尿多**能食。黄檗一斤，水一升，煮三五沸，渴即饮之，恣饮，数日即止。韦宙独行方。**呕血热极**黄檗蜜涂，炙干为末。麦门冬汤调服二钱，立瘥。经验方。**时行赤目**黄檗去粗皮为末，湿纸包裹，黄泥固，煨干。每用一弹子大，纱帕包之，浸水一盏，饭上蒸熟，乘热熏洗，极效。此方有金木水火土，故名五行汤。一丸可用三二次。龙木论。**婴儿赤目**在蓐内者。人乳浸黄檗汁点之。小品方。**眼目昏暗**每旦含黄檗一片，吐津洗之。终身行之，永无目疾。普济方。**卒喉痹痛**黄檗片含之。又以一斤，酒一斗，煮二沸，恣饮便愈。肘后方。**咽喉卒肿**食饮不通。苦酒和黄檗末傅之，冷即易。肘后。**小儿重舌**黄檗浸苦竹沥点之。千金方。**口舌生疮**外台用黄檗含之良。深师用蜜渍取汁，含之吐涎。寇氏衍义治心脾有热，舌颊生疮。蜜炙黄檗、青黛各一分，为末，入生龙脑一字。掺之吐涎。赴筵散：用黄檗、细辛等分为末，掺。或用黄檗、干姜等分，亦良。**口疳臭烂**绿云散：用黄檗五钱，铜绿二钱，为末。掺之，漱去涎。三因方。**鼻疳有虫**黄檗二两，冷水浸一宿，绞汁温服。圣惠方。**鼻中生疮**黄檗、槟榔末，猪脂和傅。普济方。**唇疮痛痒**黄檗末，以蔷薇根汁调涂，立效。圣济录。**鬌毛毒疮**生头中，初生如蒲桃，痛甚。黄檗一两，乳香二钱半，为末，槐花煎水调作饼，贴于疮口。普济方。**小儿囟肿**生下即肿者。黄檗末水调，贴足心。普济方。**伤寒遗毒**手足肿痛欲断。黄檗五斤，水三升煮，渍之。肘后方。**痈疽乳发**初起者。黄檗末和鸡子白涂之，干即易。梅师方。**痈疽肿毒**。黄檗皮炒、川乌头炮等分，为末。唾调涂之，留头，频以米泔水润湿。集简方。**小儿脐疮**不合者。黄檗末涂之。子母秘录。**小儿脓疮**遍身不干。用黄檗末，入枯矾少许，掺之即愈。杨起简便方。**男子阴疮**有二种：一者阴蚀作臼，脓出；一者只生热疮。热疮用黄檗、黄芩等分煎汤，洗之。仍以黄檗、黄连作末，傅之。又法：黄檗煎汤洗之，涂以白蜜。肘后方。**臁疮热疮**黄檗末一两，轻粉三钱，猪胆汁调，搽之。或只用蜜炙黄檗一味。**火毒生疮**凡人冬月向火，火气入内，两股生疮，其汁淋漓。用黄檗末掺之，立愈。一妇病此，人无识者，有用此而愈。张杲医说。**冻疮裂痛**乳汁调黄檗末，涂之。儒门事亲。**自死肉毒**自死六畜有毒。以黄檗末，水服方寸匕。肘后方。**敛疮生肌**黄檗末，面糊调涂，效。宣明方。

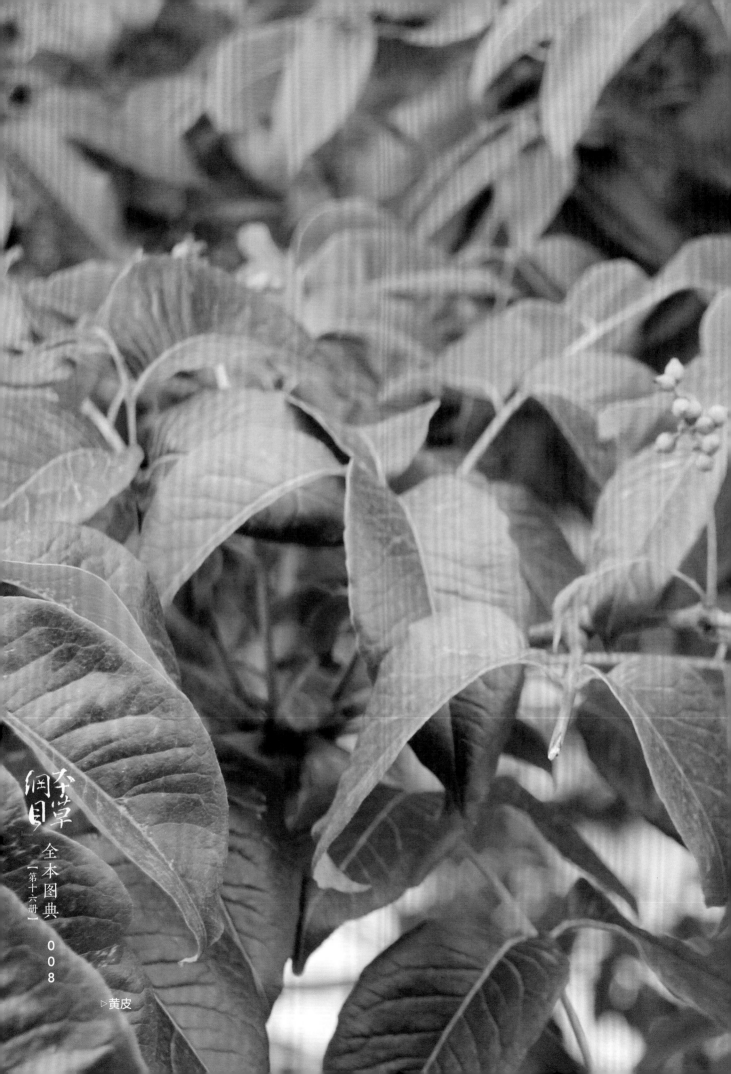

▷黄皮

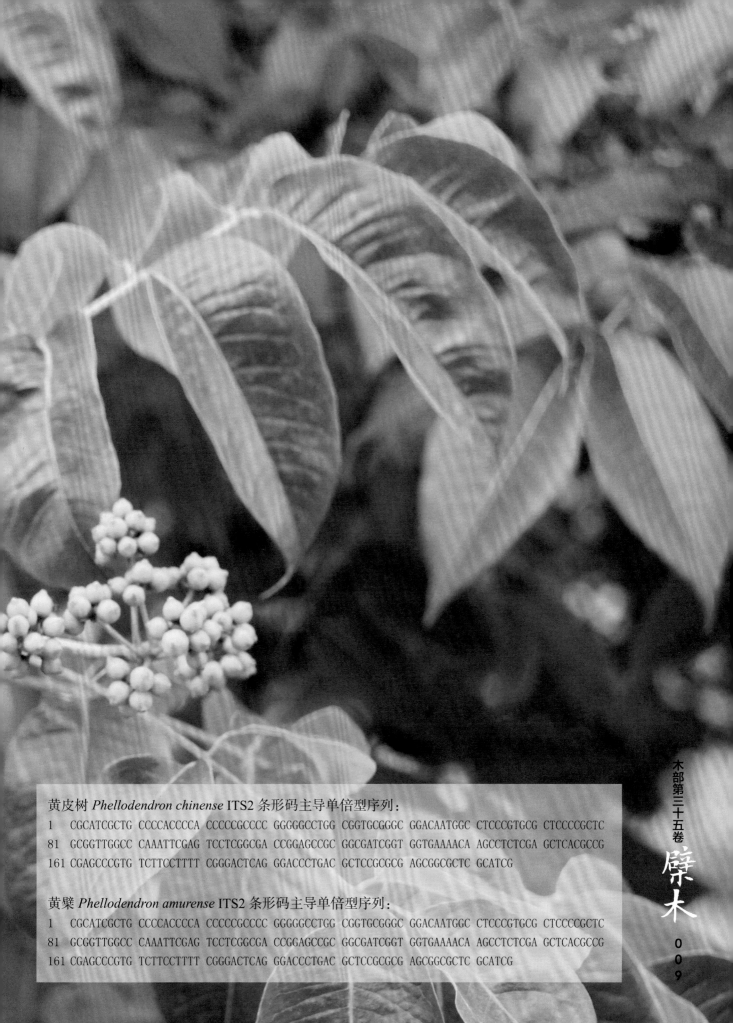

黄皮树 *Phellodendron chinense* ITS2 条形码主导单倍型序列：

```
1    CGCATCGCTG CCCCACCCCA CCCCCGCCCC GGGGGCCTGG CGGTGCGGGC GGACAATGGC CTCCCGTGCG CTCCCCGCTC
81   GCGGTTGGCC CAAATTCGAG TCCTCGGCGA CCGGAGCCGC GGCGATCGGT GGTGAAAACA AGCCTCTCGA GCTCACGCCG
161  CGAGCCCGTG TCTTCCTTTT CGGGACTCAG GGACCCTGAC GCTCCGCGCG AGCGGCGCTC GCATCG
```

黄檗 *Phellodendron amurense* ITS2 条形码主导单倍型序列：

```
1    CGCATCGCTG CCCCACCCCA CCCCCGCCCC GGGGGCCTGG CGGTGCGGGC GGACAATGGC CTCCCGTGCG CTCCCCGCTC
81   GCGGTTGGCC CAAATTCGAG TCCTCGGCGA CCGGAGCCGC GGCGATCGGT GGTGAAAACA AGCCTCTCGA GCTCACGCCG
161  CGAGCCCGTG TCTTCCTTTT CGGGACTCAG GGACCCTGAC GCTCCGCGCG AGCGGCGCTC GCATCG
```

‖ 基原 ‖
《纲目图鉴》认为本品为芸香科植物黄皮树 *Phellodendron chinense* Schneid.。分布参见本卷"檗木"项下。

檀桓

《拾遗》

孕草堂
纲目
全本图典
【第十六册】

010

▷黄皮树（*Phellodendron chinense*）

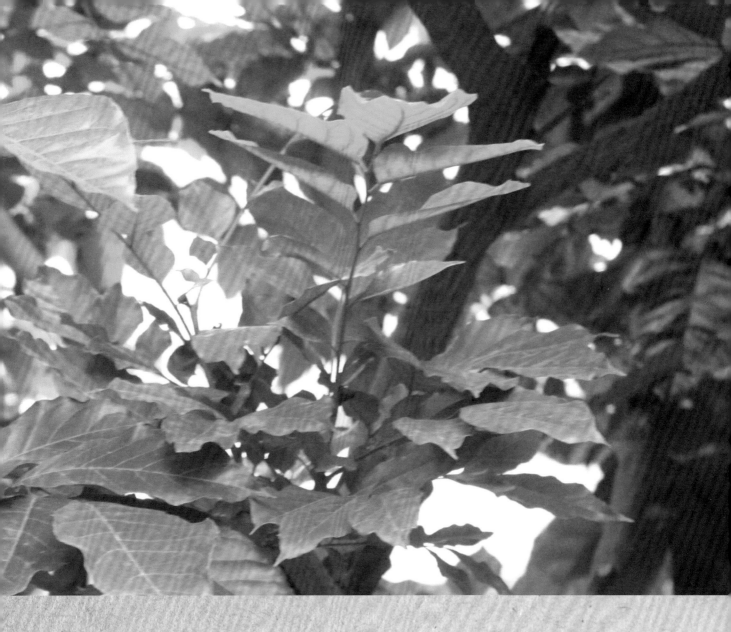

‖集解‖

[藏器曰] 檀桓乃百岁蘗之根，如天门冬，长三四尺，别在一旁，小根缀之。一名檀桓芝。出灵宝方。[时珍曰] 本经但言黄蘗根名檀桓。陈氏所说乃蘗旁所生檀桓芝也，与陶弘景所说同。

‖气味‖

苦，寒，无毒。

‖主治‖

心腹百病，安魂魄，不饥渴。久服，轻身延年通神。本经。长生神仙，去万病。为散，饮服方寸匕，尽一枚有验。藏器。

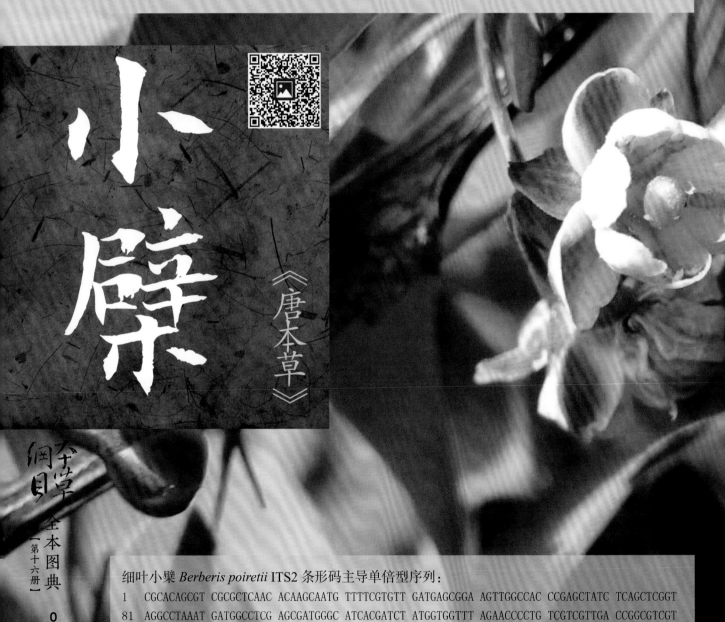

‖ 基原 ‖

据《纲目彩图》《纲目图鉴》《大辞典》《中华本草》等综合分析考证，本品为小檗科植物小檗 *Berberis amurensis* Rupr.、细叶小檗 *B. poiretii* Schneid.、华西小檗 *B. silvataroucana* Schneid. 等同属多种植物。小檗分布于吉林、辽宁、内蒙古、河北、山西等地，小叶小檗分布于吉林、辽宁、内蒙古、河北、山西等地，华西小檗分布于湖北、四川、云南、甘肃等地。《药典》收载三颗针药材为小檗科植物拟豪猪刺 *B. soulieana* Schneid.、小黄连刺 *B. wilsonae* Hemsl.、细叶小檗或匙叶小檗 *B. vernae* Schneid. 等同属数种植物的干燥根；春、秋二季采挖，除去泥沙和须根，晒干或切片晒干。《药典》四部收载三颗针皮药材为小檗科植物拟豪猪刺等同属植物的干燥根皮。

小檗
《唐本草》

细叶小檗 *Berberis poiretii* ITS2 条形码主导单倍型序列：

1   CGCACAGCGT CGCGCTCAAC ACAAGCAATG TTTTCGTGTT GATGAGCGGA AGTTGGCCAC CCGAGCTATC TCAGCTCGGT
81 AGGCCTAAAT GATGGCCTCG AGCGATGGGC ATCACGATCT ATGGTGGTTT AGAACCCCTG TCGTCGTTGA CCGGCGTCGT
161 GTTTGCCTCG TTGACCGCTC GAGCTGTACA AACCCTTGTG TGTTGCATCT AACACTCACC TTG

▷小檗（ *Berberis amurensis* ）

‖释名‖

子檗弘景**山石榴。**[时珍曰] 此与金樱子、杜鹃花并名山石榴，非一物也。

‖集解‖

[弘景曰] 子檗树小，状如石榴，其皮黄而苦。又一种多刺，皮亦黄。并主口疮。[恭曰] 小檗生山石间，所在皆有，襄阳岘山东者为良。一名山石榴，其树枝叶与石榴无别，但花异，子细黑圆如牛李子及女贞子尔。其树皮白，陶云皮黄，恐谬矣。今太常所贮，乃小树多刺而叶细者，名刺檗，非小檗也。[藏器曰] 凡是檗木皆皮黄。今既不黄，非檗也。小檗如石榴，皮黄，子赤如枸杞子，两头尖，人剉枝以染黄。若云子黑而圆，恐是别物，非小檗也。[时珍曰] 小檗山间时有之，小树也。其皮外白里黄，状如檗皮而薄小。

‖气味‖

苦，大寒，无毒。

‖主治‖

口疮疳䘌，杀诸虫，去心腹中热气。唐本。治血崩。时珍。妇人良方治血崩，阿茄陀丸方中用之。

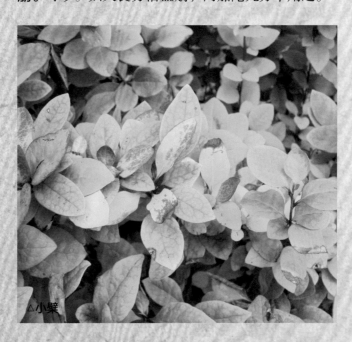
△小檗

黄櫨

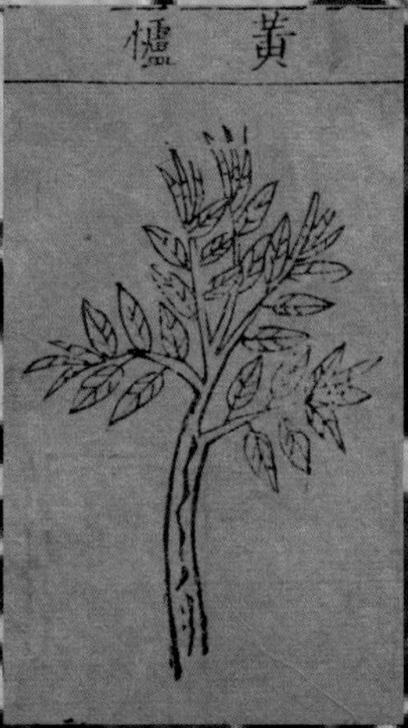

‖ 基原 ‖
据《纲目彩图》《纲目图鉴》《草药大典》《汇编》等综合分析考证，本品为漆树科植物黄栌 *Cotinus coggygria* Scop.。分布于华北、西南及浙江、陕西等地。

黄栌

宋《嘉祐》

本草纲目全本图典 [二十六册]

▷黄栌（*Cotinus coggygria*）

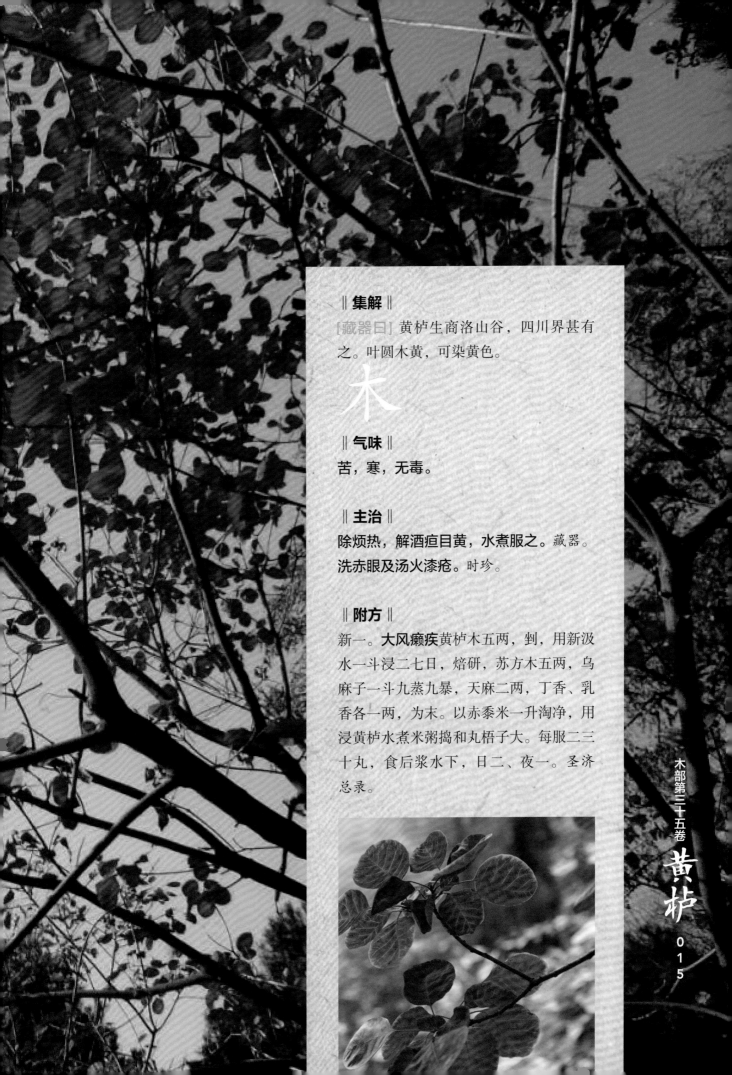

‖集解‖

[藏器曰] 黄栌生商洛山谷，四川界甚有之。叶圆木黄，可染黄色。

木

‖气味‖

苦，寒，无毒。

‖主治‖

除烦热，解酒疸目黄，水煮服之。藏器。洗赤眼及汤火漆疮。时珍。

‖附方‖

新一。**大风癞疾**黄栌木五两，剉，用新汲水一斗浸二七日，焙研，苏方木五两，乌麻子一斗九蒸九暴，天麻二两，丁香、乳香各一两，为末。以赤黍米一升淘净，用浸黄栌水煮米粥捣和丸梧子大。每服二三十丸，食后浆水下，日二、夜一。圣济总录。

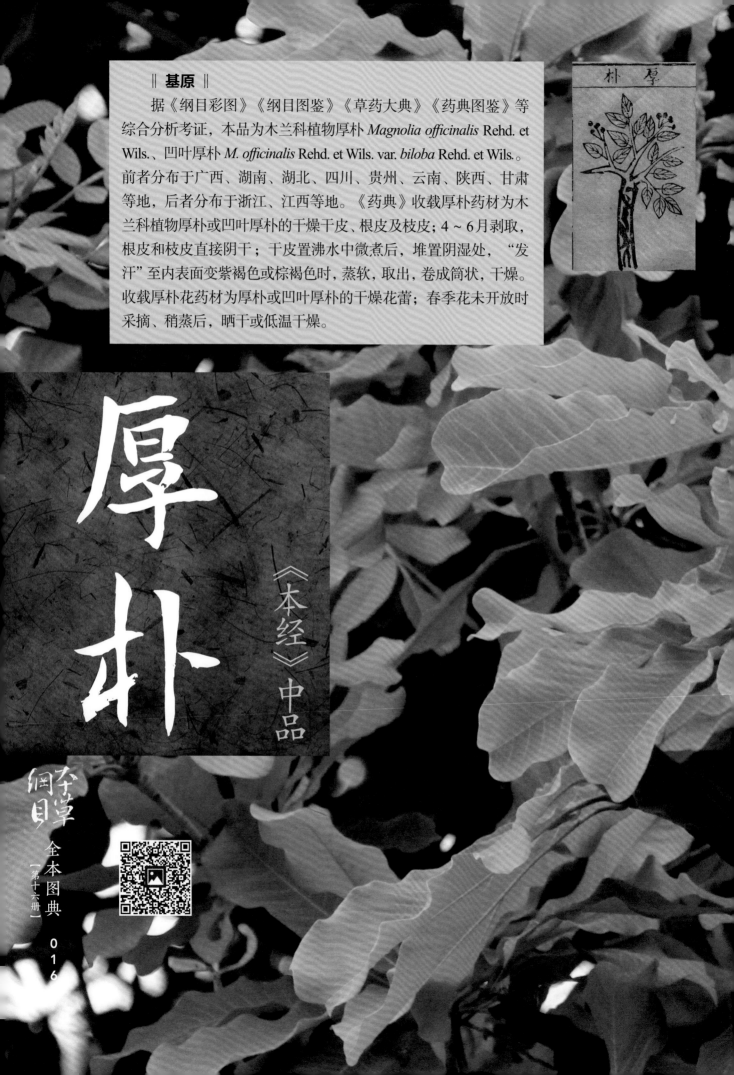

‖ 基原 ‖

据《纲目彩图》《纲目图鉴》《草药大典》《药典图鉴》等综合分析考证，本品为木兰科植物厚朴 *Magnolia officinalis* Rehd. et Wils.、凹叶厚朴 *M. officinalis* Rehd. et Wils. var. *biloba* Rehd. et Wils.。前者分布于广西、湖南、湖北、四川、贵州、云南、陕西、甘肃等地，后者分布于浙江、江西等地。《药典》收载厚朴药材为木兰科植物厚朴或凹叶厚朴的干燥干皮、根皮及枝皮；4～6月剥取，根皮和枝皮直接阴干；干皮置沸水中微煮后，堆置阴湿处，"发汗"至内表面变紫褐色或棕褐色时，蒸软，取出，卷成筒状，干燥。收载厚朴花药材为厚朴或凹叶厚朴的干燥花蕾；春季花未开放时采摘、稍蒸后，晒干或低温干燥。

厚朴

《本经》中品

厚朴

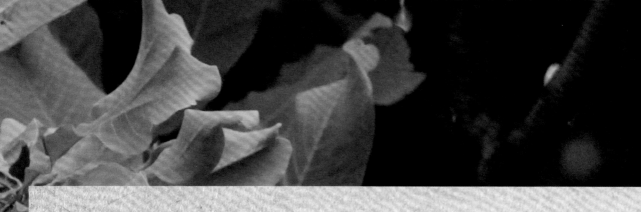

厚朴 *Magnolia officinalis psbA-trnH* 条形码主导单倍型序列：

1　TACTTCAGTC TTAGTGTATA TGAGTCGTTG AAGGAAAGGA TCCGATCAAT ACCCAACTTC TTGATAGAAC AAGAAGTTGG

81　GTATTGATCC GTTCGATTCA GTAGTGTTTT ATTCACATAA ACATTTTTGC CATTTTCATT TCTTTATTTC AACTTAAGAA

161　AACATTATTG TTGGTTGGTT CATGATCGAA CATCATATTT TTGTTCTGTG CCGATCTGTA TTGTAATTTC TGTATGTTCC

241　TCAAAATCAT TTTCTTTTTT TTTTTCATAA AGGAATTTTT TTGTACATTT ACAATTTACA GGATTGGCAT TTTATGTTCA

321　ATATCTGTAT CTCAGAAAGT AAGAAAGACT CAATACAATA ATCATGAATG GTGGAAATTA GAGCGGAGG

凹叶厚朴 *Magnolia officinalis* var. *biloba psbA-trnH* 条形码主导单倍型序列：

1　ACAGATATTG AACATAAAAT GCCAATCCTG TAAATTGTAA ATGTACAAAA AAATTCCTTT ATGAAAAAAA AAAAGAAAAT

81　GATTTTGAGG AACATACAGA AATTACAATA CAGATCGGCA CAGAACAAAA ATATGATGTT CGATCATGAA CCAACCAACA

161　ATAATGTTTT CTTAAGTTGA AATAAAGAAA TGAAAATGGC AAAAATGTTT ATGTGAATAA AACACTACTG AATCGAACGG

241　ATCAATACCC AACTTCTTGA TAGAACAAGA AGTTGGGTAT TGATCGGATC CTTTCCTTCA ACGACTCATA TACACTAAGA

321　C

校正：并入有名未用逐折。

‖ **释名** ‖

烈朴 日华 **赤朴** 别录 **厚皮同重皮** 广雅 **树名榛** 别录 **子名逐折** 别录。[时珍曰] 其木质朴而皮厚，味辛烈而色紫赤，故有厚朴、烈、赤诸名。[颂曰] 广雅谓之重皮，方书或作厚皮也。

‖ **集解** ‖

[别录曰] 厚朴生交趾、冤句。三月、九月、十月采皮，阴干。[弘景曰] 今出建平、宜都。极厚、肉紫色为好，壳薄而白者不佳。俗方多用，道家不须也。[颂曰] 今洛阳、陕西、江淮、湖南、蜀川山谷往往有之，而以梓州、龙州者为上。木高三四丈，径一二尺。春生叶如槲叶，四季不凋。红花而青实。皮极鳞皱而厚，紫色多润者佳，薄而白者不堪。[宗奭曰] 今伊阳县及商州亦有，但薄而色淡，不如梓州者厚而紫色有油。[时珍曰] 朴树肤白肉紫，叶如檗叶。五六月开细花，结实如冬青子，生青熟赤，有核。七八月采之，味甘美。

皮

‖ 修治 ‖

[斅曰] 凡使要紫色味辛者为好，刮去粗皮。入丸散，每一斤用酥四两炙熟用。若入汤饮，用自然姜汁八两炙尽为度。[大明曰] 凡入药去粗皮，用姜汁炙，或浸炒用。[宗奭曰] 味苦。不以姜制，则棘人喉舌。

‖ 气味 ‖

苦，温，无毒。[别录曰] 大温。[吴普曰] 神农、岐伯、雷公：苦，无毒。李当之：小温。[权曰] 苦、辛，大热。[元素曰] 气温，味苦、辛。气味俱厚，体重浊而微降，阴中阳也。[杲曰] 可升可降。[之才曰] 干姜为之使。恶泽泻、消石、寒水石。忌豆，食之动气。

‖ 主治 ‖

中风伤寒，头痛寒热惊悸，气血痹，死肌，去三虫。本经。温中益气，消痰下气，疗霍乱及腹痛胀满，胃中冷逆，胸中呕不止，泄痢淋露，除惊，去留热心烦满，厚肠胃。别录。健脾，治反胃，霍乱转筋，冷热气，泻膀胱及五脏一切气，妇人产前产后腹脏不安，杀肠中虫，明耳目，调关节。大明。治积年冷气，腹内雷鸣虚吼，宿食不消，去结水，破宿血，化水谷，止吐酸水，大温胃气，治冷痛，主病人虚而尿白。甄权。主肺气胀满，膨而喘咳。好古。

‖ 发明 ‖

[宗奭曰] 厚朴，平胃散中用，最调中，至今此药盛行，既能温脾胃，又能走冷气，为世所须也。[元素曰] 厚朴之用有三：平胃，一也；去腹胀，二也；孕妇忌之，三也。虽除腹胀，若虚弱人，宜斟酌用之，误服脱人元气。惟寒胀大热药中兼用，乃结者散之之神药也。[震亨曰] 厚朴属土，有火。其气温，能泻胃中之实也，平胃散用之。佐以苍术，正为泻胃中之湿，平胃土之太过，以致于中和而已，非谓温补脾胃也。习以成俗，皆谓之补，哀哉！其治腹胀者，因其味辛以提其滞气，滞行则宜去之。若气实人，误服参、芪药多补气，胀闷或作喘，宜此泻之。[好古曰] 本草言厚朴治中风伤寒头痛，温中益气，消痰下气，厚肠胃，去腹满，果泄气乎？果益气乎？盖与枳实、大黄同用，则能泄实满，所谓消痰下气是也。若与橘皮、苍术同用，则能除湿满，所谓温中益气是也。与解利药同用，则治伤寒头痛；与泻痢药同用，则厚肠胃。大抵其性味苦温，用苦则泄，用温则补也。故成无己云：厚朴之苦，以泄腹满。[杲曰] 苦能下气，故泄实满；温能益气，故散湿满。

‖ 附方 ‖

旧七，新七。**厚朴煎丸**孙兆云：补肾不如补脾。脾胃气壮，则能饮食。饮食既进，则益营卫，养精血，滋骨髓。是以素问云；精不足者补之以味，形不足者补之以气。此药大补脾胃虚损，

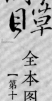

温中降气，化痰进食，去冷饮、呕吐、泄泻等证。用厚朴去皮剉片，用生姜二斤连皮切片，以水五升同煮干，去姜，焙朴。以干姜四两，甘草二两，再同厚朴以水五升煮干，去草，焙姜、朴为末。用枣肉、生姜同煮熟，去姜，捣枣和丸梧子大。每服五十丸，米饮下。一方加熟附子。王璆百一选方。**痰壅呕逆**心胸满闷，不下饮食。厚朴一两，姜汁炙黄为末。非时米饮调下二钱匕。圣惠方。**腹胀脉数**厚朴三物汤：用厚朴半斤，枳实五枚，以水一斗二升，煎取五升，入大黄四两，再煎三升。温服一升。转动更服，不动勿服。张仲景金匮要略。**腹痛胀满**厚朴七物汤：用厚朴半斤制，甘草、大黄各三两，枣十枚，大枳实五枚，桂二两，生姜五两，以水一斗，煎取四升。温服八合，日三。呕者，加半夏五合。金匮要略。**男女气胀**心闷，饮食不下，冷热相攻，久患不愈。厚朴姜汁炙焦黑，为末。以陈米饮调服二钱匕，日三服。斗门方。**反胃止泻**方同上。**中满洞泻**厚朴、干姜等分为末，蜜丸梧子大。每服五十丸，米饮下。鲍氏方。**小儿吐泻**胃虚及有痰惊。梓朴散：用梓州厚朴一两，半夏汤泡七次，姜汁浸半日，晒干，一钱，以米泔三升同浸一百刻，水尽为度。如未尽，少加火熬干。去厚朴，只研半夏。每服半钱或一字，薄荷汤调下。钱乙小儿直诀。**霍乱腹痛**厚朴汤：用厚朴炙四两，桂心二两，枳实五枚，生姜二两，水六升，煎取二升，分三服。此陶隐居方也。唐石泉公王方庆广南方云：此方不惟治霍乱，凡诸病皆治。圣惠方用厚朴姜汁炙，研末。新汲水服二钱，如神。**下痢水谷**久不瘥者。厚朴三两，黄连三两，水三升，煎一升，空心细服。梅师方。**大肠干结**厚朴生研，猪脏煮捣和丸梧子大。每姜水下三十丸。十便良方。**尿浑白浊**心脾不调，肾气浑浊。用厚朴姜汁炙一两，白茯苓一钱，水、酒各一碗，煎一碗，温服。经验良方。**月水不通**厚朴三两炙切，水三升，煎一升，分二服，空心饮。不过三四剂，神验。一加桃仁、红花。梅师方。

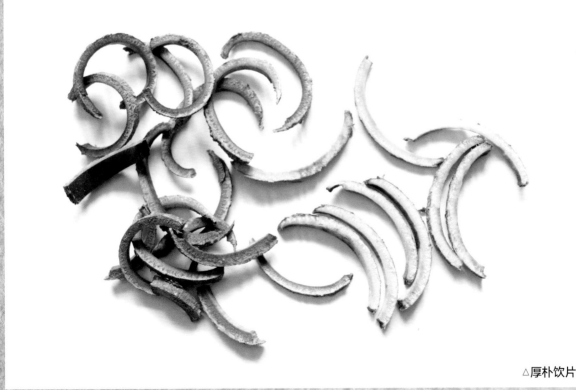

△厚朴饮片

逐折

‖气味‖

甘，温，无毒。

‖主治‖

疗鼠瘘，明目益气。别录。

‖正误‖

[别录有名未用曰] 逐折杀鼠，益气明目。一名百合，一名厚实，生木间，茎黄，七月实，黑如大豆。[弘景曰] 杜仲子，亦名逐折。别录厚朴条下，已言子名逐折；而有名未用中复出逐折，

▷厚朴（*Magnolia officinalis*）

主治相同，惟鼠瘘、杀鼠字误，未知孰是尔？所云厚实，乃厚朴实也，故皮谓之厚皮。陶氏不知，援引杜仲为注，皆误矣。今正之。

‖ **附录** ‖

浮烂罗勒 [藏器曰] 生康国。皮似厚朴，味酸，平，无毒。主一切风气，开胃补心，除冷痹，调脏腑。

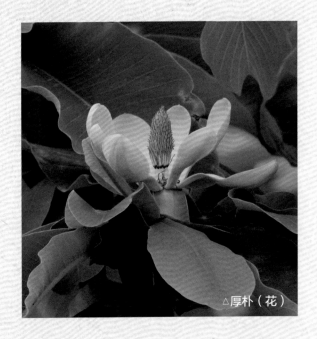

△厚朴（花）

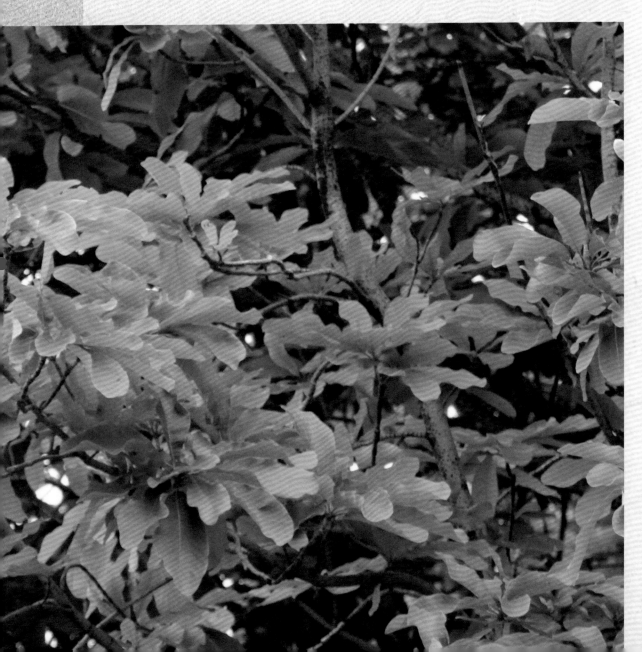

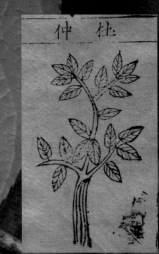

‖ 基原 ‖

据《纲目图鉴》《纲目彩图》《药典图鉴》《中药图鉴》等综合分析考证，本品为杜仲科植物杜仲 *Eucommia ulmoides* Oliv.。分布于长江中下游及南部各地，河南、陕西、甘肃等地均有栽培。《药典》收载杜仲药材为杜仲科植物杜仲的干燥树皮；4 ~ 6 月剥取，刮去粗皮，堆置"发汗"至内皮呈紫褐色，晒干。

杜仲

《本经》上品

杜仲 *Eucommia ulmoides* ITS2 条形码主导单倍型序列：

```
1   CGCATCGCGT CGCTCCCAAA ACCCTGCCCC ACCAGTGGGG GGGTTGGGGG GAGCGGAGAT TGGCCTCCCG TGCGCCCGGC
81  GTGCGCGGCT GGCCGAAAAC AGAGACGACG GCAACGGACG TCACGACTAG CGGTGGTCGT ACGATAGCCA ATGCATGAGT
161 TTAAGCATCC GTGCCGTCTT CGACCCCCAC GAGAGCCCCG AGCTCCATTG
```

▷杜仲（ *Eucommia ulmoides* ）

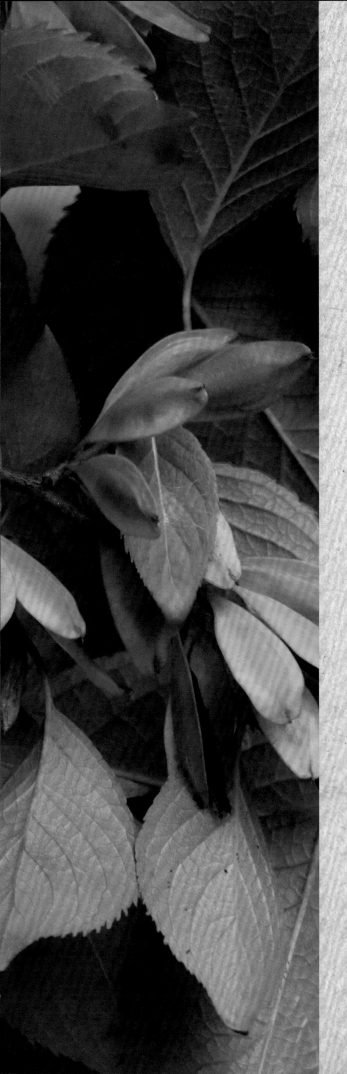

‖释名‖

思仲别录**思仙**本经**木绵**吴普**檰**。[时珍曰] 昔有杜仲服此得道，因以名之。思仲、思仙，皆由此义，其皮中有银丝如绵，故曰木绵。其子名逐折，与厚朴子同名。

‖集解‖

[别录曰] 杜仲生上虞山谷及上党、汉中。二月、五月、六月、九月采皮。[弘景曰] 上虞在豫州，虞、虢之虞，非会稽上虞县也。今用出建平、宜都者。状如厚朴，折之多白丝者为佳。[保升曰] 生深山大谷，所在有之。树高数丈，叶似辛夷。[颂曰] 今出商州、成州、峡州近处大山中。叶亦类柘，其皮折之白丝相连。江南谓之檰。初生嫩叶可食，谓之檰芽。花、实苦涩，亦堪入药。木可作屐，益脚。

皮

‖修治‖

[敩曰] 凡使削去粗皮。每一斤，用酥一两，蜜三两，和涂火炙，以尽为度。细剉用。

‖气味‖

辛，平，无毒。[别录曰] 甘，温。[权曰] 苦，暖。[元素曰] 性温，味辛、甘。气味俱薄，沉而降，阴也。[杲曰] 阳也，降也。[好古曰] 肝经气分药也。[之才曰] 恶玄参、蛇蜕皮。

‖ 主治 ‖

腰膝痛，补中益精气，坚筋骨，强志，除阴下痒湿，小便余沥。久服，轻身耐老。本经。脚中酸疼，不欲践地。别录。治肾劳，腰脊挛。大明。肾冷，臀腰痛。人虚而身强直，风也。腰不利，加而用之。甄权。能使筋骨相着。李杲。润肝燥，补肝经风虚。好古。

‖ 发明 ‖

[时珍曰] 杜仲古方只知滋肾，惟王好古言是肝经气分药，润肝燥，补肝虚，发昔人所未发也。盖肝主筋，肾主骨。肾充则骨强，肝充则筋健。屈伸利用，皆属于筋。杜仲色紫而润，味甘微辛，其气温平。甘温能补，微辛能润。故能入肝而补肾，子能令母实也。按庞元英谈薮云一少年新娶，后得脚软病，且疼甚。医作脚气治不效。路钤孙琳诊之。用杜仲一味，寸断片拆，每以一两，用半酒、半水一大盏煎服。三日能行，又三日全愈。琳曰：此乃肾虚，非脚气也。杜仲能治腰膝痛，以酒行之，则为效容易矣。

‖ 附方 ‖

旧三，新三。**青娥丸**方见补骨脂下。**肾虚腰痛**崔元亮海上集验方用杜仲去皮炙黄一大斤，分作十剂。每夜取一剂，以水一大升，浸至五更，煎三分减一，取汁，以羊肾三四枚切下，再煮三五沸，如作羹法，和以椒、盐，空腹顿服。圣惠方入薤白七茎。箧中方加五味子半斤。**风冷伤肾腰背虚痛**。杜仲一斤切炒，酒二升，渍十日，日服三合。此陶隐居得效方也。三因方：为末，每旦以温酒服二钱。**病后虚汗及目中流汗**。杜仲、牡蛎等分，为末。卧时水服五匕，不止更服。肘后方。**频惯堕胎**或三四月即堕者。于两月前，以杜仲八两，糯米煎汤浸透，炒去丝，续断二两酒浸，焙干为末，以山药五六两，为末作糊，丸梧子大。每服五十丸，空心米饮下。肘后方用杜仲焙研，枣肉为丸。糯米饮下。杨起简便方。**产后诸疾**及胎脏不安。杜仲去皮，瓦上焙干，木臼捣末，煮枣肉和丸弹子大。每服一丸，糯米饮下，日二服。胜金方。

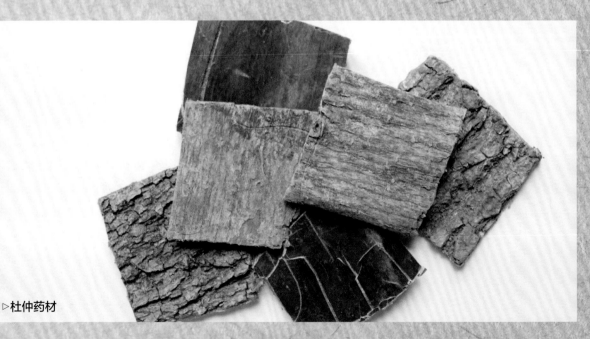

▷杜仲药材

棉芽

‖ 气味 ‖

缺。

‖ 主治 ‖

作蔬，去风毒脚气，久积风冷，肠痔下血。亦可煎汤。苏颂。

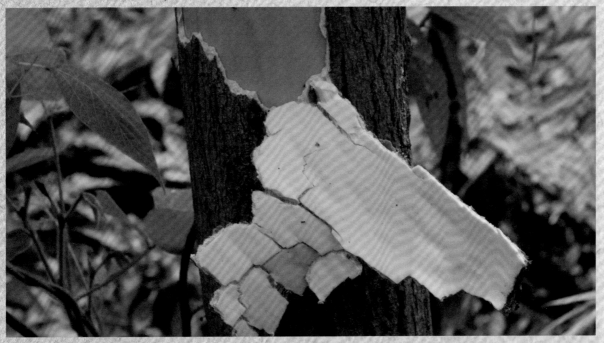

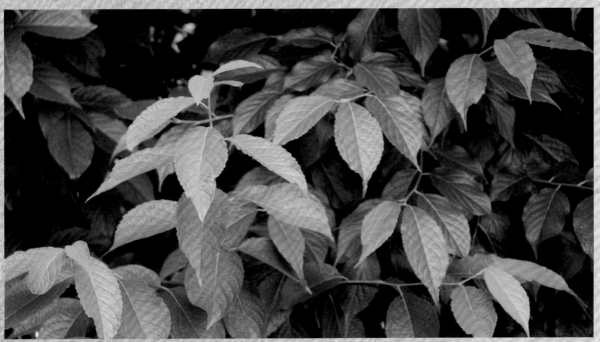

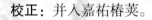
椿樗

基原

据《纲目彩图》《纲目图鉴》等综合分析考证，本品为棟科植物香椿 *Toona sinensis* (A. Juss.) Roem. 与苦木科植物臭椿 *Ailanthus altissima* (Mill.) Swingle。前者分布于我国华北、西南、东南及大部分地区。后者在我国大部分地区有栽培。《药典》收载椿皮药材为苦木科植物臭椿的干燥根皮或干皮；全年均可剥取，晒干或刮去粗皮晒干。

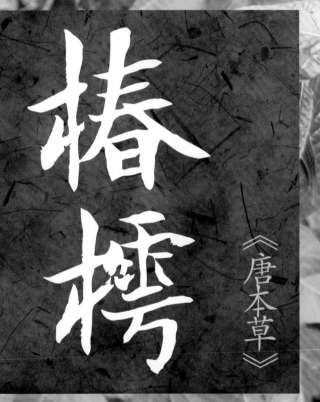

椿樗
《唐本草》

校正：并入嘉祐椿荚。

释名

香者名椿集韵作櫄，夏书作杶，左传作橁。**臭者名樗**音丑居切。亦作檴。**山樗名栲**音考。**虎目树**拾遗**大眼桐**。[时珍曰] 椿樗易长而多寿考，故有椿、栲之称。庄子言"大椿以八千岁为春秋"是矣。椿香而樗臭，故椿字又作櫄，其气熏也。樗字从虖，其气臭，人呵嘑之也。栲亦椿音之转尔。[藏器曰] 俗呼椿为猪椿，北人呼樗为山椿，江东呼为虎目树，亦名虎眼。谓叶脱处有痕，如虎之眼目。又如樗蒲子，故得此名。

集解

[恭曰] 椿、樗二树形相似，但樗木疏、椿木实为别也。[颂曰] 二木南北皆有之。形干大抵相类，但椿木实而叶香可啖，樗木疏而气臭，膳夫亦能熬去气，并采无时。樗木最为无用，庄子所谓"吾有大木，人

谓之樗，其本拥肿不中绳墨，小枝曲拳不中规矩"者。尔雅云：栲，山樗。郭璞注云：栲似樗，色小白，生山中，因名。亦类漆树。俗语云：橁、樗、栲、漆，相似如一。陆玑诗疏云：山樗与田樗无异，叶差狭尔。吴人以叶为茗。[宗奭曰]椿、樗皆臭，但一种有花结子，一种无花不实。世以无花而木身大，其干端直者为椿，椿木用叶。其有花、荚而木身小，干多迁矮者为樗，樗用根及荚、叶。又虫部有樗鸡，不言椿鸡，以显有鸡者为樗，无鸡者为椿。古人命名其义甚明。[禹锡曰]樗之有花者无荚，有荚者无花。其荚夏月常生臭樗上，未见椿上有荚者。然世俗不辨椿、樗之异，故呼樗荚为椿荚尔。[时珍曰]椿、樗、栲，乃一木三种也。椿木皮细肌实而赤，嫩叶香甘可茹。樗木皮粗肌虚而白，其叶臭恶，歉年人或采食。栲木即樗之生山中者，木亦虚大，梓人亦或用之。然爪之如腐朽，故古人以为不材之木。不似椿木坚实，可入栋梁也。

叶

‖气味‖

苦，温，有小毒。[诜曰]椿芽多食动风，熏十二经脉、五脏六腑，令人神昏血气微。若和猪肉、热面频食则中满，盖拥经络也。[时珍曰]椿叶无毒，樗叶有小毒。

‖主治‖

煮水，洗疮疥风疽。樗木根、叶尤良。唐本。白秃不生发，取椿、桃、楸叶心捣汁，频涂之。时珍。嫩芽瀹食，消风祛毒。生生编。

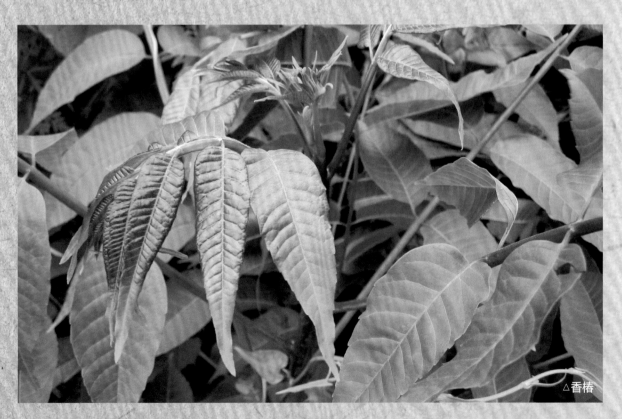

△香椿

白皮及根皮

‖ **修治** ‖

[敩曰] 凡使椿根，不近西头者为上。采出拌生葱蒸半日，剉细，以袋盛挂屋南畔，阴干用。[时珍曰] 椿、樗木皮、根皮，并刮去粗皮，阴干，临时切焙入用。

‖ **气味** ‖

苦，温，无毒。[权曰] 微热。[震亨曰] 凉而燥。[藏器曰] 樗根有小毒。[时珍曰] 樗根制硫黄、砒石、黄金。

‖ **主治** ‖

疳䘌。樗根尤良。唐本。去口鼻疳虫，杀蛔虫疗䘌，鬼注传尸，蛊毒下血，及赤白久痢。藏器。得地榆，止疳痢。萧炳。止女子血崩，产后血不止，赤带，肠风泻血不住，肠滑泻，缩小便。蜜炙用。大明。利溺涩。雷敩。治赤白浊，赤白带，湿气下痢，精滑梦遗，燥下湿，去肺胃陈积之痰。震亨。

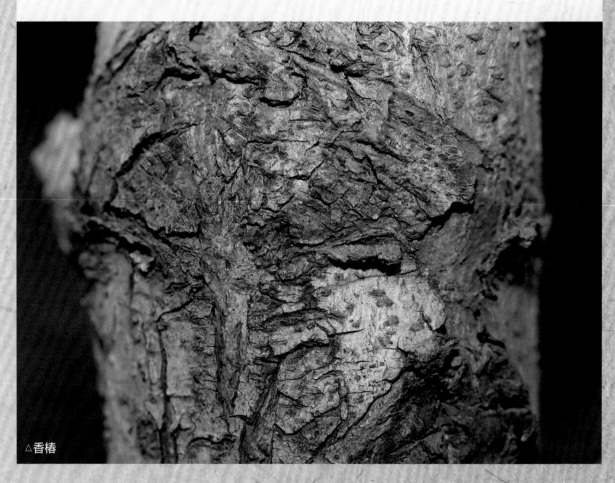

△香椿

‖ 发明 ‖

[诜曰] 女子血崩，及产后血不止，月信来多，并赤带下。宜取东引细椿根一大握洗净，以水一大升煮汁，分服便断。小儿疳痢，亦宜多服。仍取白皮一握，粳米五十粒，葱白一握，炙甘草三寸，豉两合，水一升，煮半升，以意服之。枝叶功用皆同。[震亨曰] 椿根白皮，性凉而能涩血。凡湿热为病，泻痢浊带，精滑梦遗诸证，无不用之，有燥下湿及去肺胃陈痰之功。治泄泻，有除湿实肠之力。但痢疾滞气未尽者，不可遽用。宜入丸散，亦可煎服，不见有害。予每用炒研糊丸，看病作汤使，名固肠丸也。[时珍曰] 椿皮色赤而香，樗皮色白而臭，多服微利人。盖椿皮入血分而性涩，樗皮入气分而性利，不可不辨。其主治之功虽同，而涩利之效则异，正如茯苓、芍药，赤、白颇殊也。凡血分受病不足者，宜用椿皮；气分受病有郁者，宜用樗皮，此心得之微也。乾坤生意治疮肿下药，用樗皮以无根水研汁，服二三碗，取利数行，是其验矣。故陈藏器言樗皮有小毒，盖有所试也。[宗奭曰] 洛阳一女人，年四十六七，耽饮无度，多食鱼蟹，畜毒在脏，日夜二三十泻，大便与脓血杂下，大肠连肛门痛不堪任。医以止血痢药不效，又以肠风药则益甚，盖肠风则有血无脓。如此半年余，气血渐弱，食减肌瘦。服热药则腹愈痛，血愈下；服冷药即注泄食减，服温平药则病不知。如此期年，垂命待尽。或人教服人参散，一服知，二服减，三服脓血皆定，遂常服之而愈。其方治大肠风虚，饮酒过度，挟热下痢脓血痛甚，多日不瘥。用樗根白皮一两，人参一两，为末。每服二钱，空心温酒调服，米饮亦可。忌油腻、湿面、青菜、果子、甜物、鸡、猪、鱼、羊、蒜、薤等。

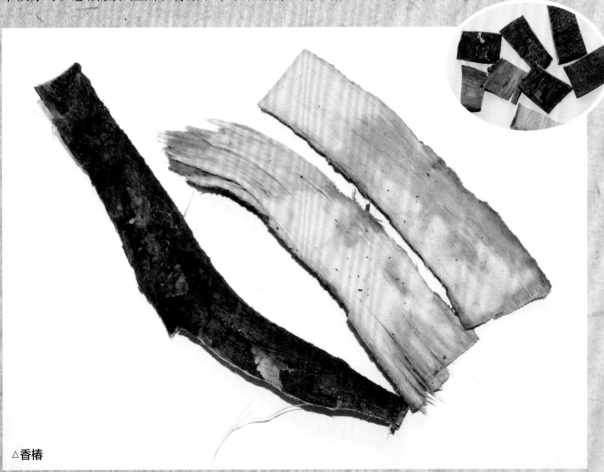

△香椿

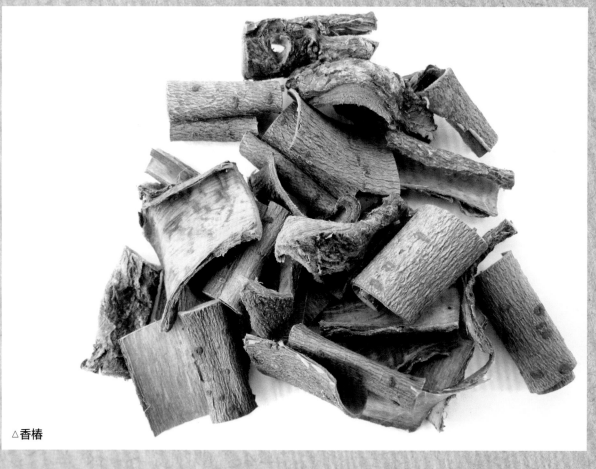

△香椿

‖附方‖

旧六，新十。**去鬼气**樗根一握细切，以童儿小便二升，豉一合，浸一宿，绞汁煎一沸。三五日一度，服之。陈藏器本草。**小儿疳疾**椿白皮日干二两为末，以粟米淘净研浓汁和丸梧子大。十岁三四丸，米饮下，量人加减。仍以一丸纳竹筒中，吹入鼻内，三度良。子母秘录。**小儿疳痢**困重者。用樗白皮捣粉，以水和枣作大馄饨子。日晒少时，又捣，如此三遍，以水煮熟，空肚吞七枚。重者不过七服。忌油腻、热面、毒物。又方：用樗根浓汁一蚬壳，和粟米泔等分，灌下部。再度即瘥，其验如神。大人亦宜。外台秘要。**休息痢疾**日夜无度，腥臭不可近，脐腹撮痛。东垣脾胃论用椿根白皮、诃黎勒各半两，母丁香三十个，为末，醋糊丸梧子大。每服五十丸，米饮下。唐瑶经验方用椿根白皮东南行者，长流水内漂三日，去黄皮，焙为末。每一两加木香二钱，粳米饭为丸。每服一钱二分，空腹米饮下。**水谷下利**及每至立秋前后即患痢，兼腰痛。取樗根一大两捣筛，以好面捻作馄饨如皂子大，水煮熟。每日空心服十枚。并无禁忌，神良。刘禹锡传信方。**下利清血**腹中刺痛。椿根白皮洗刮晒研，醋糊丸梧子大。每空心米饮下三四十丸。一加苍术、枳壳减半。经验方。**脏毒下痢**赤白。用香椿洗刮取皮，日干为末。饮下一钱，立效。经验方。**脏毒下血**温白丸：用椿根白皮去粗皮，酒浸晒研，枣肉和丸梧子大。每淡酒服五十丸。或酒糊丸亦可。儒门事亲。**下血经年**樗根三钱，水一盏，煎七分，入酒半盏服。或作丸服。虚者，加人参等分。即虎眼树。仁存方。**血痢下血**腊月，日未出时，取背阴地北引樗根皮，东流水洗净，挂风处阴干为末。每二两入寒食面一两，新汲水丸梧子大，阴干。每服

臭椿 *Ailanthus altissima* ITS2 条形码主导单倍型序列：

```
1    CGCATCGTCG CCCCCCGCGC CCGCGCCTCC TGTTCGGGGC GCGCGGGCCG GAGGGCGGAG ACTGGCCTCC CGTGCGCTCC
81   CCGCCCGCGG TTGGCCCAAA TTCGAGTCCT CGGCGACCGT CGCCGCCGACG ATCGGTGGCG GAAATTCCAT TGAGTTCCCG
161  TCGCGCGCGG CCGTCCCCGG ATGAGGTCTT CCGGACCCTG ATGCGCTTCT TTGGCGCTCG CTCTG
```

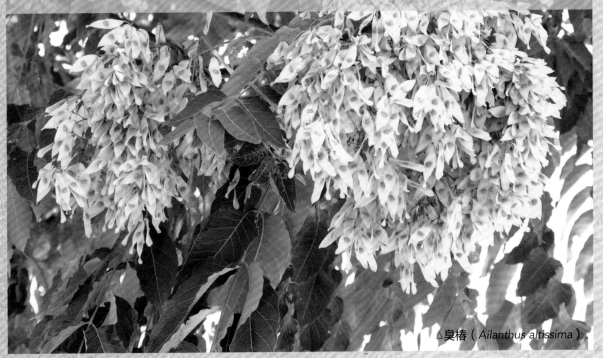

△臭椿（*Ailanthus altissima*）

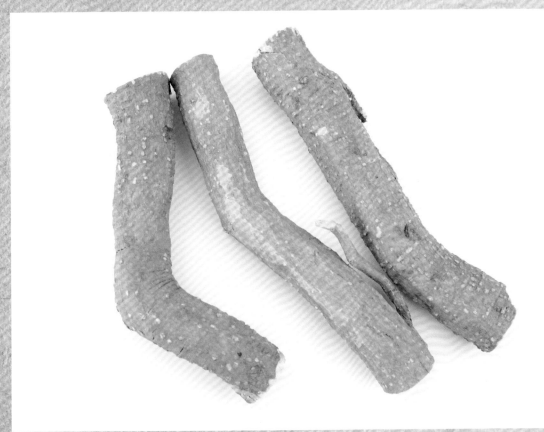

△臭椿

三十丸，水煮滚，倾出，温水送下。忌见日，则无效。名如神丸。普济方。**脾毒肠风**因营卫虚弱，风气袭之，热气乘之，血渗肠间，故大便下血。用臭椿根刮去粗皮焙干四两，苍术米泔浸焙、枳壳麸炒各一两，为末，醋糊丸如梧子大。每服五十丸，米饮下，日三服。本事方。**产后肠脱**不能收拾者。樗枝取皮焙干一握，水五升，连根葱五茎，汉椒一撮，同煎至三升，去滓倾盆内。乘热熏洗，冷则再热，一服可作五次用，洗后睡少时。忌盐酢、酱面、发风毒物，及用心劳力等事。年深者亦治之。妇人良方。**女人白带**椿根白皮、滑石等分，为末，粥丸梧子大。每空腹白汤下一百丸。又方：椿根白皮一两半，干姜炒黑、白芍药炒黑、黄檗炒黑各二钱，为末。如上法丸服。丹溪方。**男子白浊**方同上。

荚

‖ **释名** ‖

凤眼草象形。

‖ **主治** ‖

大便下血。嘉祐。

‖ **附方** ‖

新三。**肠风泻血**椿荚半生半烧，为末。每服二钱，米饮下。普济方。**误吞鱼刺**生生编用椿树子烧研，酒服二钱。保寿堂方用香椿树子阴干半碗，擂碎，热酒冲服，良久连骨吐出。**洗头明目**用凤眼草，即椿树上丛生荚也，烧灰淋水洗头，经一年，眼如童子。加椿皮灰，尤佳。正月七日、二月八日、三月四日、四月五日、五月二日、六月四日、七月七日、八月三日、九月二十日、十月二十三日、十一月二十九日、十二月十四日洗之。卫生易简方。

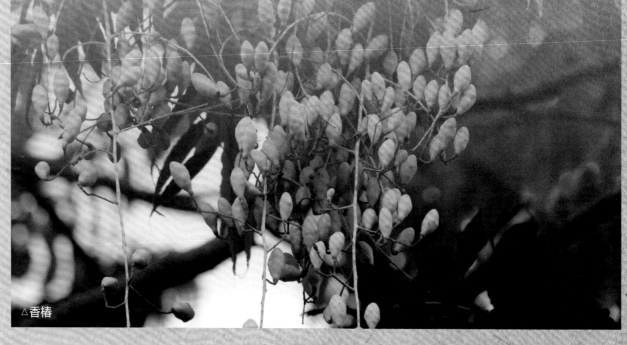

△香椿

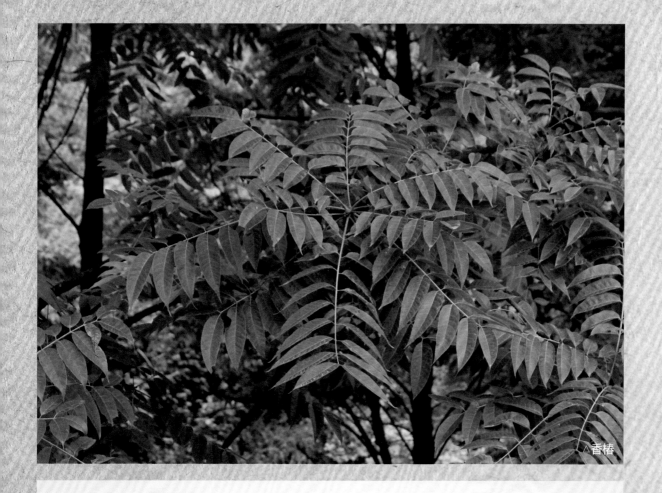

△香椿

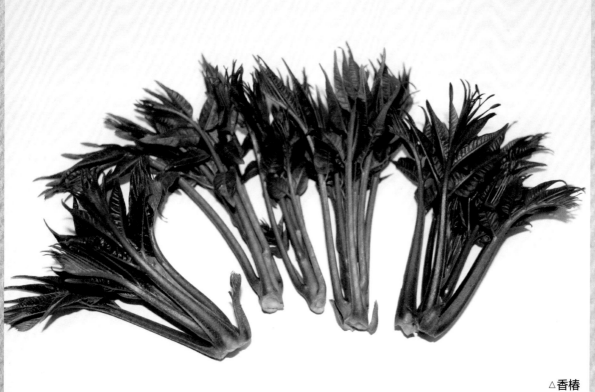

△香椿

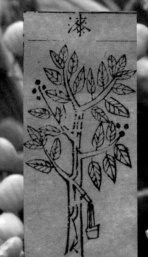

漆

‖ 基原 ‖

《纲目图鉴》认为本品为漆树科植物漆树 *Toxicodendron verniciluum* (Stokes) F. A. Barkl.。分布于华东、西南、华中及陕西、甘肃、广东等地。《药典》收载干漆药材为漆树科植物漆树的树脂经加工后的干燥品;一般收集盛漆器具底留下的漆渣,干燥。

漆

《本经》上品

全本图典

[第十六册]

0
3
4

漆树 *Toxicodendron verniciluum* ITS2 条形码主导单倍型序列:

1   CGCATCGTTG CCCAACCCCC AAGATCCTGC GATCTTGCGG CGGTGGGCGG AAAATGGCCT CCCGTGTGCT TGCGCCCGCG
81   GTTGGCCCAA ATCAGAGTTC TCGGTGACGC CTTCCCGCGA CAATCGGTTG CGTTTGAAAC ATAACCTAGT GATCCTGTCG
161 CGCGGTCGGC GTTCTCCCGT CCACGGGCTC CTCGACCCTC GAGAGCGTGC GAGAGCGCGT TCGCATCG

▷漆树(*Toxicodendron verniciluum*)

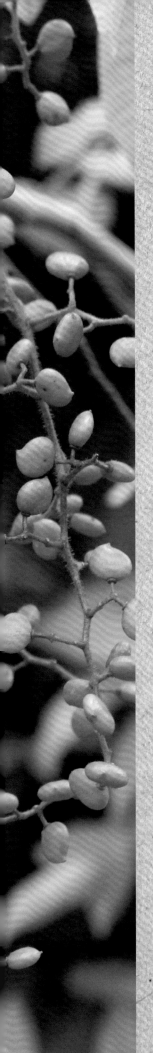

‖释名‖

[时珍曰] 许慎说文云：漆本作桼，木汁可以髹物，其字象水滴而下之形也。

‖集解‖

[别录曰] 干漆生汉中山谷。夏至后采，干之。[弘景曰] 今梁州漆最甚，益州亦有。广州漆性急易燥。其诸处漆桶中自然干者，状如蜂房孔孔隔者为佳。[保升曰] 漆树高二三丈余，皮白，叶似椿，花似槐，其子似牛李子，木心黄。六月、七月刻取滋汁。金州者最善。漆性并急，凡取时须荏油解破，故淳者难得，可重重别制拭之。上等清漆，色黑如瑿，若铁石者好。黄嫩若蜂窠者不佳。[颂曰] 今蜀、汉、金、峡、襄、歙州皆有之。以竹筒钉入木中，取汁。崔豹古今注云：以刚斧斫其皮开，以竹管承之，滴汁则成漆也。[宗奭曰] 湿漆药中未见；用者皆干漆尔。其湿者，在燥热及霜冷时则难干；得阴湿，虽寒月亦易干，亦物之性也。若沾渍人，以油治之。凡验漆，惟稀者以物蘸起，细而不断，断而急收，更又涂于干竹上，荫之速干者，并佳。[时珍曰] 漆树人多种之，春分前移栽易成，有利。其身如柿，其叶如椿。以金州者为佳，故世称金漆，人多以物乱之。试诀有云：微扇光如镜，悬丝急似钩。撼成琥珀色，打着有浮沤。今广浙中出一种漆树，似小榎而大。六月取汁漆物，黄泽如金，即唐书所谓黄漆者也。入药仍当用黑漆。广南漆作饴糖气，沾沾无力。

干漆

‖修治‖

[大明曰] 干漆入药，须捣碎炒熟。不尔，损人肠胃。若是湿漆，煎干更好。亦有烧存性者。

‖气味‖

辛，温，无毒。[权曰] 辛、咸。[宗奭曰] 苦。[元素曰] 辛，平，有毒。降也，阳中阴也。[之才曰] 半夏为之使。畏鸡子，忌油脂。[弘景曰] 生漆毒烈，人以鸡子和，服之去虫，犹自啮肠胃也。畏漆人乃致死者。外气亦能使身肉疮肿，自有疗法。[大明曰] 毒发，饮铁浆，并黄栌汁、甘豆汤，吃蟹，并可制之。[时珍曰] 今人货漆多杂桐油，故多毒。淮南子云：蟹见漆而不干。相感志云：漆得蟹而成水。盖物性相制也。凡人畏漆者，嚼蜀椒涂口鼻则可免。生漆疮者，杉木汤、紫苏汤、漆姑草汤、蟹汤浴之，皆良。

‖主治‖

绝伤，补中，续筋骨，填髓脑，安五脏，五缓六急，风寒湿痹。生漆：去长虫。久服，轻身耐老。本经。干漆：疗咳嗽，消瘀血痞结腰痛，女子疝瘕，利小肠，去蛔虫。别录。杀三虫，主女人经脉不通。甄权。治传尸劳，除风。大明。削年深坚结之积滞，破日久凝结之瘀血。元素。

‖发明‖

[弘景曰] 仙方用蟹消漆为水，炼服长生。抱朴子云：淳漆不粘者，服之通神长生。或以大蟹投其中，或以云母水，或以玉水合之服，九虫悉下，恶血从鼻出。服至一年，六甲、行厨至也。
[震亨曰] 漆属金，有水与火，性急而飞补。用为去积滞之药，中节则积滞去后，补性内行，人不知也。[时珍曰] 漆性毒而杀虫，降而行血。所主诸证虽繁，其功只在二者而已。

‖附方‖

旧四，新七。**小儿虫病**胃寒危恶证，与痫相似者。干漆捣烧烟尽、白芜荑等分，为末。米饮服一字至一钱。杜壬方。**九种心痛**及腹胁积聚滞气。筒内干漆一两，捣炒烟尽，研末，醋煮面糊丸梧子大。每服五丸至九丸，热酒下。简要济众。**女人血气**妇人不曾生长，血气疼痛不可忍，及治丈夫疝气、小肠气撮痛者，并宜服二圣丸。湿漆一两，熬一食顷，入干漆末一两，和丸梧子大。每服三四丸，温酒下。怕漆人不可服。经验方。**女人经闭**指南方万应丸：治女人月经瘀闭不来，绕脐寒疝痛彻，及产后血气不调，诸癥瘕等病。用干漆一两，打碎，炒烟尽，牛膝末一两，以生地黄汁一升，入银、石器中慢熬，俟可丸，丸如梧子大。每服一丸，加至三五丸，酒、饮任下，以通为度。产宝方治女人月经不利，血气上攻，欲呕，不得睡。用当归四钱，干漆三钱，炒烟尽，为末，炼蜜丸梧子大。每服十五丸，空心温酒下。千金治女人月水不通，脐下坚如杯，时发热往来，下痢羸瘦，此为血瘕。若生肉癥，不可治也。干漆一斤烧研，生地黄二十斤取汁和，煎至可丸，丸梧子大。每服三丸，空心酒下。**产后青肿**疼痛，及血气水疾。干漆、大麦芽等分，为末，新瓦罐相间铺满，盐泥固济，煅赤，放冷研散。每服一二钱，热酒下。但是产后诸疾皆可服。妇人经验方。**五劳七伤**补益方：用干漆、柏子仁、山茱萸、酸枣仁各等分，为末，蜜丸梧子大。每服二七丸，温酒下，日二服。千金方。**喉痹欲绝**不可针药者。干漆烧烟，以筒吸之。圣济总录。**解中蛊毒**平胃散末，以生漆和，丸梧子大。每空心温酒下七十丸至百丸。直指方。**下部生疮**生漆涂之良。肘后方。

漆叶

‖气味‖

缺。

‖主治‖

五尸劳疾，杀虫。暴干研末，日用酒服一钱匕。时珍。

‖**发明**‖

[颂曰] 华佗传载：彭城樊阿，少师事佗。佗授以漆叶青粘散方，云服之去三虫，利五脏，轻身益气，使人头不白。阿从其言，年五百余岁。漆叶所在有之。青粘生丰沛、彭城及朝歌。一名地节，一名黄芝。主理五脏，益精气。本出于迷人入山，见仙人服之，以告佗。佗以为佳，语阿。阿秘之。近者人见阿之寿而气力强盛，问之。因醉误说，人服多验。后无复有人识青粘，或云即黄精之正叶者也。[时珍曰] 按葛洪抱朴子云：漆叶、青粘，凡薮之草也。樊阿服之，得寿二百岁，而耳目聪明，犹能持针治病。此近代之实事，良史所记注者也。洪说犹近于理，前言阿年五百岁者，误也。或云青粘即葳蕤。

漆子

‖**主治**‖

下血。时珍。

漆花

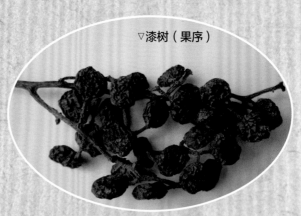
▽漆树（果序）

‖**主治**‖

小儿解颅、腹胀、交胫不行方中用之。时珍。

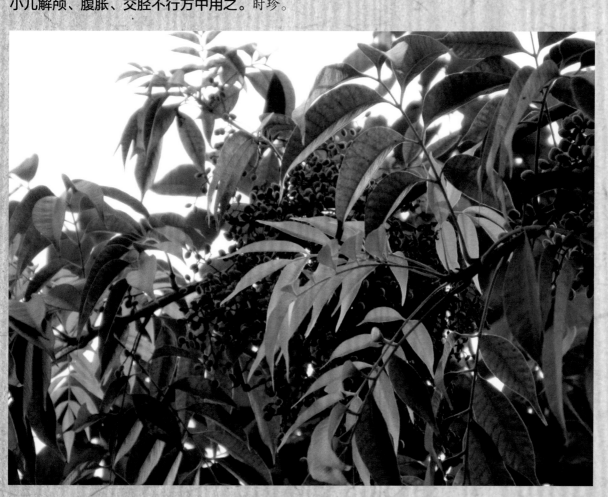

‖ 基原 ‖

据《纲目彩图》《纲目图鉴》《大辞典》《中华本草》等综合分析考证，本品为紫葳科植物梓 *Catalpa ovata* G. Don.。分布于东北、华东及河北、山西、陕西、河南等地。

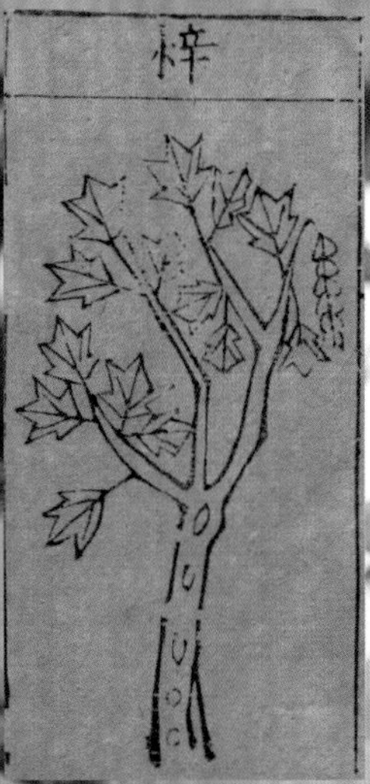

梓

《本经》下品

▷梓（*Catalpa ovata*）

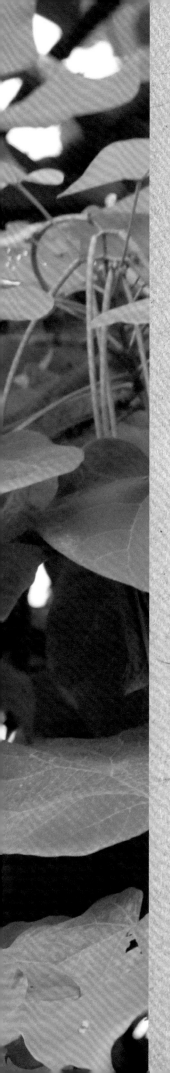

‖释名‖

木王。[时珍曰]梓或作杍，其义未详。按陆佃埤雅云：梓为百木长，故呼梓为木王。盖木莫良于梓，故书以梓材名篇，礼以梓人名匠，朝廷以梓宫名棺也。罗愿云：屋室有此木，则余材皆不震。其为木王可知。

‖集解‖

[别录曰]梓白皮生河内山谷。[弘景曰]此即梓树之皮。梓有三种，当用朴素不腐者。[颂曰]今近道皆有之，宫寺人家园亭亦多植之。木似桐而叶小，花紫。尔雅云：椅，梓。郭璞注云：即楸也。诗·鄘风云：椅、桐、梓、漆，爰伐琴瑟。陆玑注云：楸之疏理白色而生子者为梓，梓实桐皮为椅，大同而小异也。入药当用有子者。又一种鼠梓，一名楰，亦楸属也。枝叶木理皆如楸。今人谓之苦楸，江东人谓之虎梓。诗·小雅云北山有楰是也。鼠李一名鼠梓，或云即此。然花实都不相类，恐别一物而名同尔。[藏器曰]楸生山谷间，与梓树本同末异，或以为一物者误矣。[大明曰]梓有数般，惟楸梓皮入药佳，余皆不堪。[机曰]按尔雅翼云：说文言：椅，梓也。梓，楸也。槚亦楸也。然则椅、梓、槚、楸，一物四名。而陆玑诗疏以楸之白理生子者为梓，梓实桐皮者为椅。贾思勰齐民要术又以白色有角者为梓，即角楸也，又名子楸。黄色无子者为椅楸，又名荆黄楸。但以子之有无为别，其角细长如箸，其长近尺，冬后叶落而角犹在树。其实亦名豫章。[时珍曰]梓木处处有之。有三种：木理白者为梓，赤者为楸，梓之美文者为椅，楸之小者为榎。诸家疏注，殊欠分明。桐亦名椅，与此不同。此椅即尸子所谓荆有长松、文椅者也。

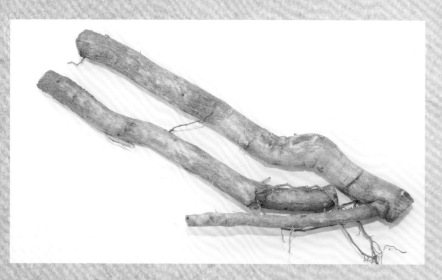

梓白皮

‖气味‖

苦，寒，无毒。

‖主治‖

热毒，去三虫。本经。疗目中疾，主吐逆胃反。小儿热疮，身头热烦，蚀疮，煎汤浴之，并捣傅。别录。煎汤洗小儿壮热，一切疮疥，皮肤瘙痒。大明。治温病复感寒邪，变为胃哕，煮汁饮之。时珍。

‖附方‖

新一。时气温病头痛壮热，初得一日。用生梓木削去黑皮，取里白者切一升，水二升五合煎汁。每服八合，取瘥。肘后方。

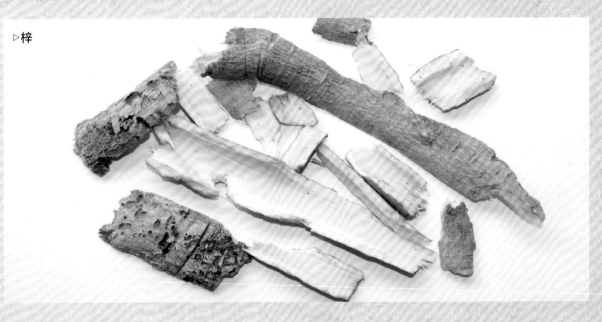

▷梓

叶

‖主治‖

捣傅猪疮。饲猪，肥大三倍。别录。疗手脚火烂疮。[弘景曰] 桐叶、梓叶肥猪之法未见，应在商丘子养猪经中。[恭曰] 二树花叶饲猪，并能肥大且易养，见李当之本草及博物志，然不云傅猪疮也。

‖附方‖

新一。风癣疙瘩梓叶、木绵子、羯羊屎、鼠屎等分，入瓶中合定，烧取汁涂之。试效录验方。

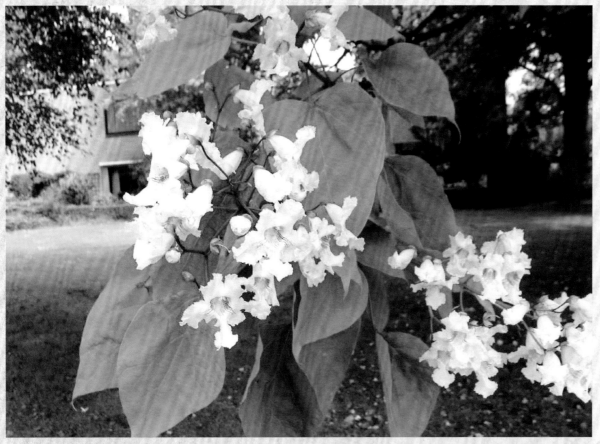

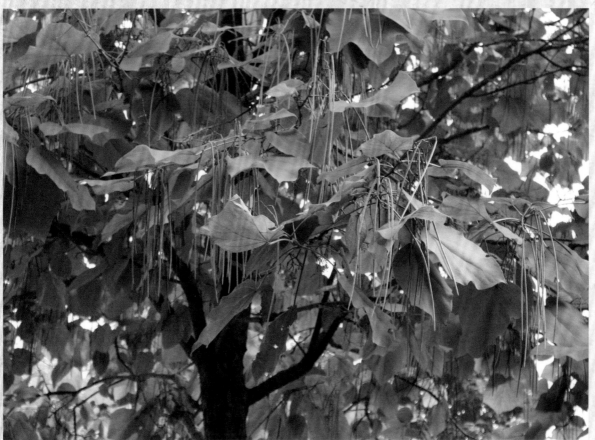

‖ 基原 ‖

　　据《中华本草》《纲目彩图》《纲目图鉴》《大辞典》
等综合分析考证，本品为紫葳科植物楸 *Catalpa bungei* C. A.
Mey.。分布于河北、山东、山西、陕西、江苏、浙江、云南、
贵州等地。

楸

楸

《拾遗》

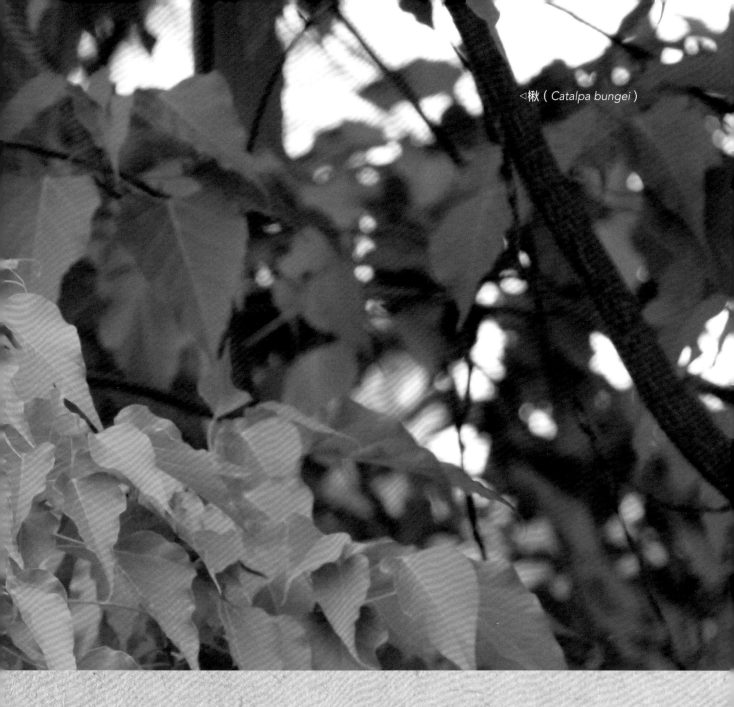

楸（ *Catalpa bungei* ）

‖释名‖

榎。[时珍曰] 楸叶大而早脱，故谓之楸；榎叶小而早秀，故谓之榎。唐时立秋日，京师卖楸叶，妇女、儿童剪花戴之，取秋意也。尔雅云：叶小而皵，榎；叶大而皵，楸。散音鹊，皮粗也。

‖集解‖

见梓下。[周定王曰] 楸有二种。一种刺楸，其树高大，皮色苍白，上有黄白斑点，枝梗间多大刺。叶似楸而薄，味甘，嫩时煠熟，水淘过拌食。[时珍曰] 楸有行列，茎干直耸可爱。至秋垂条如线，谓之楸线，其木湿时脆，燥则坚，故谓之良材，宜作棋枰，即梓之赤者也。

木白皮

‖气味‖
苦，小寒，无毒。[珣曰] 微温。

‖主治‖
吐逆，杀三虫及皮肤虫。煎膏，粘傅恶疮疽瘘，痈肿疳痔。除脓血，生肌肤，长筋骨。藏器。消食涩肠下气，治上气咳嗽。亦入面药。李珣。口吻生疮，贴之，频易聚效。时珍。

‖附方‖
旧一，新一。**瘘疮**楸枝作煎，频洗取效。肘后方。**白癜风疮**楸白皮五斤，水五斗，煎五升，去滓，煎如稠膏。日三摩之。圣济总录。

叶

‖气味‖
同皮。

‖主治‖
捣傅疮肿。煮汤，洗脓血。冬取干叶用之。诸痈肿溃及内有刺不出者，取叶十重贴之。藏器。出范汪方。

‖发明‖
[时珍曰] 楸乃外科要药，而近人少知。葛常之韵语阳秋云：有人患发背溃坏，肠胃可窥，百方不瘥。一医用立秋日太阳未升时，采楸树叶，熬之为膏，傅其外，内以云母膏作小丸服，尽四两，不累日而愈也。东晋范汪，名医也，亦称楸叶治疮肿之功。则楸有拔毒排脓之力可知。

‖附方‖
旧一，新七。**上气咳嗽腹满羸瘦者**。楸叶三斗，水三斗，煮三十沸，去滓，煎至可丸如枣大。以筒纳入下部中，立愈。崔元亮海上集验方。**一切毒肿**不问硬软。取楸叶十重傅肿上，旧帛裹之，日三易之。当重重有毒气为水，流在叶上。冬月取干叶，盐水浸软，或取根皮捣烂，傅之皆效。止痛消肿，食脓血，胜于众药。范汪东阳方。**瘰疬瘘疮**楸煎神方：秋分前后早晚令人持袋摘楸叶，纳袋中。秤取十五斤，以水一石，净釜中煎取三斗，又换锅煎取七八升，又换锅煎取二升，乃纳不津器中，用时先取麻油半合，蜡一分，酥一栗子许，同消化。又取杏仁七粒，生姜少许，同研。米粉二钱，同入膏中搅匀。先涂疮上，经二日来乃拭却，即以篦子匀涂楸煎满疮上，仍以软帛裹之。且日一拭，更上新药。不过五六上，已破者即便生肌，未破者即内消。瘥后须将慎半年。采药及煎时，并禁孝子、妇人、僧道、鸡犬见之。篅中方。**灸疮不瘥**痒痛不瘥。楸叶及根皮为末，傅之。圣惠方。**头痒生疮**楸叶捣汁，频涂。圣惠方。**儿发不生**楸叶中心，捣汁频涂。千金方。**小儿目翳**嫩楸叶三两烂捣，纸包泥裹，烧干去泥，入水少许，绞汁，铜器慢熬如稀饧，瓷合收之。每旦点之。普济方。**小儿秃疮**楸叶捣汁，涂之。圣惠方。

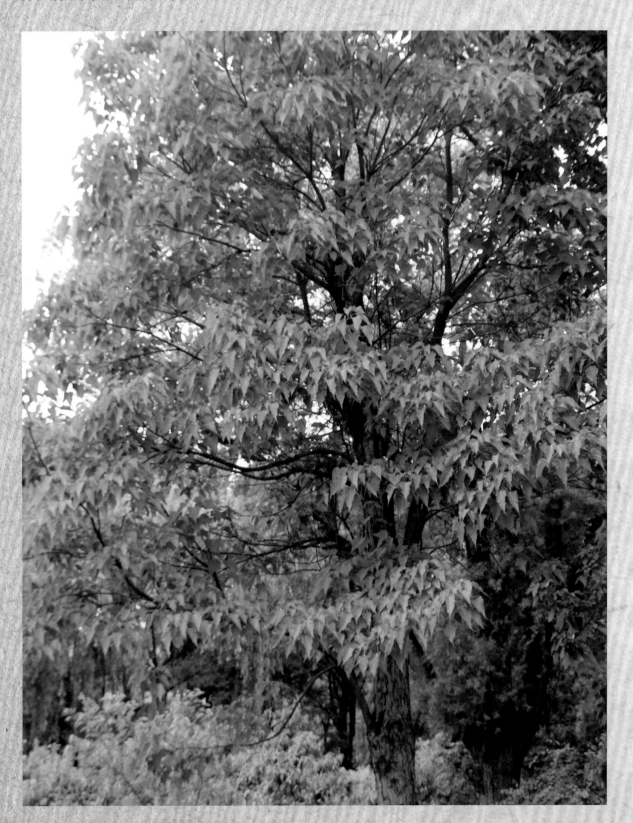

‖ 基原 ‖

据《纲目彩图》《纲目图鉴》等综合分析考证，本品为玄参科植物泡桐 *Paulownia fortunei* (Seem.) Hemsl 及毛泡桐 *P. tomentosa* (Thunb.) Steud.。前者分布于山东、浙江、福建、湖南、云南、广西等地，后者分布于东北、华东、华中、西南等地。

桐

《本经》下品

▷毛泡桐（*Paulownia fortunei*）

‖释名‖

白桐弘景**黄桐**图经**泡桐**纲目**椅桐**弘景**荣桐**。[时珍曰] 本经桐叶，即白桐也。桐华成筒，故谓之桐。其材轻虚，色白而有绮文，故俗谓之白桐、泡桐，古谓之椅桐也。先花后叶，故尔雅谓之荣桐。或言其花而不实者，未之察也。陆玑以椅为梧桐，郭璞以荣为梧桐，并误。

‖集解‖

[别录曰] 桐叶生桐柏山谷。[弘景曰] 桐树有四种：青桐，叶、皮青，似梧而无子；梧桐，皮白，叶似青桐而有子，子肥可食；白桐，一名椅桐，人家多植之，与冈桐无异，但有花、子，二月开花，黄紫色，礼云"三月桐始华"者也，堪作琴瑟；冈桐无子，是作琴瑟者。本草用桐华，应是白桐。[颂曰] 桐处处有之。陆玑草木疏言白桐宜为琴瑟。云南群牁人，取花中白氄淹渍，绩以为布，似毛服，谓之华布。椅，即梧桐也。今江南人作油者，即冈桐也，有子大于梧子。江南有赪桐，秋开红花，无实。有紫桐，花如百合，实堪糖煮以啖。岭南有刺桐，花色深红。[宗奭曰] 本经桐叶不指定是何桐，致难执用。但四种各有治疗。白桐，叶三杈，开白花，不结子。无花者为冈桐，不中作琴，体重。荏桐，子可作桐油。梧桐，结子可食。[时珍曰] 陶注桐有四种，以无子者为青桐、冈桐，有子者为梧桐、白桐。寇注言白桐、冈桐皆无子。苏注以冈桐为油桐。而贾思勰齐民要术言：实而皮青者为梧桐，华而不实者为白桐。白桐冬结似子者，乃是明年之华房，非子也。冈桐即油桐也，子大有油。其说与陶氏相反。以今咨访，互有是否。盖白桐即泡桐也。叶大径尺，最易生长。皮色粗白，其木轻虚，不生虫蛀，作器物、屋柱甚良。二月开花，如牵牛花而白色。结实大如巨枣，长寸余，壳内有子片，轻虚如榆荚、葵实之状，老则壳裂，随风飘扬。其花紫色者名冈桐。荏桐即油桐也。青桐即梧桐之无实者。按陈翥桐谱，分别白桐、冈桐甚明。云：白花桐，文理粗而体性慢，喜生朝阳之地。因子而出者，一年可起三四尺；由根而出者，可五七尺。其叶圆大而尖长有角，光滑而毳。先花后叶。花白色，花心微红。其实大二三寸，内为两房，房内有肉，肉上有薄片，即其子也。紫花桐，文理细而体性坚，亦生朝阳之地，不如白桐易长。其叶三角而圆，大如白桐，色青多毛而不光，且硬，微赤，亦先花后叶，花色紫。其实亦同白桐而微尖，状如诃子而粘，房中肉黄色。二桐皮色皆一，但花、叶小异，体性坚、慢不同尔。亦有冬月复花者。

桐叶

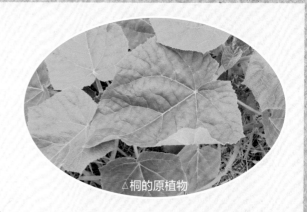

△桐的原植物

‖气味‖

苦，寒，无毒。

‖主治‖

恶蚀疮着阴。本经。消肿毒，生发。时珍。

‖附方‖

新四。**手足肿浮**桐叶煮汁渍之，并饮少许。或加小豆，尤妙。圣惠方。**痈疽发背**大如盘，臭腐不可近。桐叶醋蒸贴上。退热止痛，渐渐生肉收口，极验秘方也。医林正宗。**发落不生**桐叶一把，麻子仁三升，米泔煮五六沸，去滓。日日洗之则长。肘后方。**发白染黑**经霜桐叶及子，多收捣碎，以甑蒸之，生布绞汁，沐头。普济方。

木皮

‖主治‖

五痔，杀三虫。本经。疗奔豚气病。别录。五淋。沐发，去头风，生发滋润。甄权。

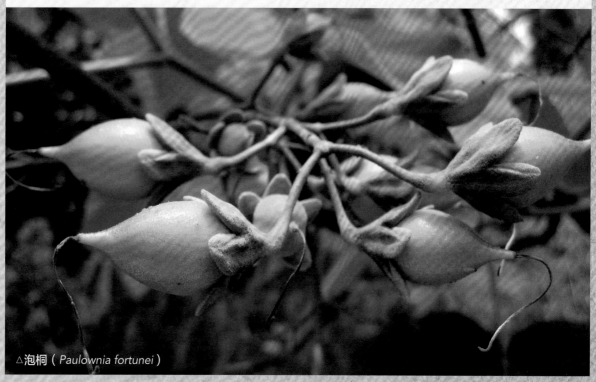

△泡桐（*Paulownia fortunei*）

李时珍
本草
纲目 全本图典
【第十六册】

治恶疮，小儿丹毒，煎汁涂之。时珍。

‖ 附方 ‖

新三。**肿从脚起**削桐木煮汁，渍之，并饮少许。肘后方。**伤寒发狂**六七日热极狂言，见鬼欲走。取桐皮，削去黑，擘断四寸，一束，以酒五合，水一升，煮半升，去滓顿服。当吐下青黄汁数升，即瘥。肘后方。**跌扑伤损**水桐树皮，去青留白，醋炒捣傅。集简方。

花

‖ 主治 ‖

傅猪疮。饲猪，肥大三倍。本经。

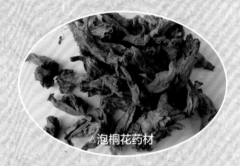

△泡桐花药材

‖ 附方 ‖

新一。**眼见诸物**禽虫飞走，乃肝胆之疾。青桐子花、酸枣仁、玄明粉、羌活各一两，为末。每服二钱，水煎和滓，日三服。经验良方。

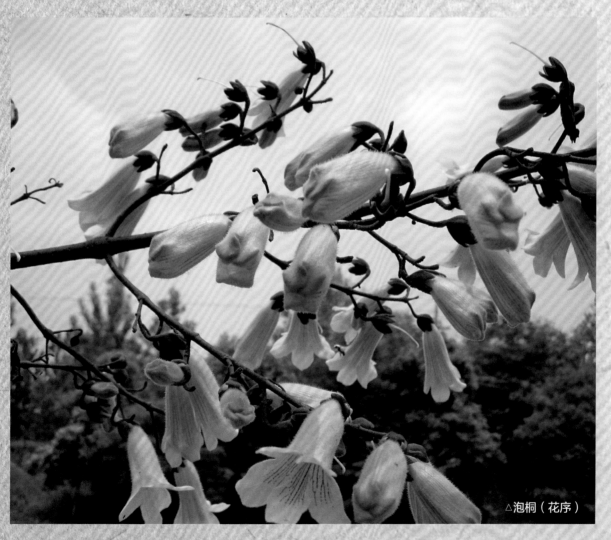

△泡桐（花序）

‖ 基原 ‖

据《纲目图鉴》《纲目彩图》《大辞典》《中华本草》
等综合分析考证，本品为梧桐科植物梧桐 *Firmiana simplex* (L.
f.) Marsili。我国大部分地区均有栽培。

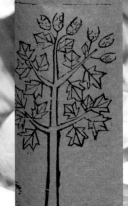

梧桐
《纲目》

▷梧桐（*Firmiana simplex*）

‖ 释名 ‖

梫。[时珍曰] 梧桐名义未详。尔雅谓之梫，因
其可为棺，左传所谓桐棺三寸是矣。旧附桐
下，今别出条。

‖ 集解 ‖

[弘景曰] 梧桐皮白，叶似青桐，而子肥可食。
[颂曰] 陶氏谓白桐一名椅桐。陆玑谓梓实桐皮
为椅，即今梧桐。是二种俱有椅名也。遁甲
书云：梧桐可知日月正闰。生十二叶，一边
有六叶，从下数二叶为一月，至上十二月。
有闰十三叶，小余者。视之，则知闰何月
也。故曰梧桐不生则九州异。　　曰] 梧桐四
月开嫩黄小花，一如枣花枝头出丝，堕地成
油，沾渍衣履。五六月结子，人收炒食，味
如菱、芡。此是月令"清明桐始华"者。

梧桐处处有之。树似桐而皮青不皱，其
本无节直生，理细而性紧。叶似桐而稍小，
光滑有尖。其花细蕊，坠下如醭。其荚长三
寸许，五片合成，老则裂开如箕，谓之囊
鄂。其子缀于囊鄂上，多者五六，少或二
三。子大如胡椒，其皮皱。罗愿尔雅翼云：

梧桐多阴，青皮白骨，似青桐而多子。其木易生，鸟衔子堕辄生。但晚春生叶，早秋即凋。古称凤凰非梧桐不栖，岂亦食其实乎？诗云：梧桐生矣，于彼朝阳。齐民要术云：梧桐生山石间者，为乐器更鸣响也。

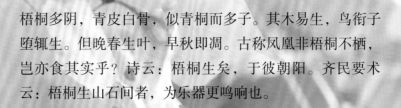

木白皮

‖气味‖

缺。

‖主治‖

烧研，和乳汁涂须发，变黄赤。时珍。治肠痔。苏颂。删繁方治痔，青龙五生膏中用之。

花

‖主治‖

发背，炙焦研末，蜜调傅，干即易。肘后。

子

‖气味‖

甘，平，无毒。

‖主治‖

捣汁涂，拔去白发，根下必生黑者。又治小儿口疮，和鸡子烧存性，研掺。时珍。

▽梧桐子药材

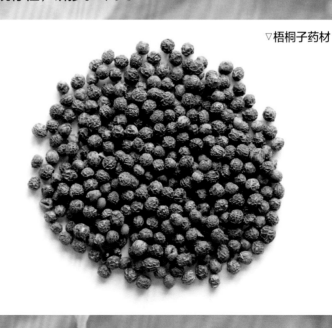

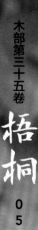

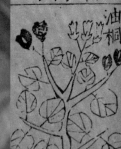

据《纲目彩图》《纲目图鉴》《草药大典》《大辞典》等综合分析考证，本品为大戟科植物油桐 *Vernicia fordii* (Hemsl.) Airy Shaw。分布于四川、湖北、安徽、陕西、浙江、广东等地。

罂子桐

《拾遗》

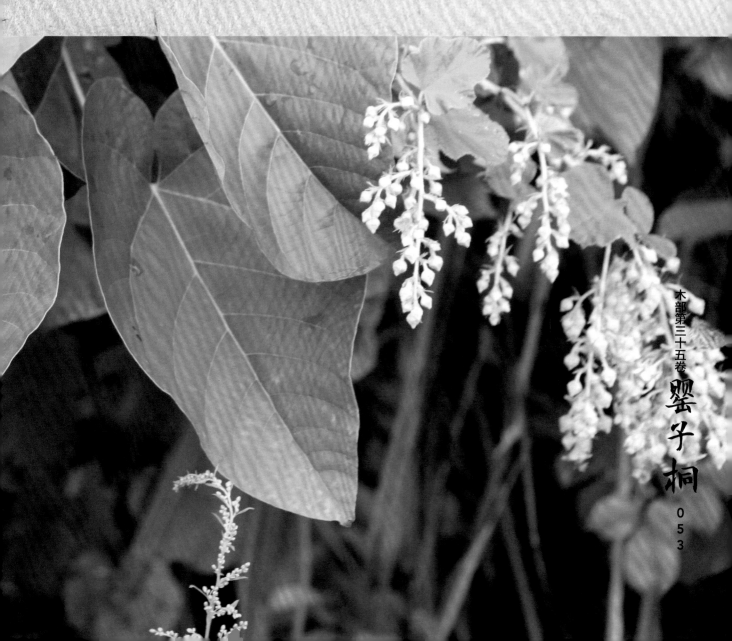

‖释名‖

虎子桐拾遗**荏桐**衍义**油桐**。[时珍曰] 罂子，因实状似罂也。虎子，以其毒也。荏者，言其油以荏油也。

‖集解‖

[藏器曰] 罂子桐生山中，树似梧桐。[颂曰] 南人作油者，乃冈桐也。有子大于梧子。[宗奭曰] 荏桐，早春先开淡红花，状如鼓子花，成筒子。子可作桐油。[时珍曰] 冈桐即白桐之紫花者。油桐枝、干、花、叶并类冈桐而小，树长亦迟，花亦微红。但其实大而圆，每实中有二子或四子，大如大风子。其肉白色，味甘而吐人。亦或谓之紫花桐。人多种莳收子，货之为油，入漆家及艌船用，为时所须。人多伪之。惟以篾圈蘸起如鼓面者为真。

木部第三十五卷　**罂子桐**

桐子油

‖ **气味** ‖

甘、微辛，寒，有大毒。[大明曰]冷，微毒。[时珍曰]桐油吐人，得酒即解。

‖ **主治** ‖

摩疥癣虫疮毒肿。毒鼠至死。藏器。傅恶疮，及宣水肿，涂鼠咬处。能辟鼠。大明。涂胫疮、汤火伤疮。吐风痰喉痹，及一切诸疾，以水和油，扫入喉中探吐；或以子研末，吹入喉中取吐。又点灯烧铜箸头，烙风热烂眼，亦妙。时珍。

‖ **附方** ‖

新七。**痈肿初起**桐油点灯，入竹筒内熏之，得出黄水即消。医林正宗。**血风臁疮**胡粉煅过研，桐油调作隔纸膏，贴之。又方：用船上陈桐油石灰煅过，又以人发拌桐油炙干为末，仍以桐油调作膏，涂纸上，刺孔贴傅之。杨起简便方。**脚肚风疮**如癞。桐油、人乳等分，扫之。数次即

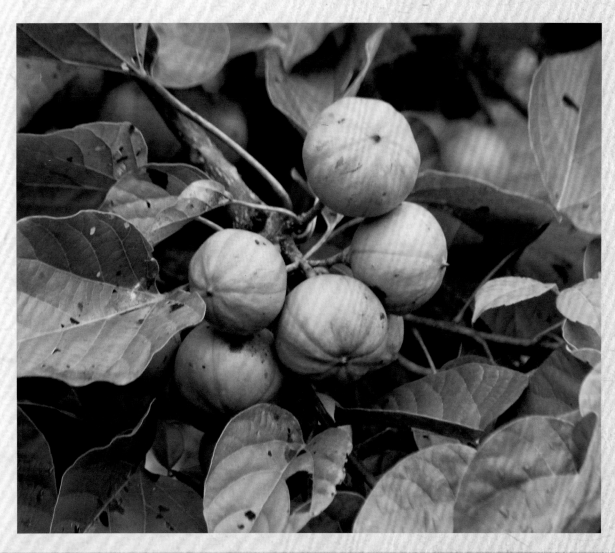

愈。集简方。**酒齄赤鼻**桐油入黄丹、雄黄，傅之。摘玄方。**冻疮皲裂**桐油一碗，发一握，熬化瓶收。每以温水洗令软，傅之即安。救急方。**解砒石毒**桐油二升，灌之。吐即毒解。华佗危病方。

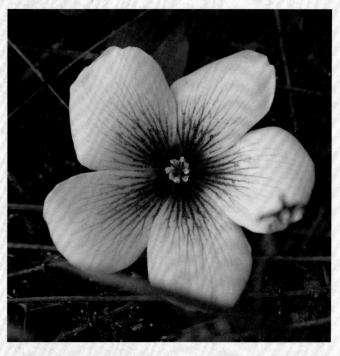

‖附录‖

椰桐音而郢切 [藏器曰] 生山谷间。状似青桐，叶有桠。人取皮以沤丝。木皮味甘，温，无毒。治蚕咬毒气入腹，为末服之。鸡犬食蚕欲死者，煎汁灌之，丝烂即愈。叶：主蛇、虫、蜘蛛咬毒，捣烂封之。

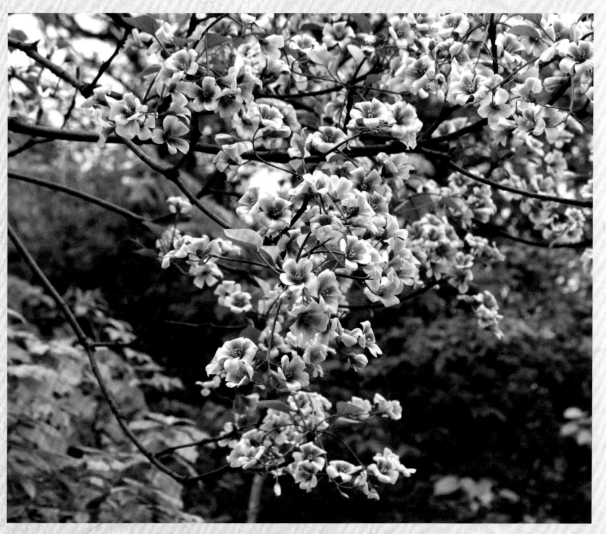

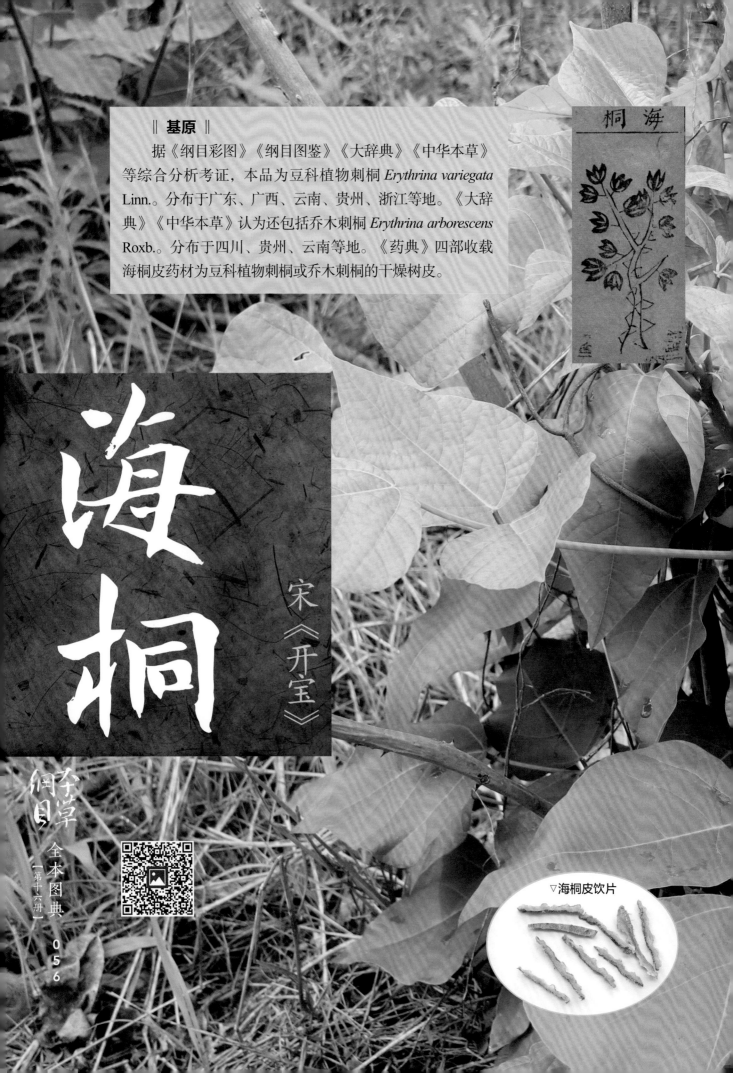

桐海

据《纲目彩图》《纲目图鉴》《大辞典》《中华本草》
等综合分析考证，本品为豆科植物刺桐 *Erythrina variegata*
Linn.。分布于广东、广西、云南、贵州、浙江等地。《大辞
典》《中华本草》认为还包括乔木刺桐 *Erythrina arborescens*
Roxb.。分布于四川、贵州、云南等地。《药典》四部收载
海桐皮药材为豆科植物刺桐或乔木刺桐的干燥树皮。

海桐

宋《开宝》

▽海桐皮饮片

‖释名‖

刺桐。[询曰]生南海山谷中，树似桐而皮黄白色，有刺，故以名之。

‖集解‖

[颂曰]海桐生南海及雷州，近海州郡亦有之。叶大如手，作三花尖。皮若梓白皮，而坚韧可作绳，入水不烂。不拘时月采之。又云：岭南有刺桐，叶如梧桐。其花附干而生，侧敷如掌，形若金凤，枝干有刺，花色深红。江南有赪桐，红花无实。[时珍曰]海桐皮有巨刺，如鼋甲之刺，或云即刺桐皮也。按嵇含南方草木状云：九真有刺桐，布叶繁密。三月开花，赤色照映，三五房洞，则三五复发。陈翥桐谱云：刺桐生山谷中。文理细紧，而性喜拆裂。体有巨刺，如榄树。其叶如枫。赪桐身青，叶圆大而长。高三四尺，便有花成朵而繁，红色如火，为夏秋荣观。

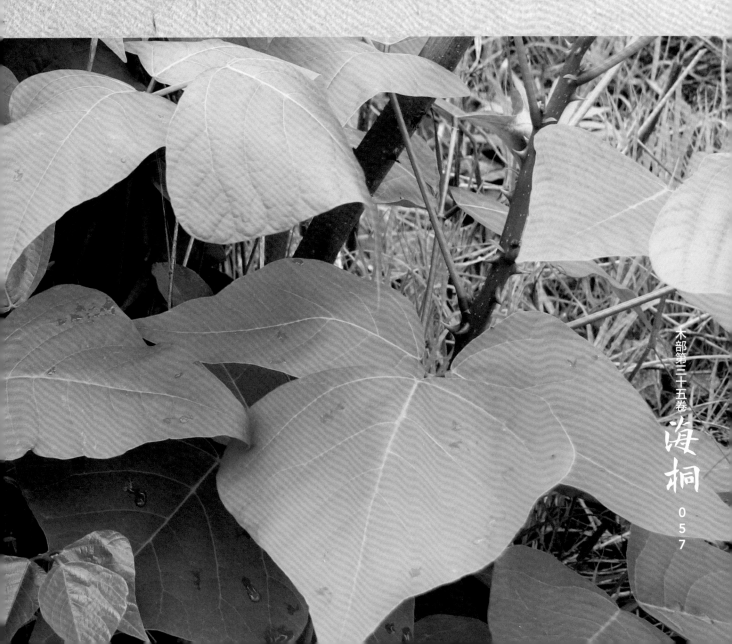

木皮

‖气味‖

苦，平，无毒。[大明曰]温。

‖主治‖

霍乱中恶，赤白久痢，除疳䘌疥癣，牙齿虫痛，并煮服及含之。水浸洗目，除肤赤。开宝。主腰脚不遂，血脉顽痹，腿膝疼痛，赤白泻痢。李珣。去风杀虫。煎汤，洗赤目。时珍。

‖发明‖

[颂曰] 古方多用浸酒治风蹶。南唐筠州刺史王绍颜撰续传信方云：顷年予在姑孰，得腰膝痛不可忍。医以肾脏风毒攻刺诸药莫疗。因览刘禹锡传信方，备有此验。修服一剂，便减五分。其方用海桐皮二两，牛膝、芎䓖、羌活、地骨皮、五加皮各一两，甘草半钱，薏苡仁二两，生地

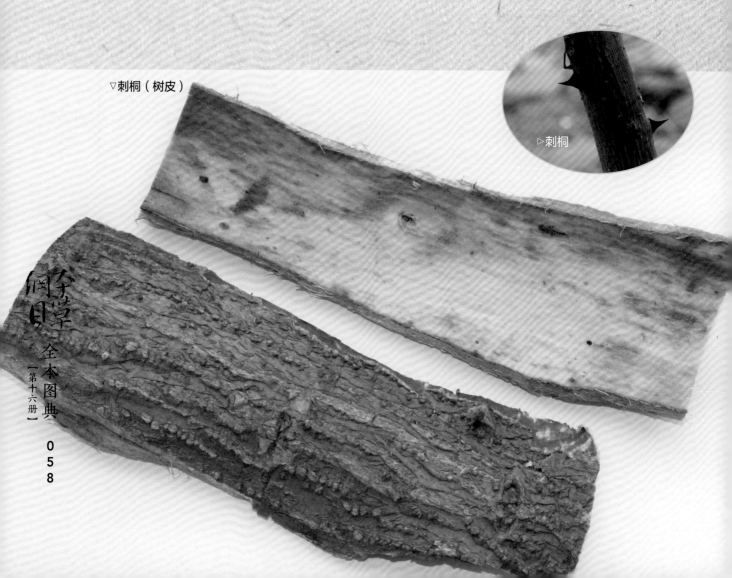

▽刺桐（树皮）

▷刺桐

黄十两，并净洗焙干剉，以绵包裹，入无灰酒二斗浸之，冬二七，夏一七。空心饮一盏，每日早、午、晚各一次，长令醺醺。此方不得添减，禁毒食。[时珍曰] 海桐皮能行经络，达病所。又入血分，及去风杀虫。

‖附方‖
新三。**风癣有虫**海桐皮、蛇床子等分，为末，以腊猪脂调，搽之。艾元英如宜方。**风虫牙痛**海桐皮煎水，漱之。圣惠方。**中恶霍乱**海桐皮煮汁，服之。圣济总录。

刺桐花

‖主治‖
止金疮血，殊效。苏颂。

‖附录‖
鸡桐 [时珍曰] 生岭南山间，其叶如楝。用叶煮汤，洗漤足膝风湿痹气。

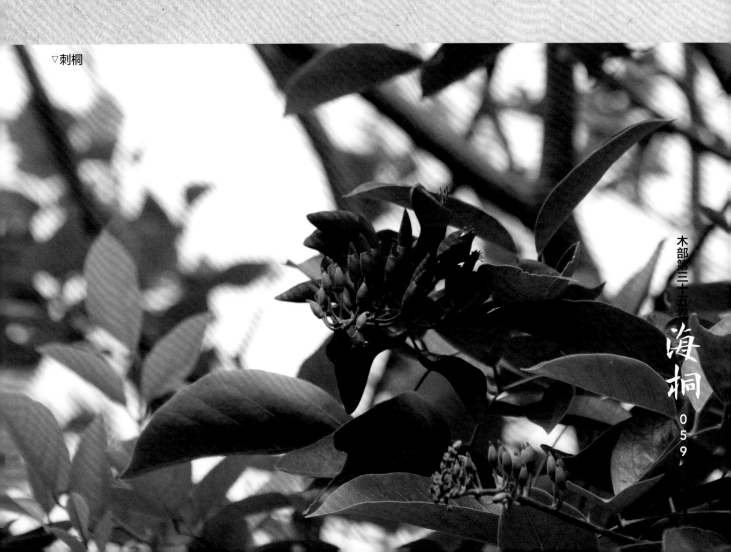

▽刺桐

‖ 基原 ‖

据《纲目彩图》《纲目图鉴》《药典图鉴》《中药图鉴》等综合分析考证，本品为棟科植物川棟 *Melia toosendan* Sieb. et Zucc.。分布于四川、湖南、湖北、贵州等地。《药典》收载川棟子药材为棟科植物川棟的干燥成熟果实；冬季果实成熟时采收，除去杂质，干燥。收载苦棟皮药材为棟科植物川棟或棟 *M. azedarach* L. 的干燥树皮和根皮；春、秋二季剥取，晒干，或除去粗皮，晒干。

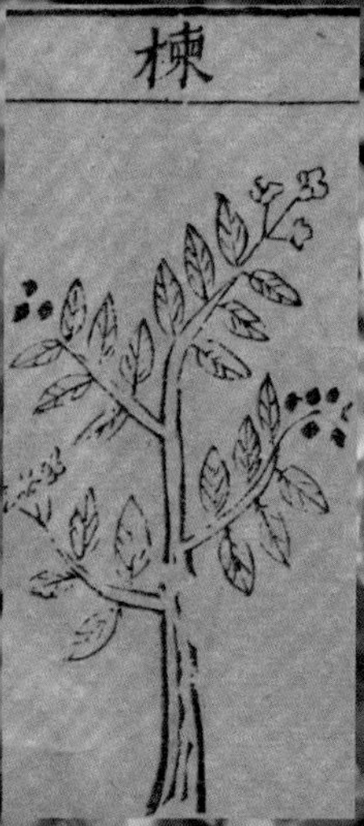

棟

《本经》下品

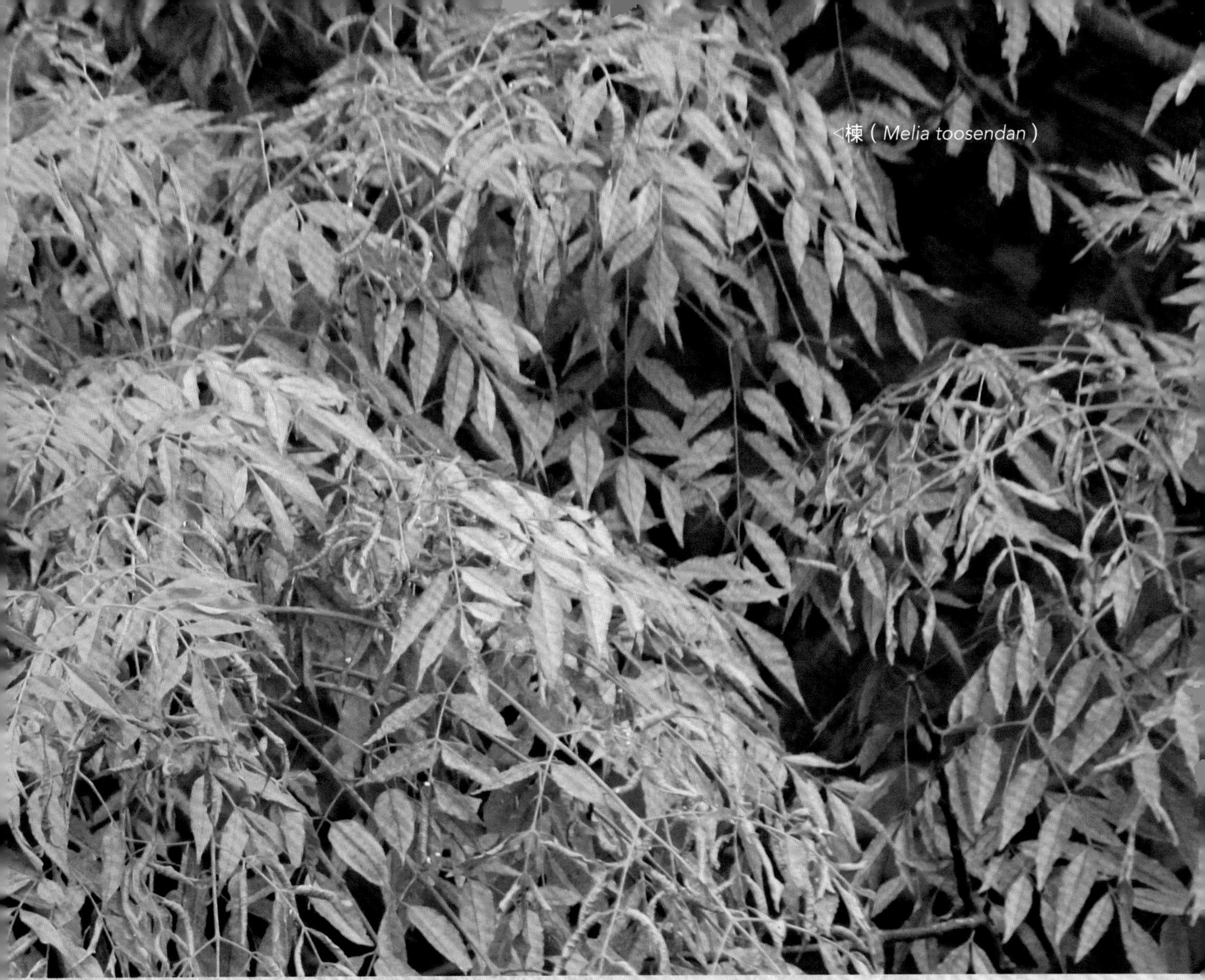
<楝（*Melia toosendan*）

‖ **释名** ‖

苦楝图经**实名金铃子。**[时珍曰] 按罗愿尔雅翼云：楝叶可以练物，故谓之楝。其子如小铃，熟则黄色。名金铃，象形也。

‖ **集解** ‖

[别录曰] 楝实生荆山山谷。[弘景曰] 处处有之。俗人五月五日取叶佩之，云辟恶也。[恭曰] 此有雌雄两种：雄者无子，根赤有毒，服之使人吐，不能止，时有至死者；雌者有子，根白微毒。入药当用雌者。[颂曰] 楝实以蜀川者为佳。木高丈余，叶密如槐而长。三四月开花，红紫色，芬香满庭。实如弹丸，生青熟黄，十二月采之。根采无时。[时珍曰] 楝长甚速，三五年即可作椽。其子正如圆枣，以川中者为良。王祯农书言鹓鸰食其实。应劭风俗通言獬豸食其叶。宗懔岁时记言蛟龙畏楝。故端午以叶包粽，投江中祭屈原。

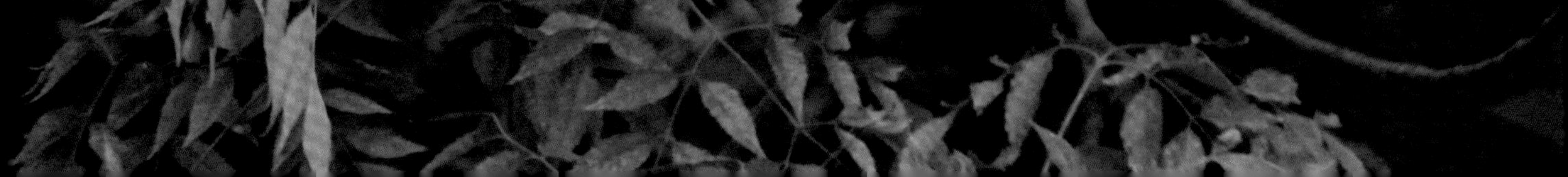

实

‖修治‖

[敩曰] 凡采得熬干，酒拌令透，蒸待皮软，刮去皮，取肉去核用。凡使肉不使核，使核不使肉。如使核，捶碎，用浆水煮一伏时，晒干。其花落子，谓之石茱萸，不入药用。[嘉谟曰] 石茱萸亦入外科用。

‖气味‖

苦，寒，有小毒。[元素曰] 酸、苦，平。阴中之阳。[时珍曰] 得酒煮，乃寒因热用也。茴香为之使。

‖主治‖

温疾伤寒，大热烦狂，杀三虫，疥疡，利小便水道。本经。**主中大热狂，失心躁闷，作汤浴，不入汤使。**甄权。**入心及小肠，止上下部腹痛。**李杲。**泻膀胱。**好古。治诸疝虫痔。时珍。

‖发明‖

[元素曰] 热厥暴痛，非此不能除。[时珍曰] 楝实导小肠、膀胱之热，因引心包相火下行，故心腹痛及疝气为要药。甄权乃言不入汤使，则本经何以有治热狂、利小便之文耶？近方治疝，有四治、五治、七治诸法，盖亦配合之巧耳。

‖附方‖

旧三，新八。**热厥心痛**或发或止，身热足寒，久不愈者。先灸太溪、昆仑，引热下行。内服金铃散：用金铃子、玄胡索各一两，为末。每服三钱，温酒服下。洁古活法机要。**小儿冷疝**气痛，肤囊浮肿。金铃子去核五钱，吴茱萸二钱半，为末。酒糊丸黍米大。每盐汤下二三十丸。全幼心鉴。**丈夫疝气**本脏气伤，膀胱连小肠等气。金铃子一百个，温汤浸过去皮，巴豆二百个，微打破，以面二升，同于铜铛内炒至金铃子赤为度。放冷取出，去核为末，巴、面不用。每服三钱，热酒或醋汤调服。一方入盐炒茴香半两。经验方。**癞疝肿痛**澹寮方楝实丸：治钓肾偏坠，痛不可忍。用川楝子肉五两，分作五分：一两用破故纸二钱炒黄，一两用小茴香三钱、食盐半钱同炒，一两用莱菔子一钱同炒，一两用牵牛子三钱同炒，一两用斑蝥七枚，去头足，同炒。拣去食盐、莱菔、牵牛、斑蝥，只留故纸、茴香，同研为末，以酒打面糊丸梧子大。每空心酒下五十丸。得效方楝实丸：治一切疝气肿痛，大有神效。用川楝子酒润取肉一斤，分作四分：四两用小麦一合，斑蝥四十九个，同炒熟，去蝥；四两用小麦一合，巴豆

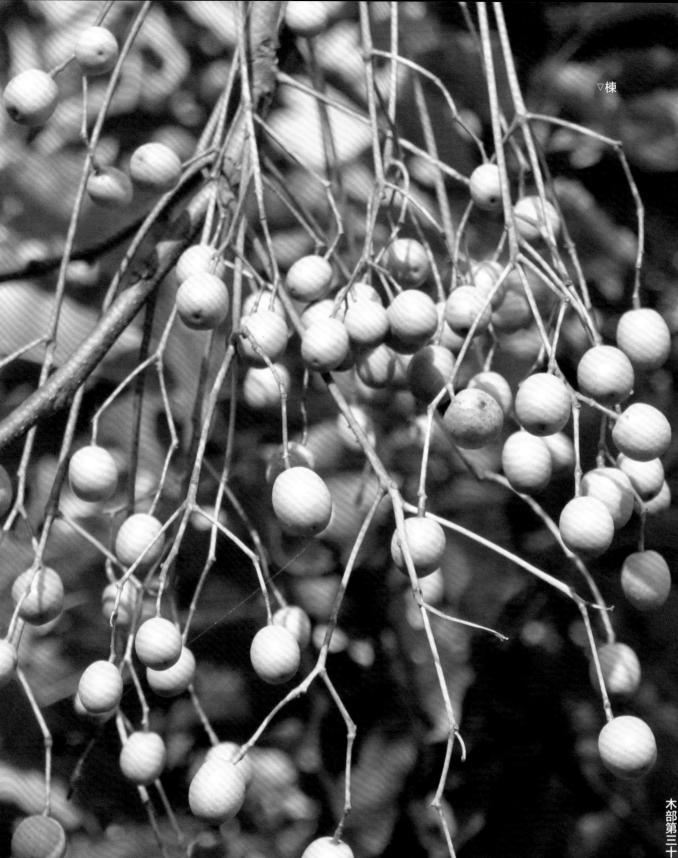

▽楝

川楝 *Melia toosendan* ITS2 条形码主导单倍型序列：

1 CGCATCGTTG CCCCCCCGCA CAATCCCCTC TCGGGGGAAG AGGTGTCGGG CGGGCGGAGA CTGGCCTCCC GTGCGCTCCG

81 CGCTCGCGGT TGGCCGAAAT TCGAGTCCTT CGGCGACCGG GCCGCGACGA TCGGTGGTGA GAACAAGCCT CTCGAGCTCC

161 AGTCGCGCGC CCGCGTCTCC GTGCGAGGGA CTCGCGGACC CTTGTGCACG CCCCTCCGGG CGATGCTCGC TTCG

四十九枚，同炒熟，去豆；四两用小麦一合，巴戟肉一两，同炒熟，去戟；四两用小茴香一合，食盐一两，同炒熟，去盐。加破故纸酒炒一两，广木香不见火一两，为末，酒煮面糊丸梧子大。每服五十丸，盐汤空心下，日三服。直指方楝实丸：治外肾胀大，麻木痛破，及奔豚疝气。用川楝子四十九个，分七处切取肉：七个用小茴香五钱同炒，七个用破故纸二钱半同炒，七个用黑牵牛二钱半同炒，七个用食盐二钱同炒，七个用萝卜子二钱半同炒，七个用巴豆十四个同炒，七个用斑蝥十四个去头足同炒。拣去萝卜子、巴豆、斑蝥三味不用。入青木香五钱，南木香、官桂各二钱半，为末，酒煮面糊丸梧子大。每服三十丸，食前用盐汤下，一日三服。**脏毒下血**苦楝子炒黄为末，蜜丸梧子大。米饮每吞十丸至二十丸。经验方。**腹中长虫**楝实以淳苦酒渍一宿，绵裹，塞入谷道中三寸许，日二易之。外台秘要。**耳卒热肿**楝实五合捣烂，绵裹塞之，频换。圣惠方。**肾消膏淋**病在下焦。苦楝子、茴香等分，炒为末。每温酒服一钱。圣惠方。**小儿五疳**川楝子肉、川芎藭等分，为末。猪胆汁丸。米饮下。摘玄方。

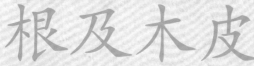

根及木皮

‖气味‖

苦，微寒，微毒。[大明曰] 雄者根赤有毒，吐泻杀人，不可误服。雌者入服食，每一两可入糯米五十粒同煎，杀毒。若泻者，以冷粥止之。不泻者，以热葱粥发之。

‖主治‖

蛔虫，利大肠。别录。苦酒和，涂疥癣甚良。弘景。治游风热毒，风疹恶疮疥癞，小儿壮热，并煎汤浸洗。大明。

‖附方‖

旧二，新八。**消渴有虫**苦楝根白皮一握切焙，入麝香少许，水二碗，煎至一碗，空心饮之，虽困顿不妨。下虫如蛔而红色，其渴自止。消渴有虫，人所不知。洪迈夷坚志。**小儿蛔虫**楝木皮削去苍皮，水煮汁，量大小饮之。斗门方用为末，米饮服二钱。集简方用根皮同鸡卵煮熟，空心食之。次日虫下。经验方抵圣散用苦楝皮二两，白芜荑半两，为末。每以一二钱，水煎服之。简便方用楝根白皮去粗二斤切，水一斗，煮取汁三升，沙锅熬成膏。五更初，温酒服一匙，以虫下为度。**小儿诸疮**恶疮、秃疮、蠼螋疮、浸淫疮，并宜楝树皮或枝烧灰傅之。干者，猪脂调。千金方。**口中瘘疮**东行楝根细剉，水煮浓汁，日

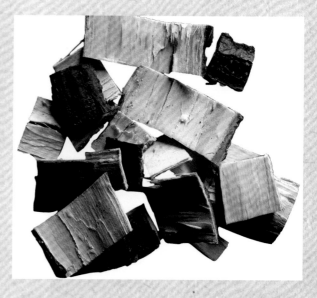

△苦楝皮药材

日含漱，吐去勿咽。肘后方。**蜈蚣蜂伤**楝树枝、叶汁，涂之良。杨起简便方。**疥疮风虫**楝根皮、皂角去皮子等分，为末。猪脂调涂。奇效方。

花

‖主治‖
热痱，焙末掺之。铺席下，杀蚤、虱。时珍。

叶

‖主治‖
疝入囊痛，临发时煎酒饮。时珍。

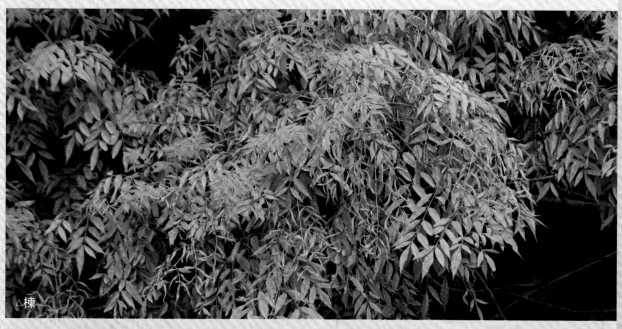

△楝

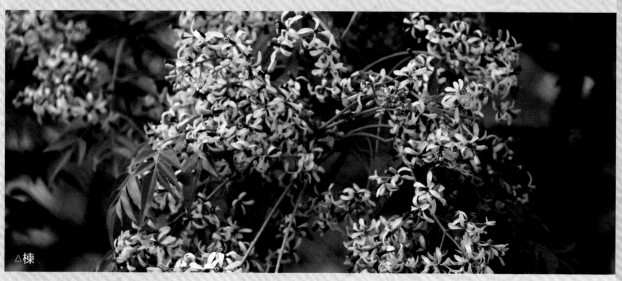

△楝

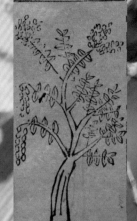

槐

‖ 基原 ‖
　　据《纲目彩图》《纲目图鉴》《药典图鉴》《草药大典》等综合分析考证，本品为豆科植物槐 *Sophora japonica* L.。我国大部分地区有分布。《药典》收载槐花药材为豆科植物槐的干燥花及花蕾；夏季花开放或花蕾形成时采收，及时干燥，除去枝、梗及杂质。收载槐角药材为槐的干燥成熟果实；冬季采收，除去杂质，干燥。《药典》四部收载槐枝药材为槐的干燥嫩枝。

槐

《本经》上品

▷槐（*Sophora japonica*）

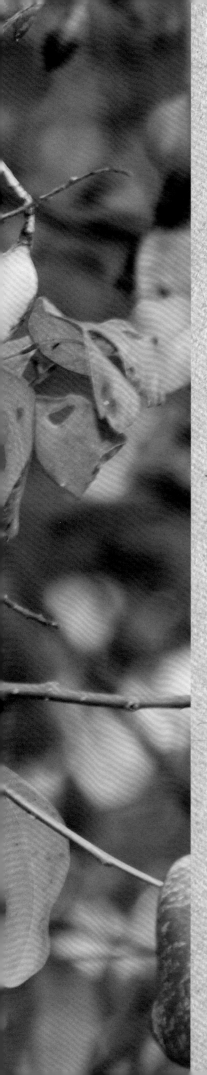

校正：并入嘉祐槐花、槐胶。

‖释名‖

櫰音怀。[时珍曰] 按周礼外朝之法，面三槐，三公位
焉。吴澄注云：槐之言怀也，怀来人于此也。王安石释
云：槐华黄，中怀其美，故三公位之。春秋元命包云：
槐之言归也。古者树槐，听讼其下，使情归实也。

‖集解‖

[别录曰] 槐实生河南平泽。可作神烛。[颂曰] 今处处有
之。其木有极高大者。按尔雅槐有数种：叶大而黑者名
櫰槐，昼合夜开者名守宫槐，叶细而青绿者但谓之槐，
其功用不言有别。四月、五月开黄花，六月、七月结
实。七月七日采嫩实，捣汁作煎。十月采老实入药。
皮、根采无时。医家用之最多。[时珍曰] 槐之生也，季
春五日而兔目，十日而鼠耳，更旬而始规，二旬而叶
成。初生嫩芽可煤熟，水淘过食，亦可作饮代茶。或采
槐子种畦中，采苗食之亦良。其木材坚重，有青黄白黑
色。其花未开时，状如米粒，炒过煎水染黄甚鲜。其实
作荚连珠，中有黑子，以子连多者为好。周礼秋取槐、
檀之火。淮南子老槐生火。天玄主物簿云：老槐生丹。
槐之神异如此。[藏器曰] 子上房，七月收之。堪染皂。

槐实

‖修治‖

[敩曰] 凡采得，去单子并五子者，只取两子、三子者，
以铜锤锤破，用乌牛乳浸一宿，蒸过用。

‖气味‖

苦，寒，无毒。[别录曰] 酸、咸。[之才曰] 景天为
之使。

‖主治‖

五内邪气热，止涎唾，补绝伤，火疮，妇人乳瘕，子脏
急痛。本经。久服，明目益气，头不白，延年。治五痔

疮瘘，以七月七日取之，捣汁铜器盛之，日煎令可，丸如鼠屎，纳窍中，日三易乃愈。又堕胎。别录。治大热难产。甄权。杀虫去风。合房阴干煮饮，明目，除热泪，头脑心胸间热风烦闷，风眩欲倒，心头吐涎如醉，漾漾如舡车上者。藏器。治丈夫、妇人阴疮湿痒。催生，吞七粒。大明。疏导风热。宗奭。治口齿风，凉大肠，润肝燥。李杲。

‖ 发明 ‖

[好古曰] 槐实纯阴，肝经气分药也。治证与桃仁同。[弘景曰] 槐子以十月巳日采相连多者，新盆盛，合泥百日，皮烂为水，核如大豆。服之令脑满，发不白而长生。[颂曰] 折嫩房角作汤代茗，主头风，明目补脑。水吞黑子，以变白发。扁鹊明目使发不落法：十月上巳日，取槐子去皮，纳新瓶中，封口二七日。初服一枚，再服二枚，日加一枚。至十日，又从一枚起，终而复始。令人可夜读书，延年益气力，大良。[时珍曰] 按太清草木方云：槐者虚星之精。十月上巳日采子服之，去百病，长生通神。梁书言庾肩吾常服槐实，年七十余，发鬓皆黑，目看细字，亦其验也。古方以子入冬月牛胆中渍之，阴干百日，每食后吞一枚。云久服明目通神，白发还黑。有痔及下血者，尤宜服之。

‖ 附方 ‖

旧一，新四。**槐角丸**治五种肠风泻血。粪前有血名外痔，粪后有血名内痔，大肠不收名脱肛，谷道四面弩肉如奶名举痔，头上有孔名瘘疮，内有虫名虫痔，并皆治之。槐角去梗炒一两，地榆、当归酒焙、防风、黄芩、枳壳麸炒各半两，为末，酒糊丸梧子大。每服五十丸，米饮下。和剂局方。**大肠脱肛**槐角、槐花各等分，炒为末，用羊血蘸药，炙熟食之，以酒送下。猪腰子去皮，蘸炙亦可。百一选方。**内痔外痔**许仁则方用槐角子一斗，捣汁晒稠，取地胆为末，同煎，丸梧子大。每饮服十丸。兼作挺子，纳下部。或以苦参末代地胆亦可。外台秘要。**目热昏暗**槐子、黄连二两，为末，蜜丸梧子大。每浆水下二十丸，日二服。圣济总录。**大热心闷**槐子烧末，酒服方寸匕。千金方。

槐花

‖ 修治 ‖

[宗奭曰] 未开时采收，陈久者良，入药炒用。染家以水煮一沸出之，其稠滓为饼，染色更鲜也。

‖气味‖

苦，平，无毒。[元素曰] 味厚气薄，纯阴也。

‖主治‖

五痔，心痛眼赤，杀腹脏虫，及皮肤风热，肠风泻血，赤白痢，并炒研服。大明。凉大肠。元素。炒香频嚼，治失音及喉痹，又疗吐血衄血，崩中漏下。时珍。

‖发明‖

[时珍曰] 槐花味苦、色黄、气凉，阳明、厥阴血分药也。故所主之病，多属二经。

‖附方‖

旧一，新二十。**衄血不止** 槐花、乌贼鱼骨等分，半生半炒为末，吹之。普济方。**舌衄出血** 槐花末，傅之即止。朱氏集验。**吐血不止** 槐花烧存性，入麝香少许研匀，糯米饮下三钱。普济方。**咯血唾血** 槐花炒研。每服三钱，糯米饮下。仰卧一时取效。朱氏方。**小便尿血** 槐花炒、郁金煨各一两，为末。每服二钱，淡豉汤下，立效。箧中秘宝方。**大肠下血** 经验方用槐花、荆芥穗等分，为末。酒服一钱匕。集简方用柏叶三钱，槐花六钱，煎汤日服。袖珍用槐花、枳壳等分，

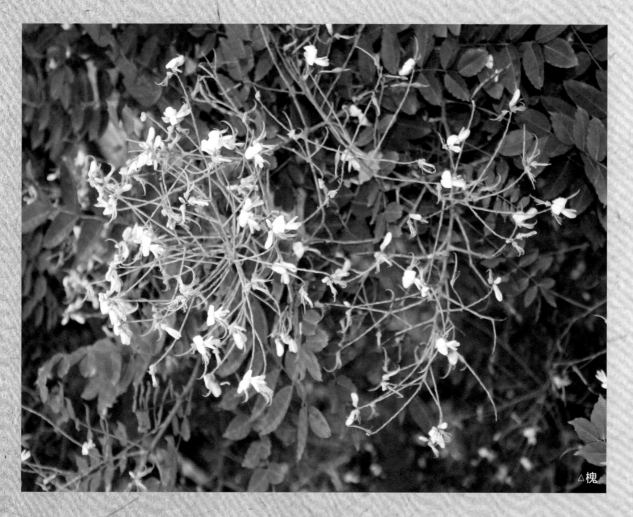

△槐

炒存性为末。新汲水服二钱。**暴热下血**生猪脏一条，洗净控干，以炒槐花末填满扎定，米醋沙锅内煮烂，擂丸弹子大，日干。每服一丸，空心当归煎酒化下。永类钤方。**酒毒下血**槐花半生半炒一两，山栀子焙五钱，为末。新汲水服二服。经验良方。**脏毒下血**新槐花炒研，酒服三钱，日三服。或用槐白皮煎汤服。普济方。**妇人漏血**不止。槐花烧存性，研。每服二三钱，食前温酒下。圣惠方。**血崩不止**槐花三两，黄芩二两，为末。每服半两，酒一碗，铜秤锤一枚，桑柴火烧红，浸入酒内，调服。忌口。乾坤秘韫。**中风失音**炒槐花，三更后仰卧嚼咽。危氏得效方。**痈疽发背**凡人中热毒，眼花头运，口干舌苦，心惊背热，四肢麻木，觉有红晕在背后者。即取槐花子一大抄，铁杓炒褐色，以好酒一碗汗之。乘热饮酒，一汗即愈。如未退，再炒一服，极效。纵成脓者，亦无不愈。彭幸庵云：此方三十年屡效者。刘松石保寿堂方。**杨梅毒疮**乃阳明积热所生。槐花四两略炒，入酒二盏，煎十余沸，热服。胃虚寒者勿用。集简方。**外痔长寸**用槐花煎汤，频洗并服之。数日自缩。集简方。**疗疮肿毒**一切痈疽发背，不问已成未成，但焮痛者皆治。槐花微炒、核桃仁二两，无灰酒一钟，煎十余沸，热服。未成者二三服，已成者一二服见效。医方摘要。**发背散血**槐花、绿豆粉各一升，同炒象牙色，研末。用细茶一两，煎一碗，露一夜，调末三钱傅之，留头。勿犯妇女手。摄生众妙方。**下血血崩**槐花一两，棕灰五钱，盐一钱，水三钟，煎减半服。摘玄方。**白带不止**槐花炒、牡蛎煅等分，为末。每酒服三钱，取效。同上。

叶

‖ **气味** ‖

苦，平，无毒。

‖ **主治** ‖

煎汤，治小儿惊痫壮热，疥癣及丁肿。皮、茎同用。大明。邪气产难绝伤，及瘾疹牙齿诸风，采嫩叶食。孟诜。

‖ **附方** ‖

旧二，新一。**霍乱烦闷**槐叶、桑叶各一钱，炙甘草三分，水煎服之。圣惠方。**肠风痔疾**用槐叶一斤，蒸熟晒干研末，煎饮代茶。久服明目。食医心境。**鼻气窒塞**以水五升煮槐叶，取三升，下葱、豉调和再煎，饮。千金方。

槐 *Sophora japonica* ITS2 条形码主导单倍型序列：
1   CACATCGTTG CCCCAATGCC AGTGCCTCTT GCTAGGTCCT GAGCGGGGCG AATGTTGGCT TCCCGTGAGC CTTGTCTCGC
81 GGTTGGTTAA AAAATGTGTC TGTGGTGGAG AGCACCACGA TGGATGGTGG CTGAGTAAAA TCTCGAGACC AATCGCGTGT
161 GTCTCTTTGC CGGTTTTGGA CTATGTGACC CACGGAGCAT CATATACGAT CGCCCCATAA CG

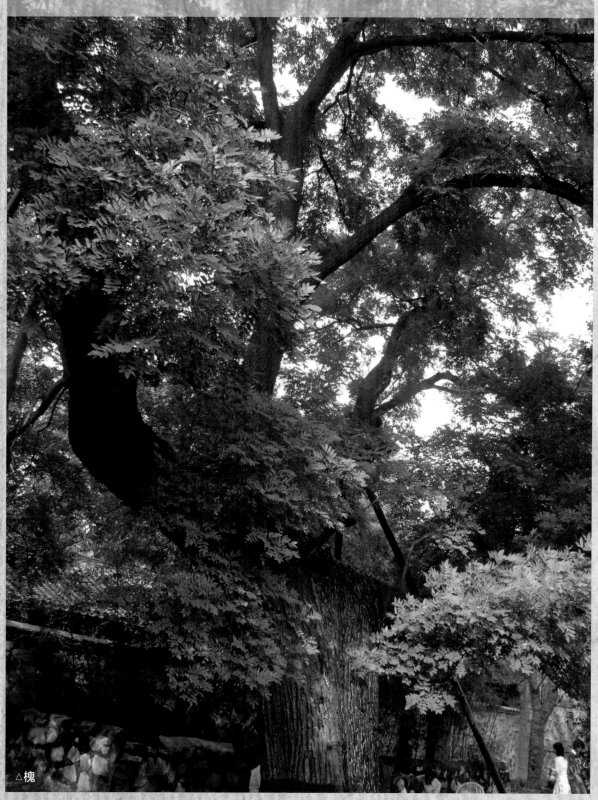

△槐

枝

‖气味‖

同叶。

‖主治‖

洗疮及阴囊下湿痒。八月断大枝，候生嫩蘗，煮汁酿酒，疗大风痿痹甚效。别录。炮
热，熨蝎毒。恭。青枝烧沥，涂癣。煅黑，揩牙去虫。煎汤，洗痔核。颂。烧灰，沐
头长发。藏器。治赤目、崩漏。时珍。

‖发明‖

[颂曰] 刘禹锡传信方，著硖州王及郎中槐汤灸痔法甚详。以槐枝浓煎汤先洗痔，便以艾
灸其上七壮，以知为度。王及素有痔疾，充西川安抚使判官，乘骡入骆谷，其痔大
作，状如胡瓜，热气如火，至驿僵仆。邮吏用此法灸至三五壮，忽觉热气一道入肠
中，因大转泻，先血后秽，其痛甚楚。泻后遂失胡瓜所在，登骡而驰矣。

‖附方‖

旧五，新一。**风热牙痛**槐枝烧热烙之。圣惠方。**胎赤风眼**槐木枝如马鞭大，长二尺，
作二段齐头。麻油一匙，置铜钵中。晨使童子一人，以其木研之，至暝乃止。令仰
卧，以涂目，日三度瘥。**九种心痛**当太岁上取新生槐枝一握，去两头，用水三大升，
煎取一升，顿服。千金。**崩中赤白**不问远近。取槐枝烧灰，食前酒下方寸匕，日二
服。深师方。**胎动欲产**日月未足者。取槐树东引枝，令孕妇手把之，即易生。子母秘
录。**阴疮湿痒**槐树北面不见日枝，煎水洗三五遍。冷再暖之。孟诜必效方。

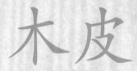

木皮 根白皮

‖气味‖

苦，平，无毒。

‖主治‖

烂疮，喉痹寒热。别录。煮汁，淋阴囊坠肿气痛，煮浆水，漱口齿风疳蟨血。甄权。治
中风皮肤不仁，浴男子阴疝卵肿，浸洗五痔，一切恶疮，妇人产门痒痛，及汤火疮。
煎膏，止痛长肉，消痈肿。大明。煮汁服，治下血。苏颂。

‖附方‖

旧四，新二。**中风身直**不得屈申反复者。取槐皮黄白者切之，以酒或水六升，煮取二升，稍稍服之。肘后方。**破伤中风**避阴槐枝上皮，旋刻一片，安伤处，用艾灸皮上百壮。不痛者灸至痛，痛者灸至不痛，用火摩之。普济。**风虫牙痛**槐树白皮一握切，以酪一升煮，去滓，入盐少许，含漱。广济方。**阴下湿痒**槐白皮炒，煎水日洗。生生方。**痔疮有虫**作痒，或下脓血。多取槐白皮浓煮汁，先熏后洗。良久欲大便，当有虫出，不过三度即愈。仍以皮为末，绵裹纳下部中。梅师方。**蠼螋恶疮**槐白皮醋浸半日，洗之。孙真人千金翼。

槐胶

‖气味‖

苦，寒，无毒。

‖主治‖

一切风，化涎，肝脏风，筋脉抽掣，及急风口噤，或四肢不收顽痹，或毒风周身如虫行，或破伤风，口眼偏斜，腰背强硬。任作汤、散、丸、煎，杂诸药用之。亦可水煮和药为丸。嘉祐。煨热，绵裹塞耳，治风热聋闭。时珍。

槐耳

见菜部木耳。

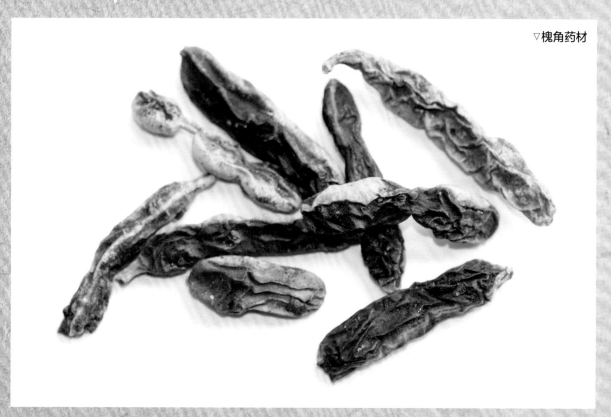

▽槐角药材

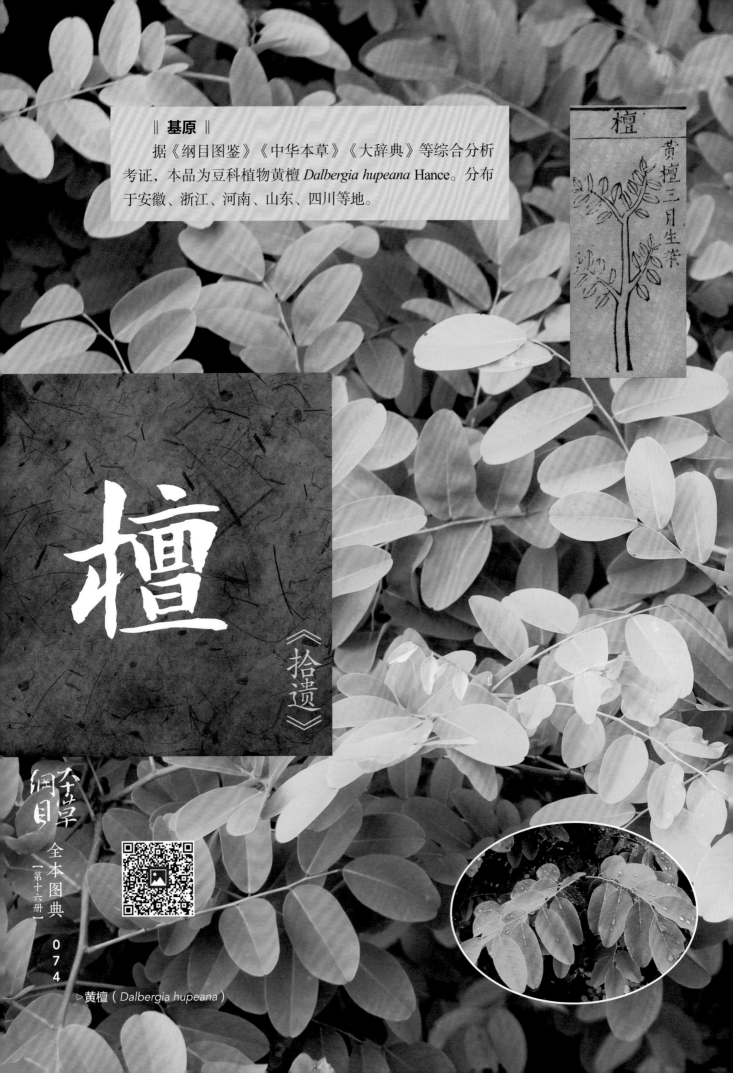

‖ 基原 ‖

据《纲目图鉴》《中华本草》《大辞典》等综合分析
考证，本品为豆科植物黄檀 *Dalbergia hupeana* Hance。分布
于安徽、浙江、河南、山东、四川等地。

檀

《拾遗》

▷黄檀（ *Dalbergia hupeana* ）

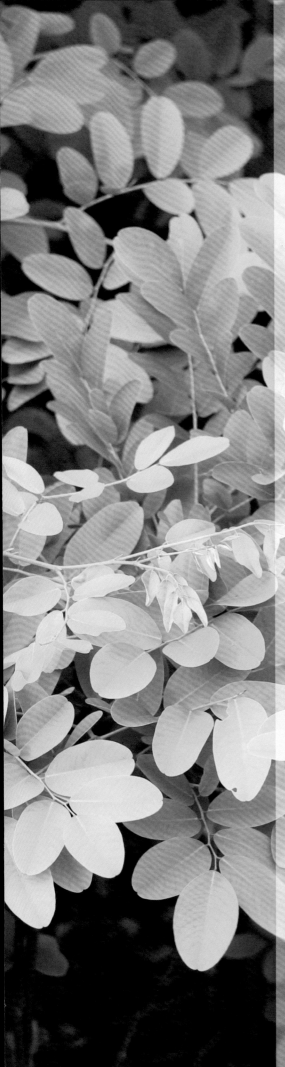

‖释名‖

[ ]朱子云：檀，善木也。其字从亶以此。亶者善也。

‖集解‖

[藏器曰] 按苏恭言：檀似秦皮。其叶堪为饮。树体细，堪作斧柯。至夏有不生者，忽然叶开，当有大水。农人候之以占水旱，号为水檀。又有一种叶如檀，高五六尺，生高原，四月开花正紫，亦名檀树，其根如葛。[颂曰] 江淮、河朔山中皆有之。亦檀香类，但不香尔。[时珍曰] 檀有黄、白二种，叶皆如槐，皮青而泽，肌细而腻，体重而坚，状与梓榆、荚蒾相似。故俚语云：斫檀不谛得荚蒾，荚蒾尚可得驳马。驳马，梓榆也。又名六驳，皮色青白，多癣驳也。檀木宜杵、椎、锤器之用。

皮及根皮

‖气味‖

辛，平，有小毒。

‖主治‖

皮和榆皮为粉食，可断谷救荒。根皮：涂疮疥，杀虫。藏器。

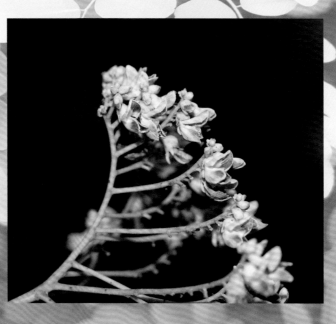

基原

据《中华本草》《纲目彩图》《纲目图鉴》等综合分析考证，本品为椴树科植物扁担木 *Grewia biloba* G. Don var. *parviflora* (Bunge) Hand.-Mazz.。分布于安徽、江苏、浙江、福建、台湾、湖南等地。《中华本草》《大辞典》《汇编》收载荚蒾为忍冬科植物荚蒾 *Viburnum dilatatum* Thunb.，分布于山东、浙江、安徽、四川、湖南、湖北等地。

荚蒾

《唐本草》

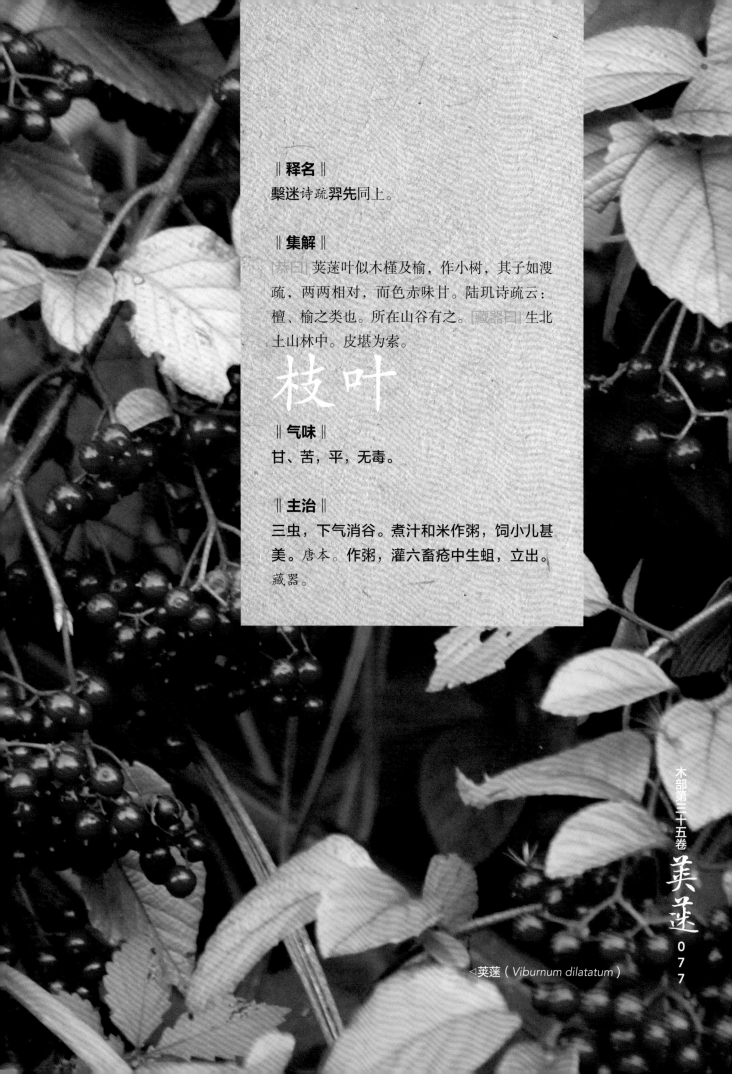

‖释名‖
鸂迷诗疏羿先同上。

‖集解‖
[恭曰] 荚蒾叶似木槿及榆，作小树，其子如溲疏，两两相对，而色赤味甘。陆玑诗疏云：檀、榆之类也。所在山谷有之。[藏器曰] 生北土山林中。皮堪为索。

枝叶

‖气味‖
甘、苦，平，无毒。

‖主治‖
三虫，下气消谷。煮汁和米作粥，饲小儿甚美。唐本。作粥，灌六畜疮中生蛆，立出。藏器。

◁荚蒾（*Viburnum dilatatum*）

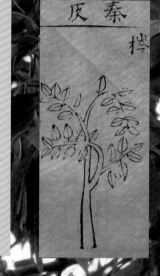

秦皮

‖ 基原 ‖

据《药典图鉴》《中药图鉴》《纲目彩图》《纲目图鉴》等综合分析考证，本品为木犀科植物苦枥白蜡树 *Fraxinus rhynchophylla* Hance、白蜡树 *F. chinensis* Roxb.、宿柱白蜡树 *F. stylosa* Lingelsh.、尖叶白蜡树 *F. szaboana* Lingelsh. 等。苦枥白蜡树分布于吉林、辽宁、河北、河南等地，白蜡树分布于华东、西南、华中及陕西、宁夏等地，宿柱白蜡树分布于河南、陕西、甘肃、四川等地，尖叶白蜡树分布于华东、西南、华中及陕西、宁夏等地。《药典》收载秦皮药材为木犀科植物苦枥白蜡树、白蜡树、尖叶白蜡树或宿柱白蜡树的干燥枝皮或干皮。春、秋二季剥取，晒干。

秦皮

《本经》中品

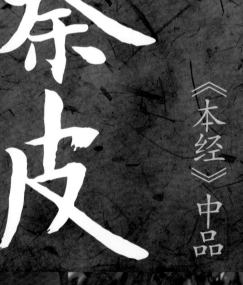

▷秦皮的原植物

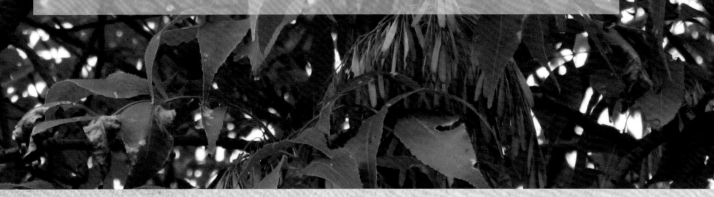

苦枥白蜡树 *Fraxinus rhynchophylla* ITS2 条形码主导单倍型序列：
```
1   CGCACATCGT CGCCCTCCAC CTCGGCTCGT AAAGGGATCG TGGGTGTTGG GACGGATATT GGCCTCCCGT GCGCTTCGGC
81  GTGCGGCTGG CCTAAATGTG ATTCGGCATC GACGCATGTC GCGACAATTG GTGGTTGAAG AACTCAACTC GCGCGTTGTC
161 GTGGCGGACC GCGTCGTTCT GCTCGAACGT GCTGACCCCG ACGGTGCTTC GCACTTCGAC AG
```

白蜡树 *Fraxinus chinensis* ITS2 条形码主导单倍型序列：
```
1   CGCACATCGT CGCCCTCCAC CTCGGCTCGT AAAGGGATCG TGGGTGTTGG GACGGATATT GGCCTCCCGT GCGCGTCGGC
81  GTGCGGCCGG CCCAAATGTG ATTCGGCATC GACGCGTGTC GCGACAATTG GTGGTTGAAG AACTCAACTC GCGCGTTGTC
161 GTGGCGGACC GCGTCGTCCT GCTCGGACGT GCTGACCCCG ACGGTGCTTC GCACTTCGAC AG
```

宿柱白蜡树 *Fraxinus stylosa* ITS2 条形码主导单倍型序列：
```
1   CGCACATCGT CGCCCTCCAC CTCGGCTCGT AAAGGGATCG TGGGTGTTGG GTCGGATATT GGCCTCCCGT GCGCATCGGC
81  GTGCGGCTGG CCTAAATGTG ATTCGGCATC GACGCATGTC GCGACAATTG GTGGTTGAAG AACTCAACTC GCGCGTTGTC
161 GTGGCGGACC GCGTCGTTCT GCTCGAACGT GCTGACCCCG ACGGTGCTTC GCACTTCGAC AG
```

校正：并入拾遗梣木。

‖ 释名 ‖

梣皮 音岑 **梣木** 音寻 **石檀** 别录 **樊槻** 弘景 **盆桂** 日华 **苦树** 苏恭 **苦枥**。[时珍曰] 秦皮，本作梣皮。其木小而岑高，故以为名。人讹为梣木，又讹为秦。或云本出秦地，故得秦名也。高诱注淮南子云：梣，苦枥木也。[恭曰] 树叶似檀，故名石檀。俗因味苦，呼为苦树。

‖ 集解 ‖

[别录曰] 秦皮生庐江川谷及冤句水边。二月、八月采皮，阴干。[弘景曰] 俗云是樊槻皮，而水渍以和墨书，色不脱，微青。[恭曰] 此树似檀，叶细，皮有白点而不粗错，取皮渍水便碧色，书纸看之皆青色者，是真。[颂曰] 今陕西州郡及河阳亦有之。其木大都似檀，枝干皆青绿色。叶如匙头许大而不光。并无花实，根似槐根。俗呼为白梣木。

皮

‖气味‖

苦，微寒，无毒。[别录曰] 大寒。[普曰] 神农、雷公、黄帝、岐伯：酸，无毒。李当之：小寒。[权曰] 平。恶苦瓠、防葵。[之才曰] 恶吴茱萸。大戟为之使。

‖主治‖

风寒湿痹洗洗寒气，除热，目中青翳白膜。久服，头不白，轻身。本经。疗男子少精，妇人带下，小儿痫，身热。可作洗目汤。久服，皮肤光泽，肥大有子。别录。明目，去目中久热，两目赤肿疼痛，风泪不止。作汤，浴小儿身热。煎水澄清，洗赤目极效。甄权。主热痢下重，下焦虚。好古。同叶煮汤洗蛇咬，并研末傅之。藏器。

‖发明‖

[弘景曰] 秦皮俗方惟以疗目，道家亦有用处。[大明曰] 秦皮之功，洗肝益精，明目退热。[元素曰] 秦皮沉也，阴也。其用有四：治风寒湿邪成痹，青白幼翳遮睛，女子崩中带下，小儿风热

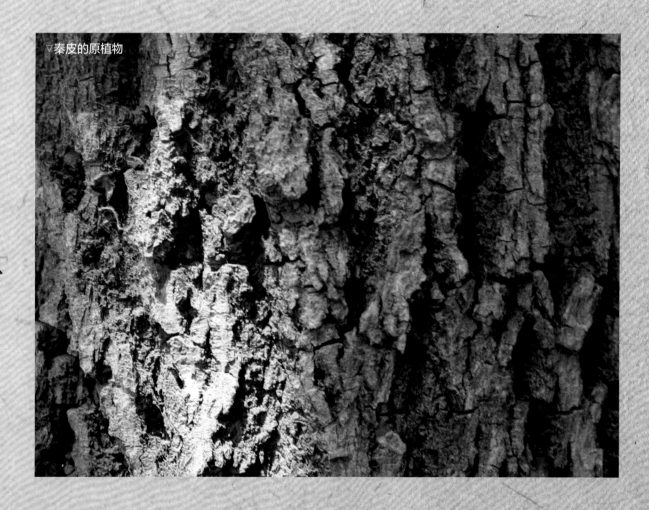

▽秦皮的原植物

惊痫。[好古曰] 痢则下焦虚，故张仲景白头翁汤，以黄檗、黄连、秦皮同用，皆苦以坚之也。秦皮浸水青蓝色，与紫草同用，治目病以增光晕，尤佳。[时珍曰] 梣皮，色青气寒，味苦性涩，乃是厥阴肝、少阳胆经药也。故治目病、惊痫，取其平木也。治下痢、崩带，取其收涩也。又能治男子少精，益精有子，皆取其涩而补也。故老子云：天道贵涩。此药乃服食及惊痫崩痢所宜，而人止知其治目一节，几于废弃，良为可惋。淮南子云：梣皮色青，治目之要药也。又万毕术云梣皮止水，谓其能收泪也。高诱解作致水，言能使水沸者，谬也。

‖ 附方 ‖

旧三，新三。**赤眼生翳**秦皮一两，水一升半，煮七合，澄清。日日温洗。一方加滑石、黄连等分。外台秘要。**眼暴肿痛**秦皮、黄连各一两，苦竹叶半升，水二升半，煮取八合，食后温服。此乃谢道人方也。外台秘要。**赤眼睛疮**秦皮一两，清水一升，白碗中浸，春夏一食顷以上，看碧色出，即以箸头缠绵，仰卧点令满眼，微痛勿畏，良久沥去热汁。日点十度以上，不过两日瘥也。外台秘要。**眼弦桃针**乃肝脾积热。剉秦皮，夹沙糖，水煎，调大黄末一钱，微利佳。仁斋直指方。**血痢连年**秦皮、鼠尾草、蔷薇根等分，以水煎取汁，铜器重釜煎成，丸如梧子大。每服五六丸，日二服。稍增，以知为度。亦可煎饮。千金方。**天蛇毒疮**似癞非癞。天蛇，乃草间花蜘蛛也。人被其螫，为露水所濡，乃成此疾。以秦皮煮汁一斗，饮之即瘥。寇宗奭本草。

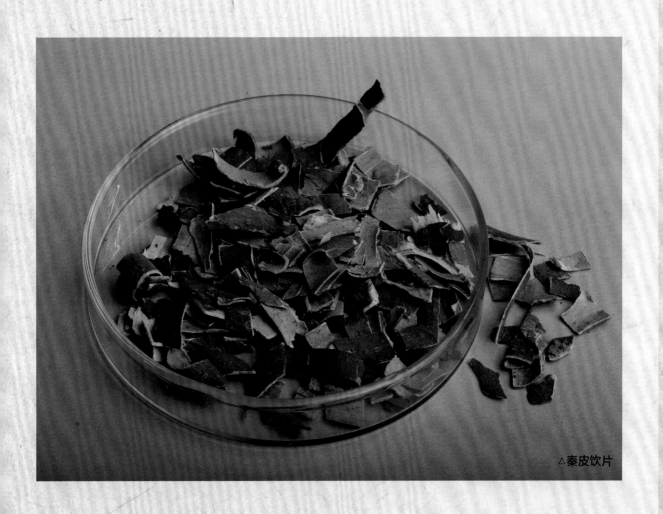

△秦皮饮片

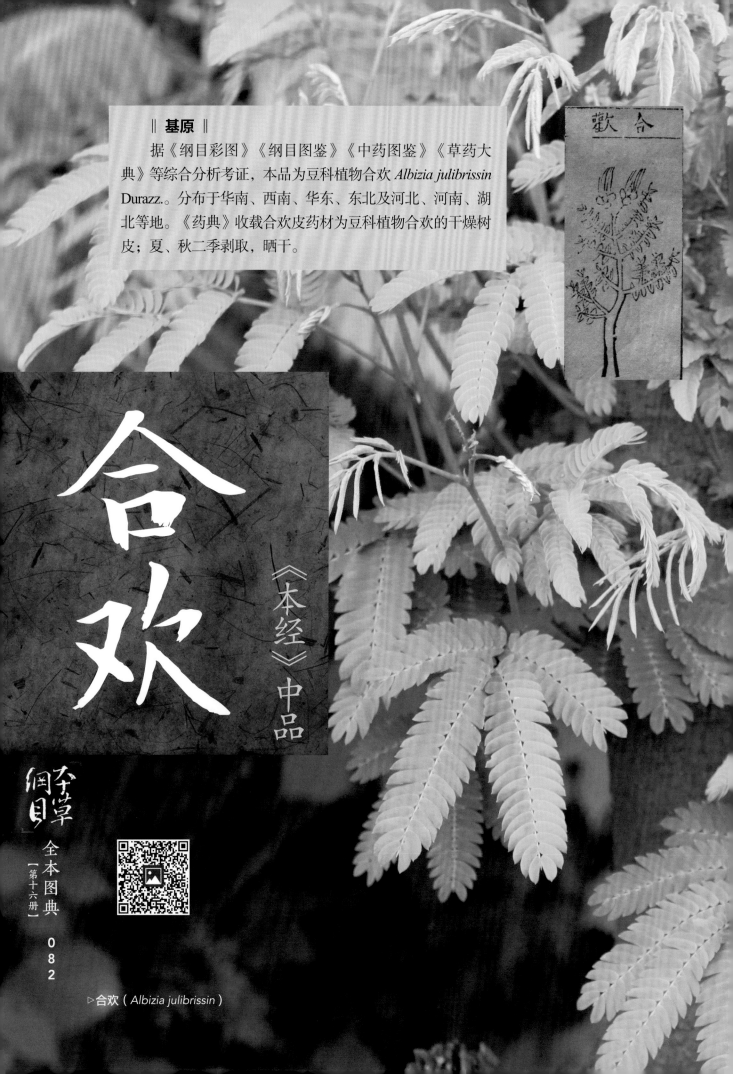

据《纲目彩图》《纲目图鉴》《中药图鉴》《草药大典》等综合分析考证，本品为豆科植物合欢 *Albizia julibrissin* Durazz.。分布于华南、西南、华东、东北及河北、河南、湖北等地。《药典》收载合欢皮药材为豆科植物合欢的干燥树皮；夏、秋二季剥取，晒干。

歡 合

合欢

《本经》中品

纲目草
全本图典
[第十六册]

▷合欢（*Albizia julibrissin*）

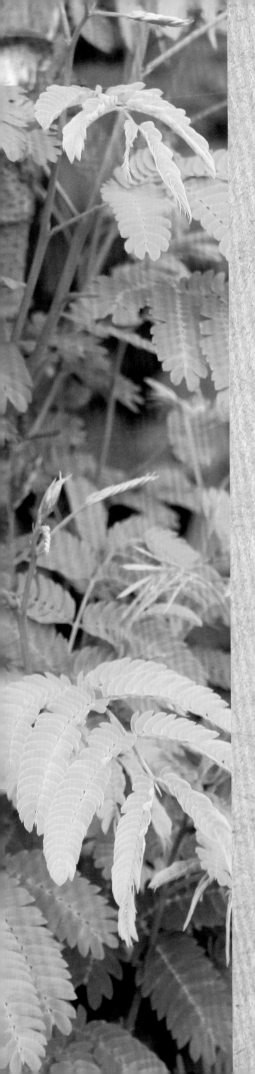

释名

合昏唐本 **夜合**日华 **青裳**图经 **萌葛**纲目 **乌赖树**。[颂曰] 崔豹古今注云：欲蠲人之忿，则赠以青裳。青裳，合欢也。植之庭除，使人不忿。故嵇康养生论云：合欢蠲忿，萱草忘忧。[藏器曰] 其叶至暮即合，故云合昏。[时珍曰] 按王璆百一选方云：夜合俗名萌葛，越人谓之乌赖树。又金光明经谓之尸利洒树。

集解

[本经曰] 合欢生豫州山谷。树如狗骨树。[别录曰] 生益州山谷。[弘景曰] 俗间少识，当以其非疗病之功也。[恭曰] 此树叶似皂荚及槐，极细。五月花发，红白色，上有丝茸。秋实作荚，子极薄细。所在山谷有之，今东西京第宅山池间亦有种者，名曰合昏。[颂曰] 今汴洛间皆有之，人家多植于庭除间。木似梧桐，枝甚柔弱。叶似皂角，极细而繁密，互相交结。每一风来，辄自相解了，不相牵缀。采皮及叶用，不拘时日。[宗奭曰] 合欢花，其色如今之醮晕线，上半白，下半肉红，散垂如丝，为花之异。其绿叶至夜则合也。嫩时煤熟水淘，亦可食。

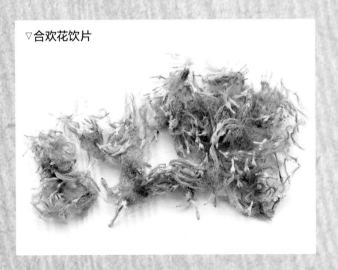

▽合欢花饮片

木皮 去粗皮炒用。

‖气味‖

甘，平，无毒。

‖主治‖

安五脏，和心志，令人欢乐无忧。久服，轻身明目，得所欲。本经。煎膏，消痈肿，续筋骨。大明。杀虫。捣末，和铠下墨，生油调，涂蜘蛛咬疮。用叶，洗衣垢。藏器。折伤疼痛，研末，酒服二钱匕。宗奭。和血消肿止痛。时珍。

‖发明‖

[震亨曰]合欢属土，补阴之功甚捷。长肌肉，续筋骨，概可见矣。与白蜡同入膏用神效，而外科家未曾录用，何也？

‖附方‖

旧二，新三。**肺痈唾浊心胸甲错。**取夜合皮一掌大，水三升，煮取一半，分二服。韦宙独行方。**扑损折骨**夜合树皮即合欢皮，去粗皮，炒黑色，四两，芥菜子炒一两；为末。每服二钱，温酒卧时服，以滓傅之，接骨甚妙。王璆百一选方。**发落不生**合欢木灰二合，墙衣五合，铁精一合，水萍末二合，研匀，生油调涂，一夜一次。普济方。**小儿撮口**夜合花枝浓煮汁，拭口中，并洗之。子母秘录。**中风挛缩**夜合枝酒：夜合枝、柏枝、槐枝、桑枝、石榴枝各五两，并生剉。糯米五升，黑豆五升，羌活二两，防风五钱，细曲七斤半。先以水五斗煎五枝，取二斗五升，浸米、豆蒸熟，入曲与防风、羌活如常酿酒法，封三七日，压汁。每饮五合，勿过醉致吐，常令有酒气也。奇效良方。

▽合欢皮饮片

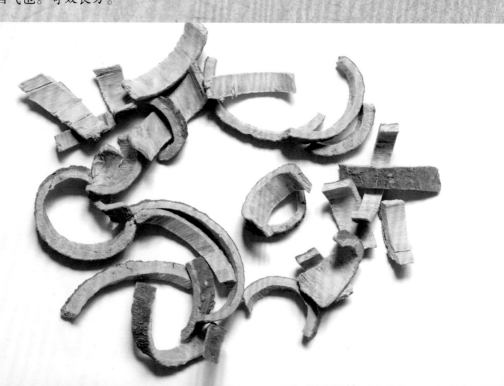

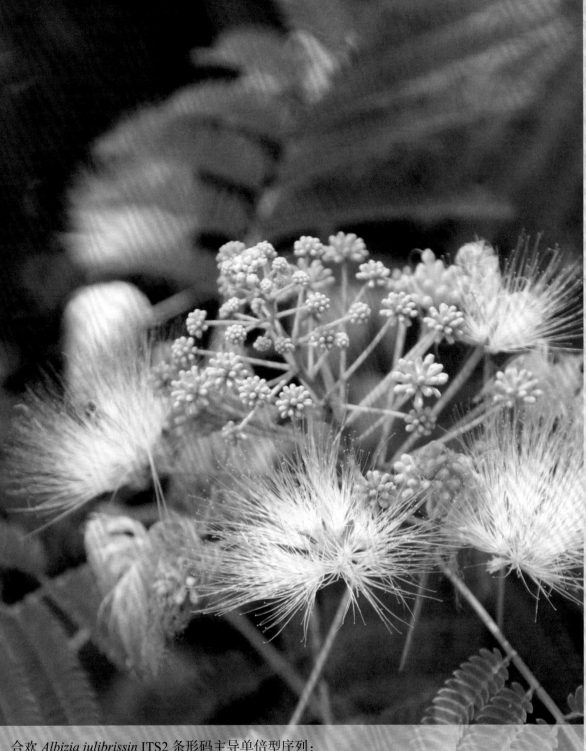
▽合欢

合欢 *Albizia julibrissin* ITS2 条形码主导单倍型序列：

1   CGCAACGTCG CCAGCGCCGG ATCCTACGGG CGCGGCGGAT GATGGCCTCC CGGGAGCCTC GCCTCCCGGC CGGCCGAAAA
81 AGGGGCCCTA CGTGACGGCC GCCACGATCC ACGGTGGTTG AGTGAGCATT CGCTCGAGGC CAAGACGTGC GCGCGCCGTC
161 CCACGGCGGG GGCCAGTCGG ACGGGGCACA GCCCGCCCAC TCGTACG

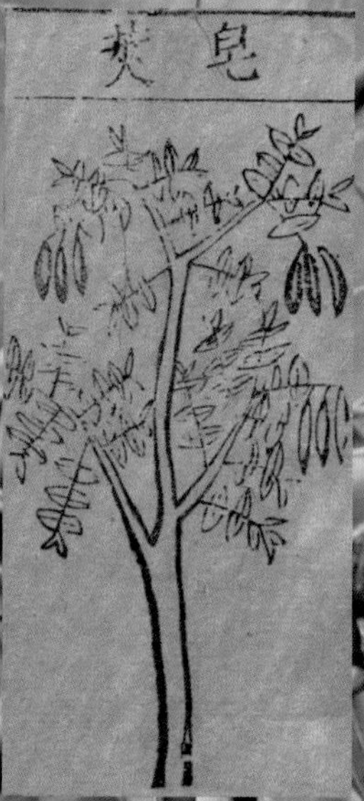

‖ 基原 ‖

据《纲目彩图》《纲目图鉴》《药典图鉴》《中药图鉴》等综合分析考证，本品为豆科植物皂荚 *Gleditsia sinensis* Lam.。我国大部分地区均有分布。《药典》收载大皂角药材为豆科植物皂荚的干燥成熟果实；秋季果实成熟时采摘，晒干。收载猪牙皂药材为皂荚的干燥不育果实秋季采收，除去杂质，干燥。收载皂角刺药材为豆科植物皂荚的干燥棘刺；全年均可采收，干燥，或趁鲜切片，干燥。

皂荚

《本经》中品

▷皂荚（*Gleditsia sinensis*）

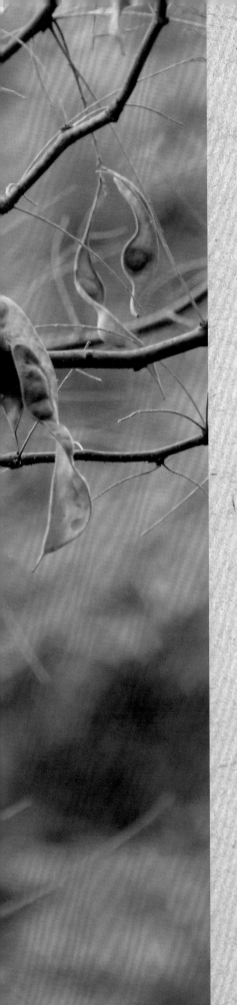

‖释名‖

皂角纲目 鸡栖子纲目 乌犀纲目 悬刀。[时珍曰] 荚之树皂，故名。广志谓之鸡栖子，曾氏方谓之乌犀，外丹本草谓之悬刀。

‖集解‖

[别录曰] 皂荚生雍州山谷及鲁邹县，如猪牙者良。九月、十月采荚，阴干。[弘景曰] 处处有之，长尺二者良。俗人见其有虫孔而未尝见虫形，皆言不可近，令人恶病，殊不尔也。其虫状如草叶上青虫，微黑便出，所以难见。[恭曰] 此物有三种：猪牙皂荚最下，其形曲戾薄恶，全无滋润，洗垢不去；其尺二者，粗大长虚而无润；若长六七寸，圆厚节促直者，皮薄多肉，味浓大好。[颂曰] 所在有之，以怀、孟州者为胜。木极有高大者。本经用如猪牙者，陶用尺二者，苏用六寸圆厚者。今医家作疏风气丸煎多用长皂荚，治齿及取积药多用牙皂荚，所用虽殊，性味不甚相远。其初生嫩芽，以为蔬茹，更益人。[时珍曰] 皂树高大。叶如槐叶，瘦长而尖。枝间多刺。夏开细黄花。结实有三种：一种小如猪牙；一种长而肥厚，多脂而粘；一种长而瘦薄，枯燥不粘。以多脂者为佳。其树多刺难上，采时以篾箍其树，一夜自落，亦一异也。有不结实者，树凿一孔，入生铁三五斤，泥封之，即结荚。人以铁砧捶皂荚，即自损。铁碾碾之，久则成孔。铁锅爨之，多爆片落。岂皂荚与铁有感召之情耶?

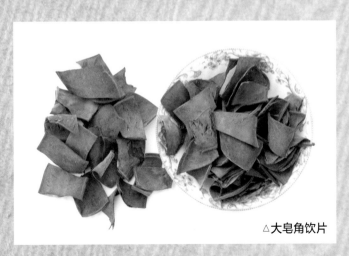

△大皂角饮片

皂荚

‖修治‖

[敩曰] 凡使，要赤肥并不蛀者，以新汲水浸一宿，用铜刀削去粗皮，以酥反复炙透，捶去子、弦用。每荚一两，用酥五钱。[好古曰] 凡用有蜜炙、酥炙、绞汁、烧灰之异，各依方法。

‖气味‖

辛、咸，温，有小毒。[好古曰] 入厥阴经气分。[时珍曰] 入手太阴、阳明经气分。[之才曰] 柏实为之使。恶麦门冬，畏空青、人参、苦参。[机曰] 伏丹砂、粉霜、硫黄、硇砂。

‖主治‖

风痹死肌邪气，风头泪出，利九窍，杀精物。本经。疗腹胀满，消谷，除咳嗽囊结，妇人胞不落，明目益精，可为沐药，不入汤。别录。通关节，头风，消痰杀虫，治骨蒸，开胃，中风口噤。大明。破坚癥，腹中痛，能堕胎。又将浸酒中，取尽其精，煎成膏涂帛，贴一切肿痛。甄权。溽暑久雨时，合苍术烧烟，辟瘟疫邪湿气。宗奭。烧烟，熏久痢脱肛。汪机。搜肝风，泻肝气。好古。通肺及大肠气，治咽喉痹塞，痰气喘咳，风疠疥癣。时珍。

‖发明‖

[好古曰] 皂荚厥阴之药。活人书治阴毒正气散内用皂荚，引入厥阴也。[时珍曰] 皂荚属金，入手太阴、阳明之经。金胜木，燥胜风，故兼入足厥阴，治风木之病。其味辛而性燥，气浮而

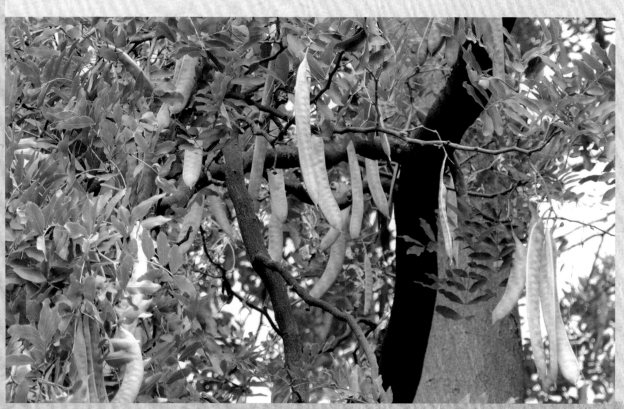

散。吹之导之，则通上下诸窍；服之，则治风湿痰喘肿满，杀虫；涂之，则散肿消毒，搜风治疮。按庞安时伤寒总病论云：元祐五年，自春至秋，蕲、黄二郡人患急喉痹，十死八九，速者半日、一日而死。黄州推官潘昌言得黑龙膏方，救活数十人也。其方治九种喉痹：急喉痹、缠喉风、结喉、烂喉、遁虫、虫喋、重舌、木舌、飞丝入口。用大皂荚四十挺切，水三斗，浸一夜，煎至一斗半。入人参末半两，甘草末一两，煎至五升，去滓。入无灰酒一升，釜煤二匕，煎如饧，入瓶封，埋地中一夜。每温酒化下一匙，或扫入喉内，取恶涎尽为度。后含甘草片。又孙用和家传秘宝方云：凡人卒中风，昏昏如醉，形体不收，或倒或不倒，或口角流涎出，斯须不治，便成大病。此证风涎潮于上，胸痹气不通，宜用急救稀涎散吐之。用大皂荚肥实不蛀者四挺，去黑皮，白矾光明者一两，为末。每用半钱，重者三字，温水调灌。不大呕吐，只是微微稀冷涎或出一升、二升。当待惺惺，乃用药调治。不可便大吐之，恐过剂伤人。累效不能尽述。[宗奭曰] 此法用皂荚末一两，生矾末半两，腻粉半两，水调一二钱，过咽即吐涎。用矾者，分膈下涎也。

‖附方‖

旧二十，新三十六。**中风口噤**不开，涎潮壅上。皂角一挺去皮，猪脂涂炙黄色，为末。每服一钱，温酒调下。气壮者二钱，以吐出风涎为度。简要济众方。**中风口㖞**皂角五两，去皮为末，三年大醋和之。左㖞涂右，右㖞涂左，干更上之。外台秘要。**中暑不省**皂荚一两烧存性，甘草一两微炒，为末。温水调一钱，灌之。澹寮方。**鬼魇不寤**皂荚末刀圭吹鼻中，能起死人。千金方。**自缢将绝**皂角末吹鼻中。外台方。**水溺卒死**一宿者，尚可活。纸裹皂荚末纳下部，须臾出水即活。外台秘要。**急喉痹塞**逡巡不救。灵苑方皂荚生研末。每以少许点患处，外以醋调厚封项下。须臾便破，出血即愈。或捼水灌之，亦良。直指方用皂角肉半截，米醋半盏，煎七分，破出脓血即愈。**咽喉肿痛**牙皂一挺去皮，米醋浸炙七次，勿令太焦，为末。每吹少许入咽，吐涎即止。圣济总录。**风病诸痰**五痫膏：治诸风，取痰如神。大皂角半斤去皮、子，以蜜四两涂上，慢火炙透捶碎，以热水浸一时，捼取汁，慢火熬成膏。入麝香少许，摊在夹绵纸上，晒干，剪作纸花。每用三四片，入淡浆水一小盏中洗淋下，以筒吹汁入鼻内。待痰涎流尽，吃脂麻饼一个，涎尽即愈，立效。普济方。**风邪痫疾**皂荚烧存性四两，苍耳根、茎、叶日干四两，密陀僧一两，为末，成丸梧子大，朱砂为衣。每服三四十丸，枣汤下，日二服。稍退，只服二十丸。名抵住丸。永类方。**一切痰气**皂荚烧存性、萝卜子炒等分，姜汁入炼蜜丸梧子大。每服五、七十丸，白汤下。简便方。**胸中痰结**皂荚三十挺去皮切，水五升浸一夜，捼取汁，慢熬至可丸，丸如梧子大。每食后，盐浆水下十丸。又钓痰膏：用半夏醋煮过，以皂角膏和匀，入明矾少许，以柿饼捣膏，丸如弹子，噙之。圣惠方。**咳逆上气**唾浊不得卧。皂荚丸：用皂荚炙，去皮、子，研末，蜜丸梧子大。每服一丸，枣膏汤下，日三、夜一服。张仲景方。**痰喘咳嗽**长皂荚三条去皮子：一荚入巴豆十粒，一荚入半夏十粒，一荚入杏仁十粒。用姜汁制杏仁，麻油制巴豆，蜜制半夏，一处火炙黄色为末。每用一字安手心，临卧以姜汁调之，吃下神效。余居士选奇方。**卒寒咳嗽**皂荚烧研，豉汤服二钱。千金方。**牙病喘息**喉中水鸡鸣。用肥皂荚两挺酥炙，取肉为末，蜜丸豆大。每服一丸，取微利为度。不利更服，一日一服。必效方。**肿满入腹**

胀急。皂荚去皮、子，炙黄为末，酒一斗，石器煮沸。服一斗，日三服。肘后方。**二便关格**千金方用皂荚烧研，粥饮下三钱，立通。宣明方铁脚丸：用皂荚炙，去皮、子，为末，酒面糊丸。每服五十丸，酒下。圣惠方用皂荚烧烟于桶内，坐上熏之，即通。**食气黄肿**气喘胸满。用不蛀皂角，去皮、子，醋涂炙焦为末，一钱，巴豆七枚，去油、膜，以淡醋研好墨和丸麻子大。每服三丸，食后陈橘皮汤下，日三服。隔一日增一丸，以愈为度。经验方。**胸腹胀满**欲令瘦者。猪牙皂角相续量长一尺，微火煨，去皮、子，捣筛，蜜丸大如梧子。服时先吃羊肉两脔，汁三两口，后以肉汁吞药十丸，以快利为度。觉得力，更服，以利清水即止药。瘥后一月，不得食肉及诸油腻。崔元亮海上集验方。**身面卒肿**洪满。用皂荚去皮炙黄，剉三升，酒一斗，渍透煮沸。每服一升，一日三服。肘后方。**卒热劳疾**皂荚续成一尺以上，酥一大两微涂缓炙，酥尽捣筛，蜜丸梧子大。每日空腹饮下十五丸，渐增至二十丸。重者不过两剂愈。崔元亮海上方。**急劳烦热**体瘦。三皂丸：用皂荚、皂荚树皮、皂荚刺各一斤，同烧灰，以水三斗，淋汁再淋，如此三五度，煎之候少凝，入麝香末一分，以童子小便浸蒸饼，丸小豆大。每空心温水下七丸。圣惠方。**脚气肿痛**皂角、赤小豆为末，酒、醋调，贴肿处。永类方。**伤寒初得**不问阴阳。以皂角一挺肥者，烧赤为末，以水五合和，顿服之。阴病极效。千金方。**时气头痛**烦热。用皂角烧研，新汲水一中盏，姜汁、蜜各少许，和二钱服之。先以暖水淋浴后服药，取汗即愈。圣惠。**卒病头痛**皂角末吹鼻取嚏。斗门方。**脑宣不止**不蛀皂角去皮、子，蜜炙捶碎，入水挼取浓汁，熬成膏。嗜鼻，口内咬箸，良久涎出为度。张子和儒门事亲。**齆鼻不通**皂角末吹之。千金方。**风热牙痛**皂角一挺去子，入盐满壳，仍加白矾少许，黄泥固济，煅研。日擦之。杨诚经验方。**风虫牙痛**外台秘要方用皂荚末涂齿上，有涎吐之。十全方用猪牙皂角、食盐等分，为末。日揩之。**揩牙乌须**大皂角二十挺，以姜汁、地黄汁蘸炙十遍，为末。日用揩牙甚妙。普济方。**霍乱转筋**皂角末，吹豆许入鼻，取嚏即安。梅师方。**肠风下血**用长尺皂角五挺，去皮、子，酥炙三次，研末，精羊肉十两，细切捣烂和丸梧子大。每温水下二十丸。圣惠。**大肠脱肛**不蛀皂角五挺捶碎，水取汁二升。浸之，自收上。收后以汤荡其腰肚上下，令皂角气行，则不再作。仍以皂角去皮，酥炙为末，枣肉和丸，米饮下三十丸。圣惠方。**下部䘌疮**皂荚烧研，绵裹导之。肘后方。**外肾偏疼**皂角和皮为末，水调傅之良。梅师方。**便毒肿痛**皂角炒焦、水粉炒等分，研末，以热醋调，摊贴患处，频以水润之，即效。又方：用猪牙皂角七片煨黄，去皮、弦，出火毒，为末。空心温酒服五钱。袖珍方。**便毒痈疽**皂角一条，醋熬膏，傅之。屡效。直指方。**妇人吹乳**袖珍方用猪牙皂角去皮，蜜炙为末。酒服一钱。又诗云：妇人吹奶法如何？皂角烧灰蛤粉和。热酒一杯调八字，管教时刻笑呵呵。**丁肿恶疮**皂角去皮，酥炙焦为末，入麝香少许，人粪少许，和涂。五日后根出。普济方。**小儿头疮**粘肥及白秃。用皂角烧黑为末，去痂傅之，不过三次即愈。邓笔峰卫生杂兴。**小儿恶疮**皂荚水洗，拭干。以少麻油捣烂，涂之。肘后。**足上风疮**作痒甚者。皂角炙热，烙之。潘氏方。**大风诸癞**长皂角二十条炙，去皮、子，以酒煎稠，滤过候冷，入雪糕，丸梧子大。每酒下五十丸。直指方。**积年疥疮**猪肚内放皂角煮熟，去皂角，食之。袖珍方。**射工水毒**生疮。皂荚长尺二者，苦酒一升煎汁，熬如饴。涂之。肘后方。**咽喉骨哽**猪牙皂角二条切碎，生绢袋盛缝满，线缚项中，立消。简便方。**鱼骨哽咽**皂角末吹鼻取嚏。圣惠方。**九里蜂毒**皂荚钻孔，贴叮处，艾灸孔上三五壮即安。救急方。**肾风阴痒**以稻草烧皂角，烟熏十余次即止。济急仙方。

‖ **修治** ‖

[敩曰] 拣取圆满坚硬不蛀者，以瓶煮熟，剥去硬皮一重，取向里白肉两片，去黄，以铜刀切，晒用。其黄消人肾气。

‖ **气味** ‖

辛，温，无毒。

‖ **主治** ‖

炒，舂去赤皮，以水浸软，煮熟，糖渍食之，疏导五脏风热壅。宗奭。核中白肉，入治肺药。核中黄心，嚼食，治膈痰吞酸。苏颂。仁，和血润肠。李杲。治风热大肠虚秘，瘰疬肿毒疮癣。时珍。

‖ **发明** ‖

[机曰] 皂角核烧存性，治大便燥结。其性得湿则滑，滑则燥结自通也。[时珍曰] 皂荚味辛属金，能通大肠阳明燥金，乃辛以润之之义，非得湿则滑也。

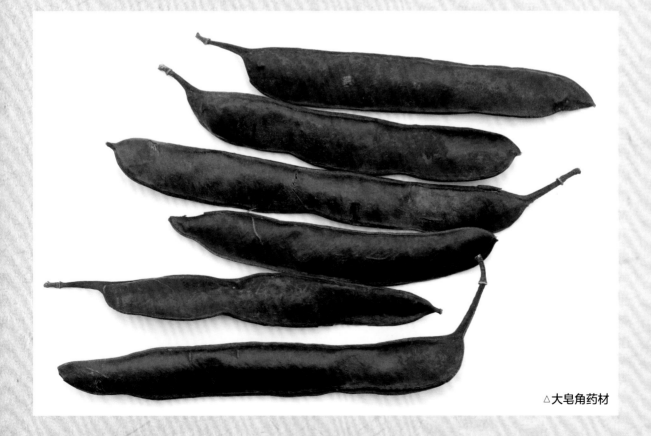

△大皂角药材

‖附方‖

旧三，新十一。**腰脚风痛**不能履地。皂角子一千二百个洗净，以少酥熬香为末，蜜丸梧子大。每空心以蒺藜子、酸枣仁汤下三十丸。千金方。**大肠虚秘**风人、虚人、脚气人，大肠或秘或利。用上方服至百丸，以通为度。**下痢不止**诸药不效。服此三服，宿垢去尽，即变黄色，屡验。皂角子，瓦焙为末，米糊丸梧子大。每服四五十丸，陈茶下。医方摘要。**肠风下血**皂荚子、槐实一两，用占谷糠炒香，去糠为末。陈粟米饮下一钱。名神效散。圣惠方。**里急后重**不蛀皂角子米糠炒过、枳壳炒等分，为末，饭丸梧子大。每米饮下三十丸。普济方。**小儿流涎**脾热有痰。皂荚子仁半两，半夏姜汤泡七次一钱二分，为末，姜汁丸麻子大。每温水下五丸。圣济总录。**恶水入口**及皂荚水入口，热痛不止。以皂荚子烧存性一分，沙糖半两，和膏，含之。博济方。**妇人难产**皂角子二枚，吞之。千金方。**风虫牙痛**皂角子末，绵裹弹子大两颗，醋煮热，更互熨之，日三五度。圣惠方。**粉滓面皯**皂角子、杏仁等分，研匀。夜以津和，涂之。圣惠方。**预免疮疖**凡小儿每年六月六日，照年岁吞皂荚子，可免疮疖之患。大人亦可吞七枚，或二十一枚。林静斋所传方也。吴旻扶寿方。**便痈初起**皂角子七个研末，水服效。一方照年岁吞之。儒门事亲方。**一切丁肿**皂角子仁作末，傅之。五日愈。千金方。**年久瘰疬**阮氏经验方用不蛀皂角子一百粒，米醋一升，硇砂二钱，同煮干，炒令酥。看疬子多少，如一个服一粒，十个服十粒，细嚼米汤下。酒浸煮服亦可。圣济总录言虚人不可用硇砂也。

刺

一名天丁。

‖气味‖

辛，温，无毒。

‖主治‖

米醋熬嫩刺作煎，涂疮癣有奇效。苏颂。治痈肿妒乳，风疠恶疮，胎衣不下，杀虫。时珍。

‖发明‖

[杨士瀛曰] 皂荚刺能引诸药性上行，治上焦病。[震亨曰] 能引至痈疽溃处，甚验。[时珍曰] 皂荚刺治风杀虫，功与荚同，但其锐利直达病所为异耳。神仙传云：左亲骑军崔言，一旦得大风恶疾，双目昏盲，眉发自落，鼻梁崩倒，势不可救。遇异人传方：用皂角刺三斤，烧灰，蒸一时久，日干为末。食后浓煎大黄汤调一匕，饮之。一旬眉发再生，肌润目明。后入山修道，不知所终。又刘守真保命集云：疠风乃营气热，风寒客于脉而不去。宜先用桦皮散服五七日，后灸承浆穴七壮。三灸后，每旦早服桦皮散，午以升麻葛根汤下钱氏泻青丸。晚服二圣散，用大黄末半两煎汤，调皂角刺灰三钱。乃缓疏泄血中之风热也。仍戒房室三年。桦皮散见桦皮下。又追风再造散，即二圣散，云服之便出黑虫为验。数日再服，直候虫尽为绝根也。新虫嘴赤，老虫嘴黑。

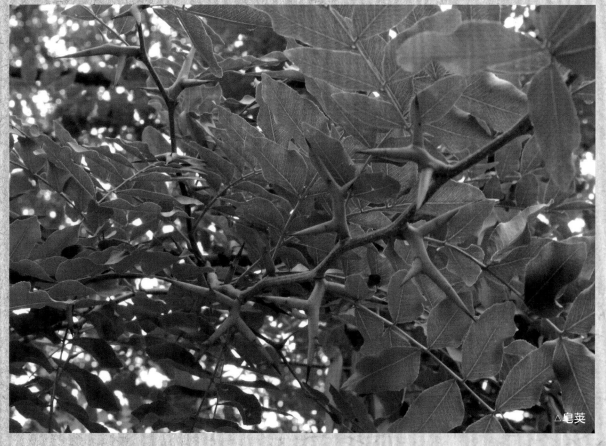

△皂荚

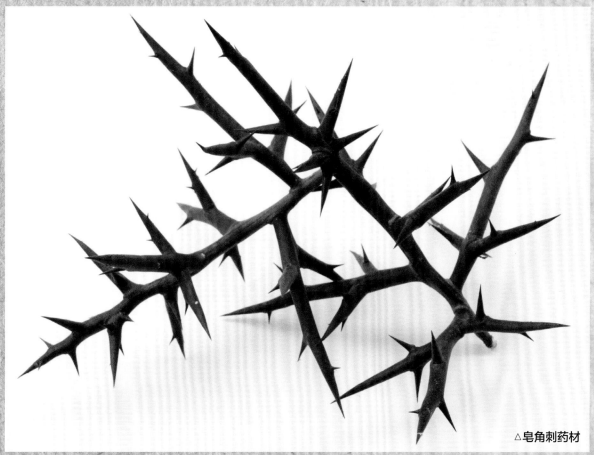

△皂角刺药材

‖附方‖

新十二。**小儿重舌**皂角刺灰，入朴消或脑子少许，漱口，渗入舌下，涎出自消。圣惠方。**小便淋闭**皂角刺烧存性、破故纸等分，为末。无灰酒服。圣济总录。**肠风下血**便前近肾肝，便后近心肺。皂角刺灰二两，胡桃仁、破故纸炒、槐花炒各一两，为末。每服一钱，米饮下。普济方。**伤风下痢**风伤久不已，而下痢脓血，日数十度。用皂角刺、枳实麸炒、槐花生用各半两，为末，炼蜜丸梧子大。每服三十丸，米汤下，日二服。袖珍方。**胎衣不下**皂角棘烧为末。每服一钱，温酒调下。熊氏补遗。**妇人乳痈**皂角刺烧存性一两，蚌粉一钱，和研。每服一钱，温酒下。直指方。**乳汁结毒**产后乳汁不泄，结毒者。皂角刺、蔓荆子各烧存性，等分，为末。每温酒服二钱。袖珍方。**腹内生疮**在肠脏不可药治者。取皂角刺不拘多少。好酒一碗，煎至七分，温服。其脓血悉从小便中出，极效。不饮酒者，水煎亦可。蔺氏经验方。**疮肿无头**皂角刺烧灰，酒服三钱。嚼葵子三五粒。其处如针刺为效。儒门事亲。**癌瘰恶疮**皂角刺烧存性研，白及少许，为末，傅之。直指方。**大风疠疮**选奇方用黄檗末、皂角刺灰各三钱，研匀，空心酒服。取下虫物，并不损人。食白粥两三日，服补气药数剂。名神效散。如四肢肿，用针刺出水再服。忌一切鱼、肉、发风之物。取下虫大小长短，其色不一，约一二升，其病乃愈也。仁存方。**发背不溃**皂角刺麦麸炒黄一两，绵黄芪焙一两，甘草半两，为末。每服一大钱，酒一盏，乳香一块，煎七分，去滓温服。普济本事方。

木皮 根皮

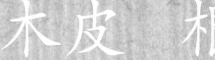

‖气味‖

辛，温，无毒。

‖主治‖

风热痰气，杀虫。时珍。

‖附方‖

新二。**肺风恶疮瘙痒**。用木乳即皂荚根皮，秋冬采如罗纹者，阴干炙黄、白蒺藜炒、黄芪、人参、枳壳炒、甘草炙，等分为末。沸汤每服一钱。普济方。**产后肠脱不收**。用皂角树皮半斤，皂角核一合，川楝树皮半斤，石莲子炒去心一合，为粗末，以水煎汤，乘热以物围定，坐熏洗之。挹干，便吃补气丸药一服，仰睡。妇人良方。

叶

‖主治‖

入洗风疮渫用。时珍。

‖附录‖

鬼皂荚 [藏器曰] 生江南泽畔。状如皂荚，高一二尺。作汤浴，去风疮疥癣。挼叶，去衣垢，沐发令长。

皂荚 *Gleditsia sinensis* ITS2 条形码主导单倍型序列：

```
1    CACAACGTCG CCCCCTCCCC GCCGCCCCCG AGGCGGCGGG TCGGGCGGGG CGGATGATGG CCTCCCGTGG GCGAATCGCC
81   CCGCGGATGG CCGAAAGACG AGCCTGCGGC GTGGAACGCC GCGACGGACG GTGGAAGAGC GAAACCTCGA GACCGGTCGC
161  GCGCGAGTCC TCCCTTGGGG CAGGCTGCGA GACCCTTTAG CGTCCCGCGG GCGCTTACGA CG
```

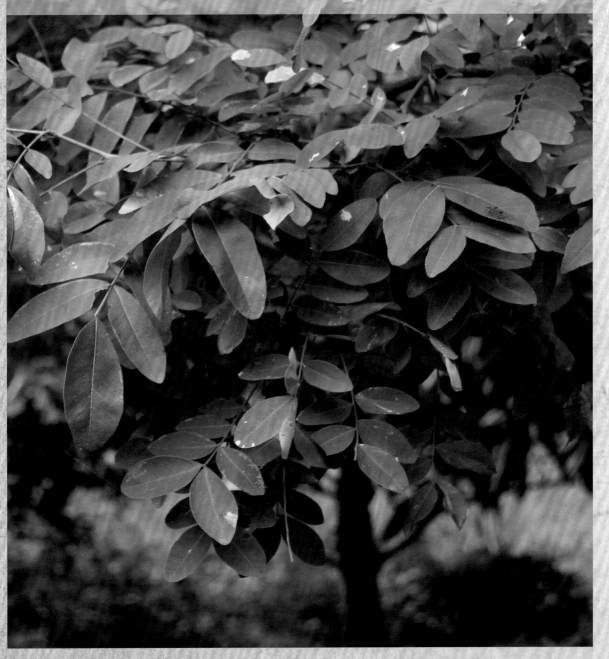

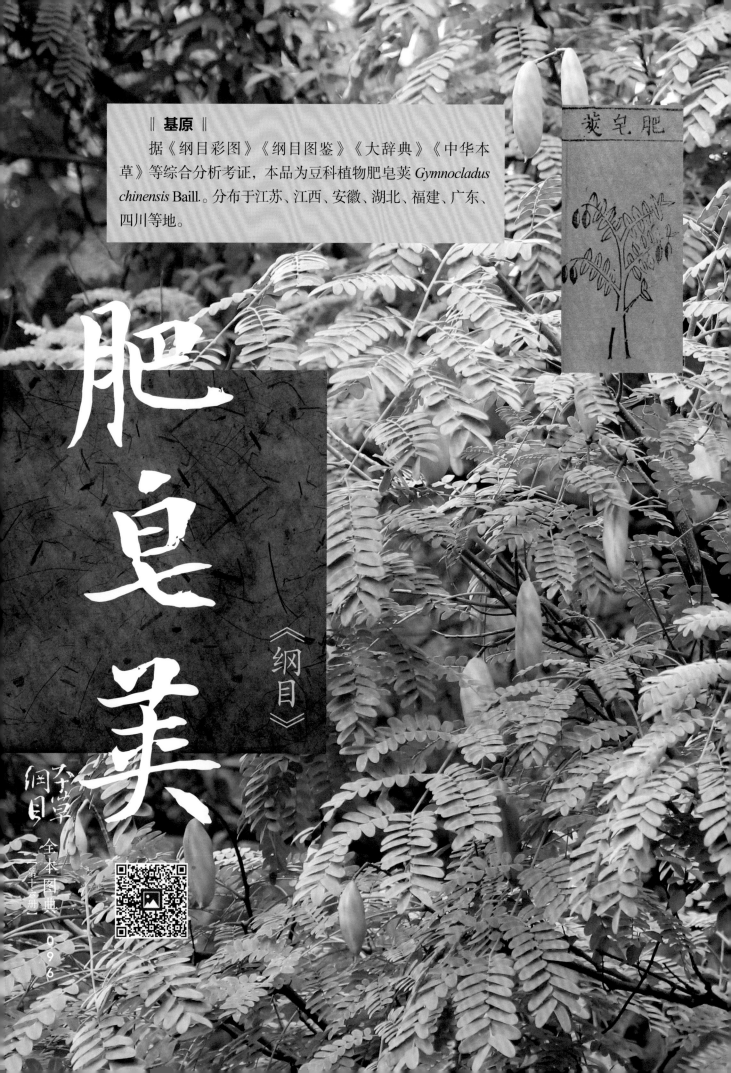

‖ **基原** ‖
据《纲目彩图》《纲目图鉴》《大辞典》《中华本草》等综合分析考证，本品为豆科植物肥皂荚 *Gymnocladus chinensis* Baill.。分布于江苏、江西、安徽、湖北、福建、广东、四川等地。

肥皂荚

《纲目》

本草纲目 全本图典 [第十二册]

肥皂荚

096

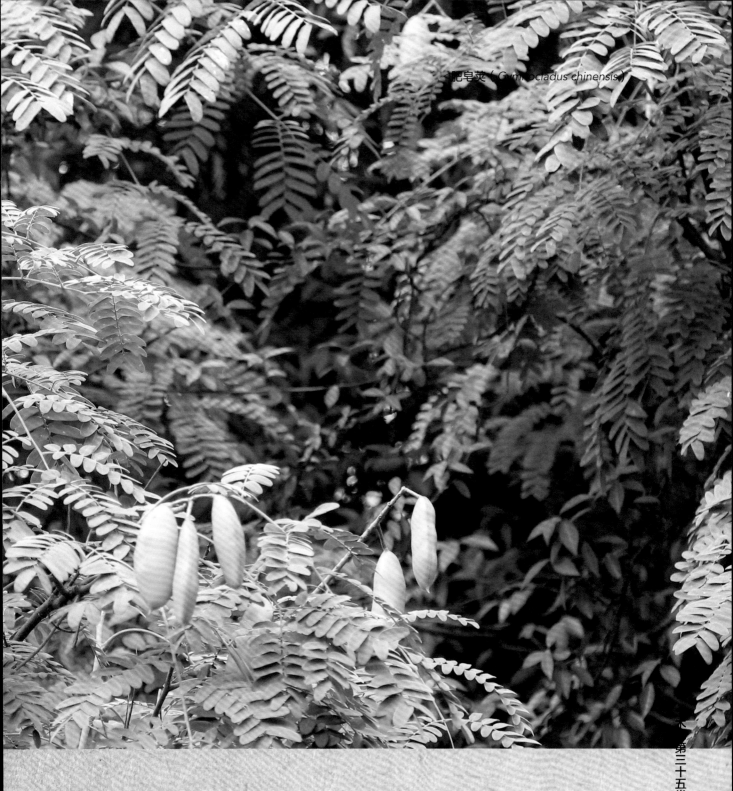

肥皂荚（*Gymnocladus chinensis*）

‖ 集解 ‖

[时珍曰] 肥皂荚生高山中。其树高大，叶如檀及皂荚叶。五六月开白花，结荚长三四寸，状如云实之荚，而肥厚多肉。内有黑子数颗，大如指头，不正圆，其色如漆而甚坚。中有白仁如栗，煨熟可食。亦可种之。十月采荚煮熟。捣烂和白面及诸香作丸，澡身面，去垢而腻润，胜于皂荚也。相感志言：肥皂荚水，死金鱼，辟马蚁，麸见之则不就。亦物性然耳。

荚

‖气味‖
辛，温，微毒。

‖主治‖
去风湿下痢便血。疮癣肿毒。时珍。

‖附方‖
新九。**肠风下血**独子肥皂烧存性，一片为末，糊丸成，米饮下。普济方。**下痢禁口**肥皂荚一枚，以盐实其内，烧存性，为末。以少许入白米粥内，食之即效。乾坤生意。**风虚牙肿**老人肾虚，或因凉药擦牙致痛。用独子肥皂，以青盐实之，烧存性。研末掺之。或入生樟脑十五文。卫生家宝方。**头耳诸疮**眉癣、燕窝疮。并用肥皂煅存性一钱，枯矾一分，研匀，香油调，涂之。摘玄方。**小儿头疮**因伤汤水成脓，出水不止。用肥皂烧存性，入腻粉，麻油调搽。海上方。**腊梨头疮**不拘大人、小儿。用独核肥皂去核，填入沙糖，入巴豆二枚扎定，盐泥包，煅存性，入槟榔、轻粉五七分，研匀，香油调搽。先以灰汁洗过。温水再洗，拭干乃搽。一宿见效，不须再洗。普济方。**癣疮不愈**以川槿皮煎汤，用肥皂去核及内膜浸汤，时时搽之。杨起简便方。**便毒初起**肥皂捣烂傅之。甚效。简便方。**玉茎湿痒**肥皂一个，烧存性，香油调搽即愈。摄生方。

核

‖气味‖
甘，腥，温，无毒。

‖主治‖
除风气。时珍。

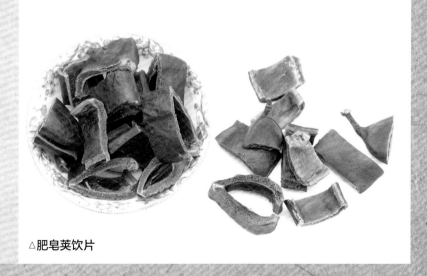

△肥皂荚饮片

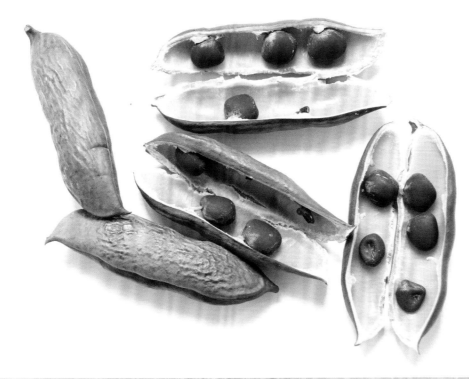

▽肥皂荚药材

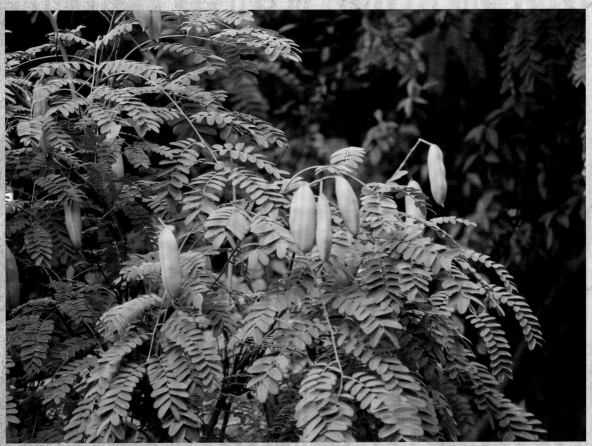

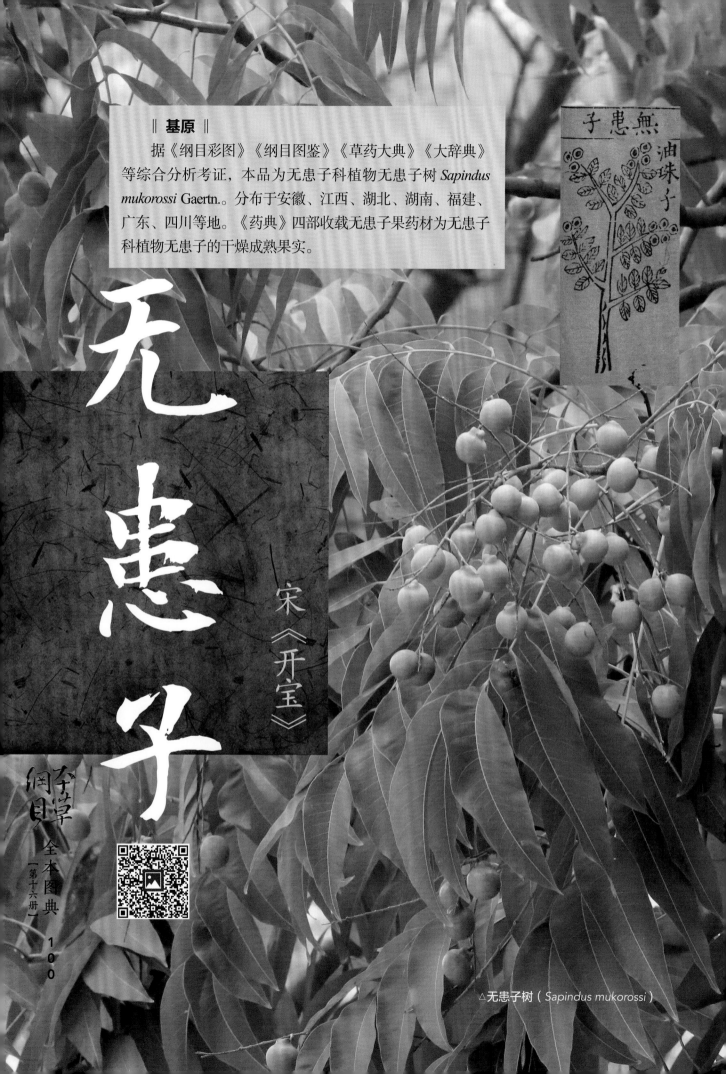

据《纲目彩图》《纲目图鉴》《草药大典》《大辞典》等综合分析考证，本品为无患子科植物无患子树 *Sapindus mukorossi* Gaertn.。分布于安徽、江西、湖北、湖南、福建、广东、四川等地。《药典》四部收载无患子果药材为无患子科植物无患子的干燥成熟果实。

子惠無

油珠子

无患子

宋《开宝》

本草纲目

全本图典

[第十六册]

△无患子树（*Sapindus mukorossi*）

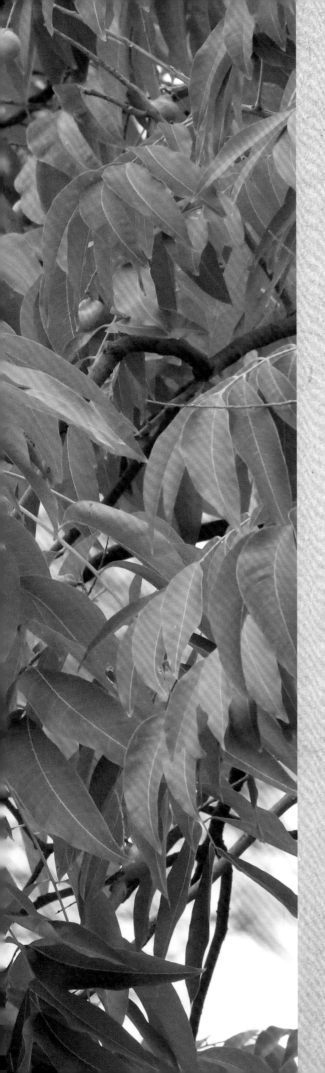

‖释名‖

桓拾遗 木患子纲目 噤娄拾遗 肥珠子纲目 油珠子纲目 菩提子纲目 鬼见愁。[藏器曰] 桓，患字声讹也。崔豹古今注云：昔有神巫曰瑶眊，能符劾百鬼。得鬼则以此木为棒，棒杀之。世人相传以此木为器用，以厌鬼魅，故号曰无患。人又讹为木患也。[时珍曰] 俗名为鬼见愁。道家禳解方中用之，缘此义也。释家取为数珠，故谓之菩提子，与薏苡同名。篆文言其木名卢鬼木。山人呼为肥珠子、油珠子，因其实如肥油而子圆如珠也。

‖集解‖

[藏器曰] 无患子，高山大树也。子黑如漆珠。博物志云：桓叶似欅柳叶。核坚正黑如瑿，可作香缨及浣垢。[宗奭曰] 今释子取为念珠，以紫红色、小者佳。入药亦少。西洛亦有之。[时珍曰] 生高山中。树甚高大，枝叶皆如椿，特其叶对生。五六月开白花。结实大如弹丸，状如银杏及苦楝子，生青熟黄，老则文皱。黄时肥如油炸之形，味辛气腴且硬。其蒂下有二小子，相粘承之。实中一核，坚黑似肥皂荚之核，而正圆如珠。壳中有仁如榛子仁，亦辛腴，可炒食。十月采实，煮熟去核，捣和麦面或豆面作澡药，去垢同于肥皂，用洗真珠甚妙。山海经云：秩周之山，其木多桓。郭璞注云：叶似柳，皮黄不错。子似楝，着酒中饮之，辟恶气，浣之去垢，核坚正黑。即此也。今武当山中所出鬼见愁，亦是树荚之子，其形正如刀豆子而色褐，彼人亦以穿数珠。别是一物，非无患也。

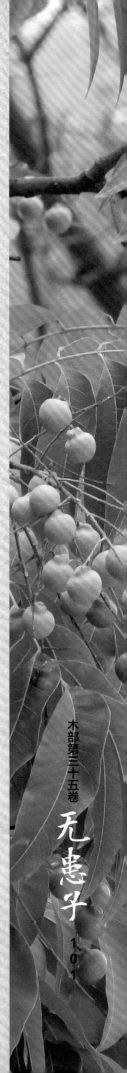

子皮 即核外肉也。

‖ 气味 ‖

微苦，平，有小毒。

‖ 主治 ‖

瀚垢，去面䵟。喉痹，研纳喉中，立开。又主飞尸。藏器。

‖ 附方 ‖

新二。**洗头去风**明目。用槵子皮、皂角、胡饼、菖蒲同捶碎，浆水调作弹子大。每用泡汤洗头良。多能鄙事。**洗面去䵟**槵子肉皮捣烂，入白面和，丸大丸。每日用洗面，去垢及䵟甚良。集简方。

子中仁

‖ 气味 ‖

辛，平，无毒。

‖ 主治 ‖

烧之，辟邪恶气。藏器。**煨食**，辟恶，去口臭。时珍。

‖ 附方 ‖

新一。**牙齿肿痛**肥珠子一两，大黄、香附各一两，青盐半两，泥固煅研。日用擦牙。普济方。

▽无患子果药材

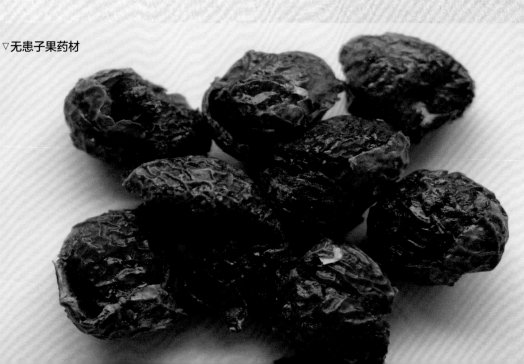

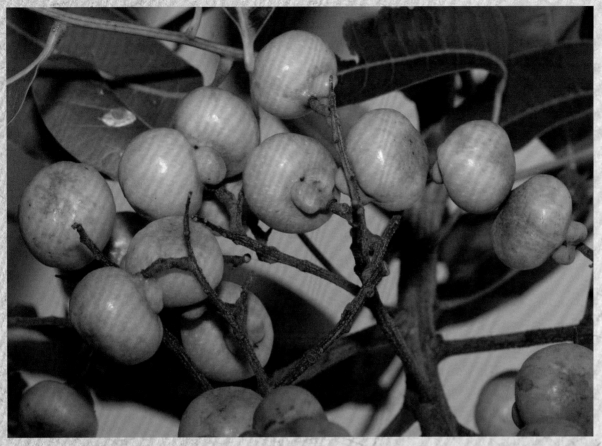

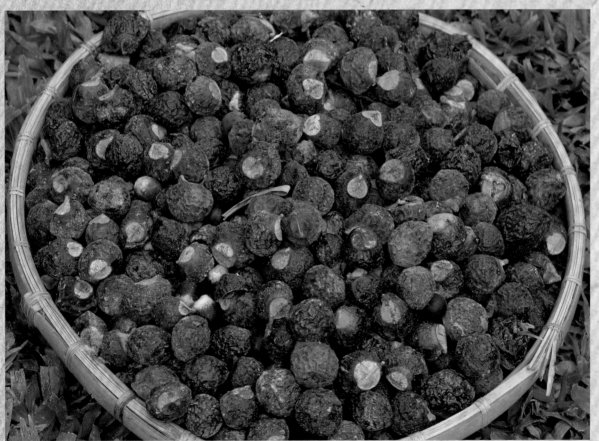

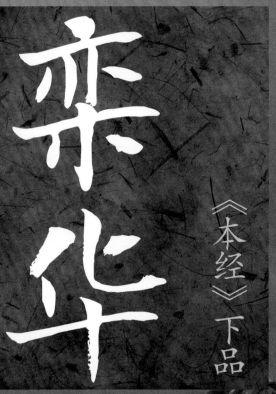

‖ **基原** ‖
　据《纲目彩图》《纲目图鉴》《大辞典》《中华本草》等综合分析考证，本品为无患子科植物栾树 *Koelreuteria paniculata* Laxm.。分布于东北、华东及河北、河南、台湾、四川、陕西、甘肃、山西等地。

栾华

《本经》下品

▷羽叶栾树（*Koelreuteria paniculata*）

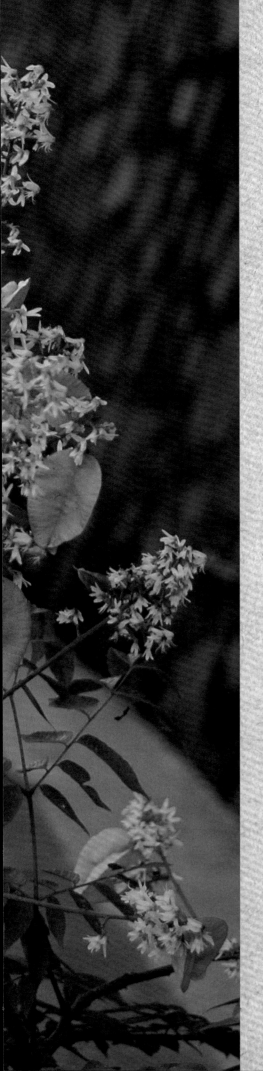

‖集解‖

[别录曰] 栾华生汉中川谷。五月采。[恭曰] 此树叶似木槿而薄细。花黄似槐而稍长大。子壳似酸浆，其中有实如熟豌豆，圆黑坚硬，堪为数珠者，是也。五月、六月花可收，南人以染黄甚鲜明，又以疗目赤烂。[颂曰] 今南方及汴中园圃间或有之。[宗奭曰] 长安山中亦有之。其子谓之木栾子，携至京都为数珠，未见入药。

华

‖气味‖

苦，寒，无毒。[之才曰] 决明为之使。

‖主治‖

目痛泪出伤眦，消目肿。本经。合黄连作煎，疗目赤烂。苏恭。

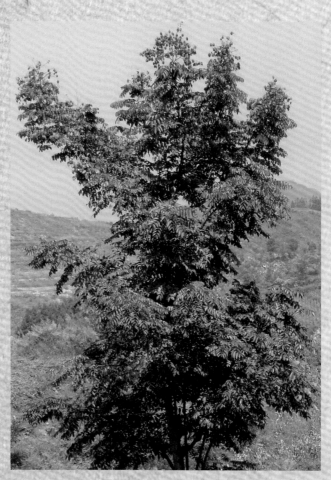

据《纲目彩图》《纲目图鉴》等综合分析考证，本品为没食子蜂科昆虫无食子蜂 *Cynips gallae-tinctoriae* Olivier 的幼虫寄生于壳斗科植物没食子树 *Quercus lusitanica* Lank. 幼枝上所产生的虫瘿。产于希腊、土耳其、伊朗等国。

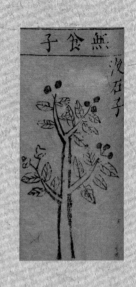

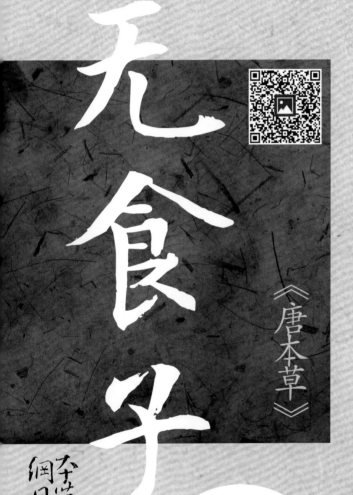

无食斗

《唐本草》

李
纲时草
目

全本图典
[第十六册]

106

▷ 没食子药材

‖ 释名 ‖

没石子 开宝 墨石子 炮炙论 麻荼泽。[珣曰] 波斯人每食以代果，故番胡呼为没食子。梵书无与没同音。今人呼为墨石、没石，转传讹矣。

‖ 集解 ‖

[恭曰] 无食子生西戎沙碛间。树似柽。[禹锡曰] 按段成式西阳杂俎云：无食子出波斯国，呼为摩泽树。高六七丈，围八九尺。叶以桃叶而长。三月开花白色，心微红。子圆如弹丸，初青，熟乃黄白。虫蚀成孔者入药用。其树一年生无食子。一年生拔屡子，大如指，长三寸，上有壳，中仁如栗黄可啖。[时珍曰] 按方舆志云：大食国有树，一年生如栗子而长，名曰蒲卢子，可食。次年则生麻荼泽，即没石子也。间岁互生，一根异产如此。一统志云：没石子出大食诸番。树如樟，实如中国茅栗。

子

‖ 修治 ‖

[敩曰] 凡使勿犯铜铁，并被火惊。用颗小、无枕米者妙。用浆水干砂盆中研令尽，焙干再研，如乌犀色入药。

‖气味‖

苦，温，无毒。

‖主治‖

赤白痢，肠滑，生肌肉。唐本。肠虚冷痢，益血生精，和气安神，乌髭发，治阴毒瘘，烧灰用。李珣。温中，治阴疮阴汗，小儿疳䘌，冷滑不禁。马志。

‖发明‖

[宗奭曰] 没石子，合他药染须。造墨家亦用之。[珣曰] 张仲景用治阴汗，烧灰，先以汤浴了，布裹灰扑之，甚良。

‖附方‖

旧三，新五。**血痢不止**没石子一两为末，饭丸小豆大。每食前米饮下五十丸。普济方。**小儿久痢**没石子二个，熬黄研末，作馄饨食之。宫气方。**产后下痢**没石子一个，烧存性，研末，冷即酒服，热即用饮下，日二。子母秘录。**牙齿疼痛**绵裹无食子末一钱咬之，涎出吐去。圣济总录。**鼻面酒齄**南方没石子有孔者，水磨成膏。夜夜涂之，甚妙。危氏得效方。**口鼻急疳**没石子末，吹下部，即瘥。千金方。**大小口疮**没石子炮三分，甘草一分，研末掺之。月内小儿生者，少许置乳上吮之，入口即啼，不过三次。圣惠方。**足趾肉刺**无食子三枚，肥皂荚一挺，烧存性，为末。醋和傅之，立效。奇效方。

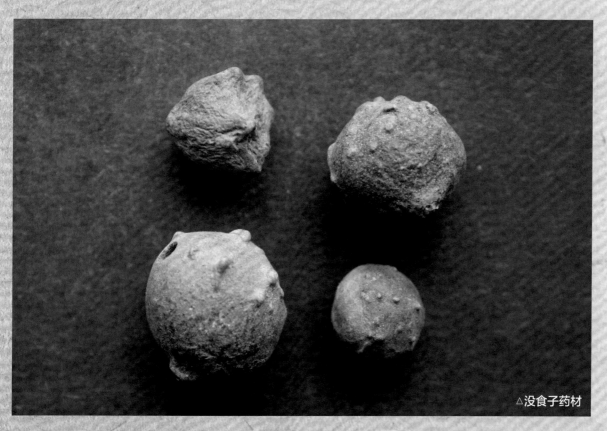

△没食子药材

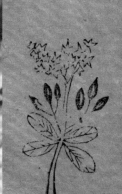

勒梨诃

据《纲目彩图》《药典图鉴》《中药图鉴》《纲目图鉴》等综合分析考证，本品为使君子科植物诃子 *Terminalia chebula* Retz.。分布于广东、广西、西藏等地。《药典图鉴》《中药图鉴》认为还包括同属植物绒毛诃子 *T. chebula* Retz. *var. tomentella* Kurt.，分布于广东、广西、云南、海南等地。《药典》收载诃子药材为使君子科植物诃子或绒毛诃子的干燥成熟果实；秋、冬二季果实成熟时采收，除去杂质，晒干。

诃黎勒

《唐本草》

本草纲目

全本图典
[第十六册]

▷诃子（*Terminalia chebula*）

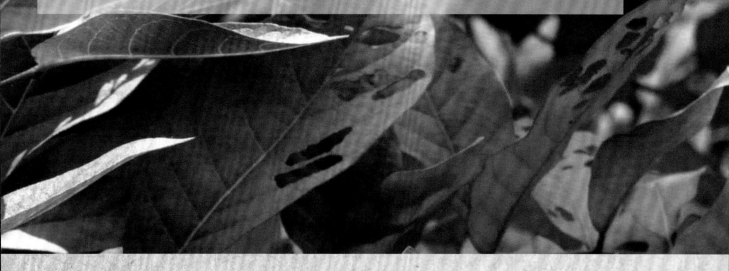

诃子 *Terminalia chebula* ITS2 条形码主导单倍型序列：

```
1    CGCATCGCGT TGCCTCCATA CCCTCCACCC CTCGAGCGAT GGGAGGACGG TCCGGAAGCG GAAGCTGGCC TCCCGTGACC
81   ACGAGCCACG GATGGCCCAA ATACGCGCTG GGGAAGCAAA GCGCCACGGC ATTCGGTGGT CGATCCGAGC CCCAGAAACA
161  GTGCCCGTGG CGGCCGCATC CGTCCCCAGC CGACGACCCT AAACGTTAAC CGACG
```

绒毛诃子 *Terminalia chebula* var. *tomentella* ITS2 条形码主导单倍型序列：

```
1    CGCATCGCGC TGCCTCCATA CCCTCCACCC CTCGAGCGAT GGGAGGACGG TCCGGAAGCG GAAGCTGGCC TCCCGTGACC
81   ACGAGCCACG GATGGCCCAA ATACGCGCTG GGGAAGCAAA GCGCCACGGC ATTCGGTGGT CGATCCGAGC CCCAGAAACA
161  GTGCCCGTGG CGGCCGCATC CGTCCCCAGC CGACGACCCT AAACGTTAAC CGACG
```

‖释名‖

诃子。[时珍曰]诃黎勒，梵言天主持来也。

‖集解‖

[恭曰]诃黎勒生交州、爱州。[颂曰]今岭南皆有而广州最盛。树似木槵，花白。子形似栀子、橄榄，青黄色，皮肉相着。七月、八月实熟时采，六路者佳。岭南异物志云：广州法性寺有四五十株，子极小而味不涩，皆是六路。每岁州贡，只以此寺者。寺有古井，木根蘸水，水味不咸。每子熟时，有佳客至，则院僧煎汤以延之。其法用新摘诃子五枚，甘草一寸，破之，汲井水同煎，色若新茶。今其寺谓之乾明古寺，尚在，旧木犹有六七株。南海风俗尚贵此汤，然煎之不必尽如昔时之法也。诃子未熟时，风飘堕者，谓之随风子，暴干收之，益小者佳，彼人尤珍贵之。[萧炳曰]波斯舶上来者，六路黑色肉厚者良。六路即六棱也。[敩曰]凡使勿用毗黎勒，个个毗头也。若诃黎勒文只有六路。或多或少，并是杂路勒，皆圆而露，文或八路至十三路，号曰榔精勒，涩不堪用。

‖修治‖

[敩曰] 凡用诃黎勒，酒浸后蒸一伏时，刀削去路，取肉剉焙用。用核则去肉。

‖气味‖

苦，温，无毒。[权曰] 苦、甘。[炳曰] 苦、酸。[珣曰] 酸，涩，温。[好古曰] 苦、酸，平。苦重酸轻，味厚，阴也，降也。

‖主治‖

冷气，心腹胀满，下食。唐本。破胸膈结气，通利津液，止水道，黑髭发。甄权。下宿物，止肠澼久泄，赤白痢。萧炳。消痰下气，化食开胃，除烦治水，调中，止呕吐霍乱，心腹虚痛，奔豚肾气，肺气喘急，五膈气，肠风泻血，崩中带下，怀孕漏胎，及胎动欲生，胀闷气喘。并患痢人肛门急痛，产妇阴痛，和蜡烧烟熏之，及煎汤熏洗。大明。治痰嗽咽喉不利，含三数枚殊胜。苏恭。实大肠，敛肺降火。震亨。

‖发明‖

[宗奭曰] 诃黎勒，气虚人亦宜缓缓煨熟少服。此物虽涩肠而又泄气，其味苦涩故尔。[杲曰] 肺苦气上逆，急食苦以泄之，以酸补之。诃子苦重泻气，酸轻不能补肺，故嗽药中不用。[震亨曰] 诃子下气，以其味苦而性急。肺苦急，急食苦以泻之，谓降而下走也，气实者宜之。若气虚者，似难轻服。又治肺气，因火伤极，遂郁遏胀满。其味酸苦，有收敛降火之功也。[时珍曰] 诃子同乌梅、五倍子用则收敛，同橘皮、厚朴用则下气，同人参用则能补肺治咳嗽。东垣言嗽药不用者，非矣。但咳嗽未久者，不可骤用尔。嵇含草木状言作饮久服，令髭发白者变黑，亦取其涩也。[珣曰] 诃黎皮主嗽，肉主眼涩痛。波斯人将诃黎勒、大腹等在舶上，用防不虞。或遇大鱼放涎滑水中数里，船不能通，乃煮此洗其涎滑，寻化为水，则其治气消痰功力可知矣。[慎微曰] 金光明经言流水长者除病品云：热病下药，服诃黎勒。又广异记云：高仙芝在大食国得诃黎勒，长三寸，置抹肚中，便觉腹中痛，因大利十余行，疑诃黎勒为祟。后问火食长老。云：此物人带一切病消，利者乃出恶物尔。仙芝宝之，后被诛，失所在。[颂曰] 诃黎主痢，唐本草不载。张仲景治气痢有方。唐·刘禹锡传信方云：予曾苦赤白下，诸药服遍久不瘥，转为白脓。令狐将军传此方：用诃黎勒三枚，两炮一生，并取皮末之，以沸浆水一合服之。若只水痢，加一钱匕甘草末；若微有脓血，加三匕；血多，亦加三匕。

‖附方‖

旧九，新六。**下气消食**诃黎一枚为末，瓦器中水一大升，煎三两沸，下药更煎三五沸，如曲尘色，入少盐，饮之。食医心境。**一切气疾**宿食不消。诃黎一枚，入夜含之，至明嚼咽。又方：诃黎三枚，湿纸包，煨熟去核，细嚼，以牛乳下。千金。**气嗽日久**生诃黎一枚，含之咽汁。瘥后口爽，不知食味，却煎槟榔汤一碗服，立便有味。此知连州成密方也。经验方。**呕逆不食**诃黎勒皮二两，炒研，糊丸梧子大。空心汤服二十丸，日三服。广济方。**风痰霍乱**食不消，大便涩。诃黎三枚，取皮为末。和酒顿服。三五次妙。外台秘要。**小儿霍乱**诃黎一枚，为末。沸汤服一半，未止再服。子母秘录。**小儿风痰**壅闭，语音不出，气促喘闷，手足动摇。诃子半生半炮去核、大腹皮等分，水煎服。名二圣散。全幼心鉴。**风热冲顶**热闷。诃黎二枚为末，芒消一钱，同入醋中，搅令消，摩涂热处。外台秘要。**气痢水泻**诃黎勒十枚面裹，煻火煨熟，去核研末，粥饮顿服。亦可饭丸服。一加木香。又长服方：诃黎勒、陈橘皮、厚朴各三两，捣筛，蜜丸大如梧子。每服二三十丸，白汤下。图经本草。**水泻下痢**诃黎勒炮二分，肉豆蔻一分，为末。米饮每服二钱。圣惠方。**下痢转白**诃子三个，二炮一生，为末，沸汤调服。水痢，加甘草末一钱。普济方。**赤白下痢**诃子十二个，六生六煨，去核，焙为末。赤痢，生甘草汤下；白痢，炙甘草汤下。不过再服。赵原阳济急方。**妒精下疳**大诃子烧灰，入麝香少许，先以米泔水洗，后搽之。或以荆芥、黄檗、甘草、马鞭草、葱白煎汤洗亦可。昔方士周守真医唐靖烂茎一二寸，用此取效也。洪迈夷坚志。

核

‖ **主治** ‖

磨白蜜注目，去风赤痛，神良。苏颂。止咳及痢。时珍。

叶

‖ **主治** ‖

下气消痰，止渴及泄痢，煎饮服，功同诃黎。时珍。唐·包佶有病中谢李吏部惠诃黎勒叶诗。

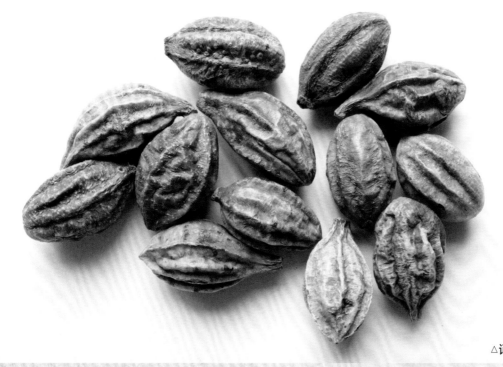

△诃子药材

婆罗得

宋《开宝》

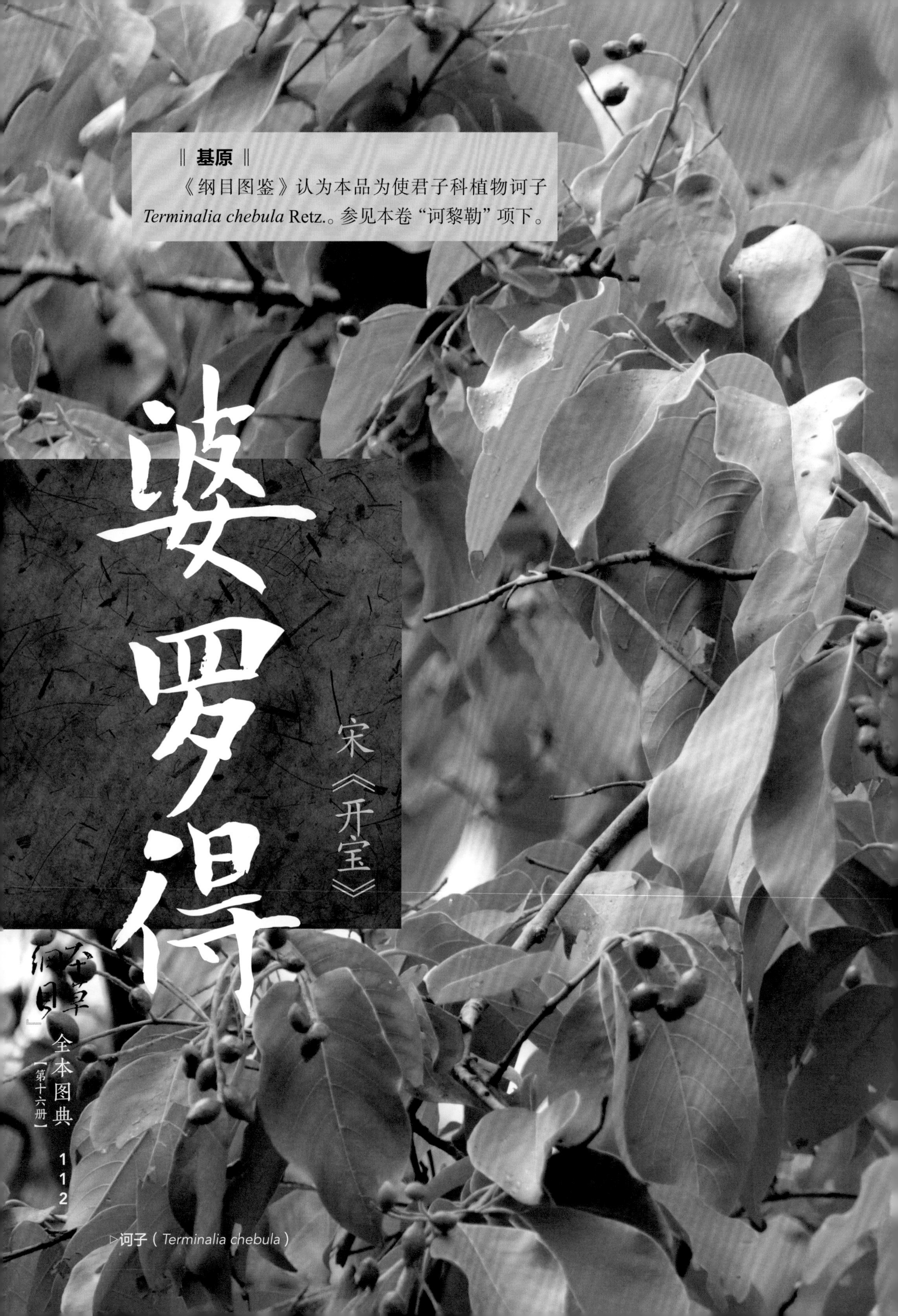

▷诃子（ *Terminalia chebula* ）

‖释名‖
婆罗勒。[时珍曰] 婆罗得，梵言重生果也。

‖集解‖
[恂曰] 婆罗得生西海波斯国。树似中华柳树，子如蓖麻子，方家多用之。[时珍曰] 按王焘外台秘要婆罗勒似蓖麻子，但以指甲爪之，即有汁出。即此物也。

子

‖气味‖
辛，温，无毒。

‖主治‖
冷气块，温中，补腰肾，破痃癖，可染髭发令黑。藏器。

‖附方‖
新一。**拔白生黑**婆罗勒十颗去皮取汁，熊脂二两，白马鬐膏炼过一两，生姜炒一两，母丁香半两，为末，和煎。每拔白点之，揩令入肉，即生黑者。此严中丞所用方也。孟诜近效方。

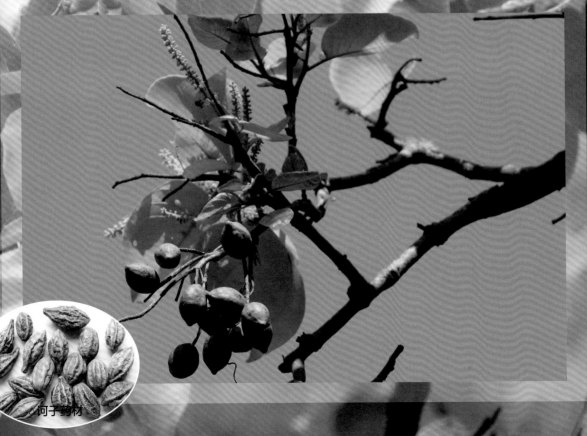

诃子药材

‖ 基原 ‖

据《纲目彩图》《纲目图鉴》等综合分析考证，本品为胡桃科植物枫杨 *Pterocarya stenoptera* C. DC.。分布于华南、西南及华东等地。

櫸

《别录》下品

▷ 枫杨（*Pterocarya stenoptera*）

‖ 释名 ‖

櫸柳衍义鬼柳。[时珍曰] 其树高举，其木如柳，故名。山人讹为鬼柳。郭璞注尔雅作柜柳，云似柳，皮可煮饮也。

‖ 集解 ‖

[弘景曰] 櫸树山中处处有之。皮似檀、槐，叶如栎、槲。人多识之。[恭曰] 所在皆有，多生溪涧水侧。叶似樗而狭长。树大者连抱，高数仞，皮极粗厚。殊不似檀。[宗奭曰] 櫸木今人呼为櫸柳。其叶谓柳非柳，谓槐非槐。最大者，木高五六丈，合二三人抱。湖南北甚多，然亦不材也，不堪为器，嫩皮取以缘栲栳及箕唇。[时珍曰] 櫸材红紫，作箱、案之类甚佳。郑樵通志云：櫸乃榆类而枕烈，其实亦如榆钱之状。乡人采其叶为甜茶。

术皮

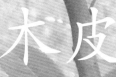

‖修治‖

凡使勿用三四年者无力，用二十年以来者心空，其树只有半边，向西生者良。剥下去粗皮，细剉蒸之，从巳至未，出焙干用。

‖气味‖

苦，大寒，无毒。

‖主治‖

时行头痛，热结在肠胃。别录。夏日煎饮，去热。弘景。俗用煮汁服，疗水气，断痢。苏恭。安胎。止妊妇腹痛。山榉皮：性平，治热毒风熻肿毒。大明。

‖附方‖

旧一，新四。**通身水肿**榉树皮煮汁，日饮。圣惠方。**毒气攻腹**手足肿痛。榉树皮和槲皮煮汁，煎如饴糖，以桦皮煮浓汁化饮。肘后方。**蛊毒下血**榉皮一尺，芦根五寸，水二升，煮一升，顿服。当下蛊出。千金方。**小儿痢血**梁州榉皮二十分炙，犀角十二分，水三升，煮取一升，分三服取瘥。古今录验方。**飞血赤眼**榉皮去粗皮切二两，古钱七文，水一升半，煎七合，去宰热洗，日二次。圣济总录。

叶

‖气味‖

苦，冷，无毒。

‖主治‖

接贴火烂疮，有效。苏恭。治肿烂恶疮，盐捣之。大明。

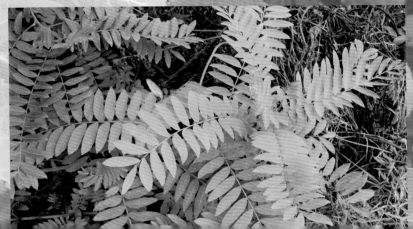

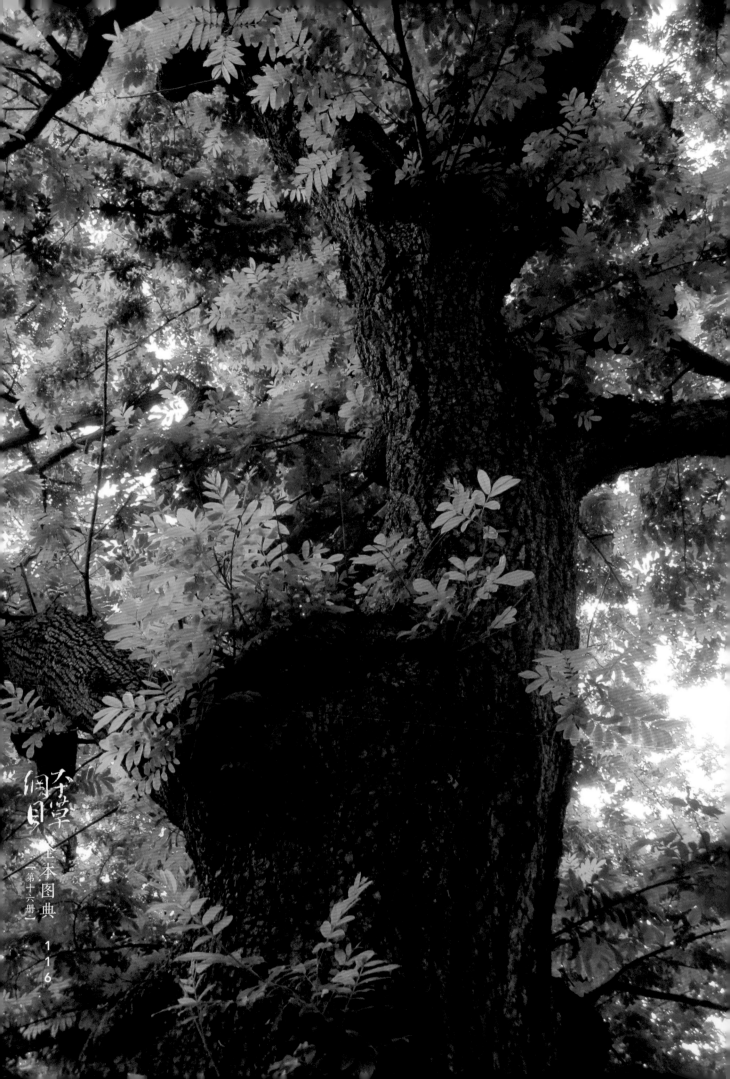

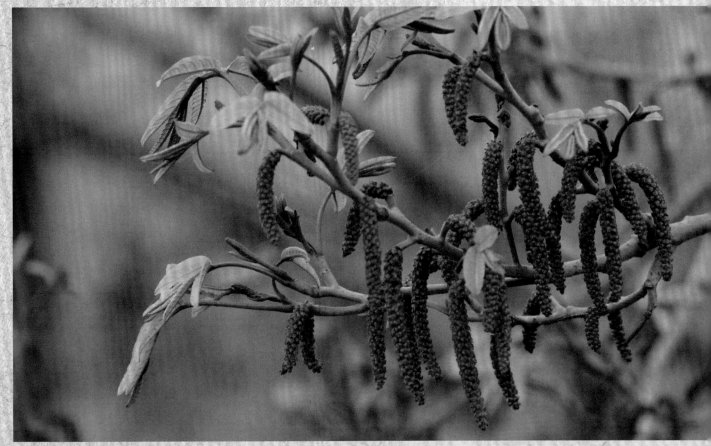

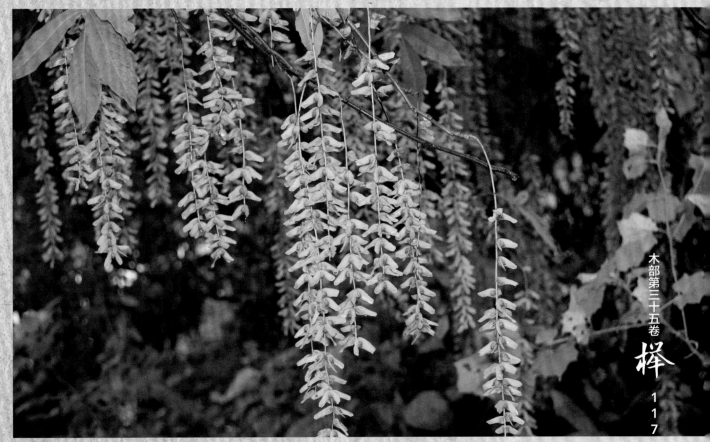

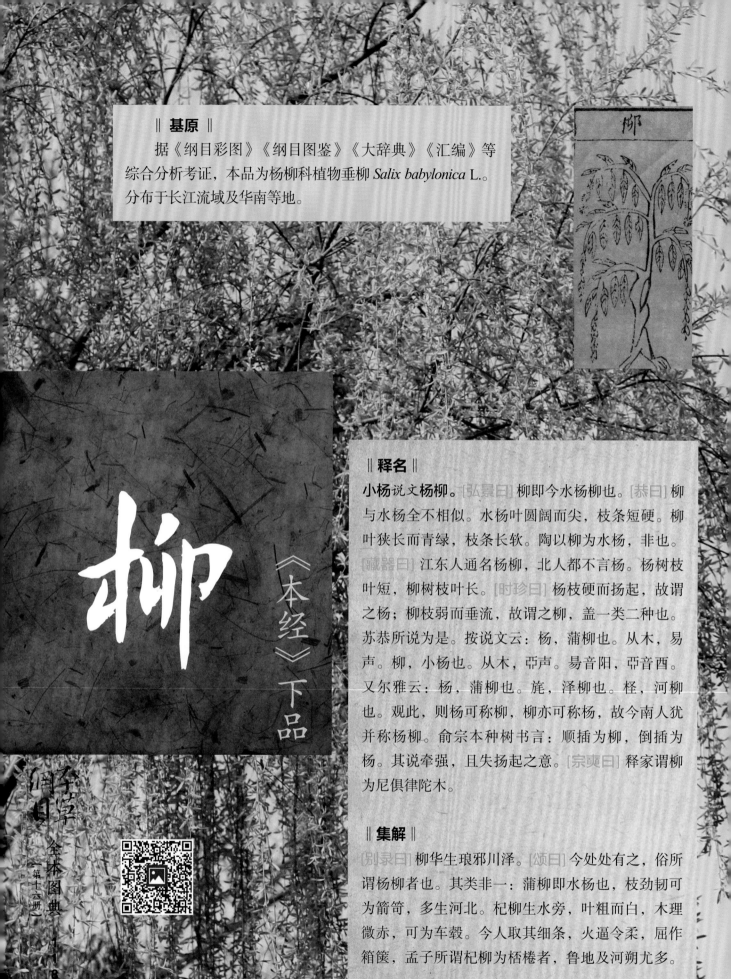

‖ 基原 ‖

据《纲目彩图》《纲目图鉴》《大辞典》《汇编》等综合分析考证，本品为杨柳科植物垂柳 *Salix babylonica* L.。分布于长江流域及华南等地。

柳

《本经》下品

纲目拾遗 全本图典

［第十六册］

‖ 释名 ‖

小杨说文杨柳。[弘景曰]柳即今水杨柳也。[恭曰]柳与水杨全不相似。水杨叶圆阔而尖，枝条短硬。柳叶狭长而青绿，枝条长软。陶以柳为水杨，非也。[藏器曰]江东人通名杨柳，北人都不言杨。杨树枝叶短，柳树枝叶长。[时珍曰]杨枝硬而扬起，故谓之杨；柳枝弱而垂流，故谓之柳，盖一类二种也。苏恭所说为是。按说文云：杨，蒲柳也。从木，易声。柳，小杨也。从木，丣声。易音阳，丣音酉。又尔雅云：杨，蒲柳也。旄，泽柳也。柽，河柳也。观此，则杨可称柳，柳亦可称杨，故今南人犹并称杨柳。俞宗本种树书言：顺插为柳，倒插为杨。其说牵强，且失扬起之意。[宗奭曰]释家谓柳为尼俱律陀木。

‖ 集解 ‖

[别录曰]柳华生琅邪川泽。[颂曰]今处处有之，俗所谓杨柳者也。其类非一：蒲柳即水杨也，枝劲韧可为箭笴，多生河北。杞柳生水旁，叶粗而白，木理微赤，可为车毂。今人取其细条，火逼令柔，屈作箱篚，孟子所谓杞柳为桮棬者，鲁地及河朔尤多。

▷垂柳（*Salix babylonica*）

柽柳见本条。[时珍曰] 杨柳，纵横倒顺插之皆生。春初生柔荑，即开黄蕊花。至春晚叶长成后，花中结细黑子，蕊落而絮出，如白绒，因风而飞。子着衣物能生虫，入池沼即化为浮萍。古者春取榆、柳之火。陶朱公言种柳千树，可足柴炭。其嫩芽可作饮汤。

柳华

‖释名‖
柳絮本经。

‖正误‖
见下。

‖气味‖
苦，寒，无毒。

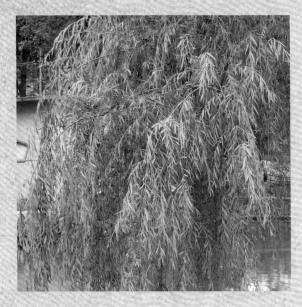

‖主治‖
风水黄疸，面热黑。本经。痂疥恶疮金疮。柳实：主溃痈，逐脓血。子汁：疗渴。别录。华：主止血，治湿痹，四肢挛急，膝痛。甄权。

‖发明‖
[弘景曰] 柳华熟时，随风状如飞雪，当用其未舒时者。子亦随花飞止，应水渍汁尔。[藏器曰] 本经以柳絮为花，其误甚矣。花即初发时黄蕊，其子乃飞絮也。[承曰] 柳絮可以捍毡，代羊毛为茵褥，柔软性凉，宜与小儿卧尤佳。[宗奭曰] 柳花黄蕊干时絮方出，收之贴灸疮良。絮之下连小黑子，因风而起，得水湿便生，如苦荬、地丁之花落结子成絮。古人以絮为花，谓花如雪者，皆误矣。藏器之说为是。又有实及子汁之文，诸家不解，今人亦不见用。[时珍曰] 本经主治风水黄疸者，柳花也。别录主治恶疮金疮、溃痈逐脓血，药性论止血疗痹者，柳絮及实也。花乃嫩蕊，可捣汁服。子与絮连，难以分别，惟可贴疮止血裹痹之用。所谓子汁疗渴者，则连絮浸渍，研汁服之尔。又崔寔四民月令言三月三日及上除日，采絮愈疾，则入药多用絮也。

‖附方‖
新六。**吐血咯血**柳絮焙研，米饮服一钱。经验方。**金疮血出**柳絮封之，即止。外台秘要。**面上脓疮**柳絮、腻粉等分，以灯盏油调涂。普济方。**走马牙疳**杨花烧存性，入麝香少许，搽。保幼大全。**大风疠疮**杨花四两，捣成饼，贴壁上，待干取下，米泔水浸一时取起，瓦焙研末二两，白花蛇、乌蛇各一条，去头尾，酒浸取肉，全蝎、蜈蚣、蟾酥、雄黄各五钱，苦参、天麻各一两，为末，水煎麻黄取汁熬膏，和丸梧子大，朱砂为衣。每服五十丸，温酒下。一日三服，以愈为度。孙氏集效良方。**脚多汗湿**杨花着鞋及袜内穿之。摘玄。

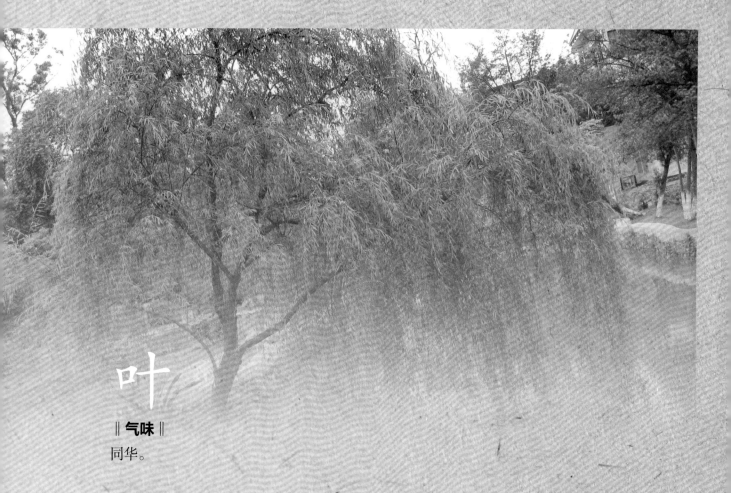

叶

‖气味‖

同华。

‖主治‖

恶疥痂疮马疥，煎煮洗之，立愈。又疗心腹内血，止痛。别录。煎水，洗漆疮。弘景。天行热病，传尸骨蒸劳，下水气。煎膏，续筋骨，长肉止痛。主服金石人发大热闷，汤火疮毒入腹热闷，及行疮。日华。疗白浊，解丹毒。时珍。

‖附方‖

旧一，新五。**小便白浊**清明柳叶煎汤代茶，以愈为度。集简方。**小儿丹烦**柳叶一斤，水一斗，煮取汁三升。揾洗赤处，日七八度。子母秘录。**眉毛脱落**垂柳叶阴干为末，每姜汁于铁器中调，夜夜摩之。圣惠方。**卒得恶疮不可名识者**。柳叶或皮，水煮汁，入少盐，频洗之。肘后方。**面上恶疮**方同上。**痘烂生蛆**嫩柳叶铺席上卧之，蛆尽出而愈也。李楼奇方。

枝及根白皮

‖气味‖

同华。

‖主治‖

痰热淋疾。可为浴汤，洗风肿瘙痒。煮酒，漱齿痛。苏恭。小儿一日、五日寒热，煎枝浴之。藏器。煎服，治黄疸白浊。酒煮，熨诸痛肿，去风止痛消肿。时珍。

‖发明‖

[颂曰] 柳枝皮及根亦入药。葛洪肘后方治痈疽、肿毒、妒乳等多用之。韦宙独行方主疗疮及反花疮，并煎柳枝叶作膏涂之。今人作浴汤、膏药、牙齿药，亦用其枝为最要之药。[时珍曰] 柳枝去风消肿止痛。其嫩枝削为牙枝，涤齿甚妙。

‖附方‖

旧十，新八。**黄疸初起**柳枝煮浓汁半升，顿服。外台秘要。**脾胃虚弱**不思饮食，食下不化，病似翻胃噎膈。清明日取柳枝一大把熬汤，煮小米作饭，洒面滚成珠子，晒干，袋悬风处。每用烧滚水随意下米，米沉住火，少时米浮，取看无硬心则熟，可顿食之。久则面散不粘矣。名曰络索米。杨起简便方。**走注气痛**气痛之病，忽有一处如打扑之状，不可忍，走注不定，静时，其处冷加霜雪，此皆暴寒伤之也。以白酒煮杨柳白皮，暖熨之。有赤点处，锞去血妙。凡诸卒肿急痛，熨之皆即止。姚僧坦集验方。**风毒卒肿**方同上。**阴卒肿痛**柳枝三尺长二十枚，细剉，水煮极热，以故帛裹包肿处，仍以热汤洗之。集验方。**项下瘿气**水涯露出柳根三十斤，水一斛，煮取五升，以糯米三斗，如常酿酒，日饮。范汪方。**齿龈肿痛**垂柳枝、槐白皮、桑白皮、白杨皮等分，煎水，热含冷吐。又方：柳枝、槐枝、桑枝煎水熬膏，入姜汁、细辛、芎䓖末，每用擦牙。圣惠方。**风虫牙痛**杨柳白皮卷如指大，含咀，以汁渍齿根，数过即愈。又方：柳枝一握剉，入少盐花，浆水煎含，甚验。又方：柳枝剉一升，大豆一升，合炒，豆熟，瓷器盛之，清酒三升，渍三日。频含漱涎，三日愈。古今录验。**耳痛有脓**柳根细切，熟捣封之，燥即易之。斗门方。**漏疮肿痛**柳根红须，煎水日洗。摘玄方用杨柳条罐内烧烟熏之，出水即效。**乳痈妒乳**初起坚紫，众疗不瘥。柳根皮熟捣火温，帛裹熨之。冷更易，一宿消。肘后方。**反花恶疮**肉出如饭粒，根深脓溃。柳枝叶三斤，水五升，煎汁二升，熬如饧。日三涂之。圣惠方。**天灶丹毒**赤从背起。柳木灰，水调涂之。外台秘要。**汤火灼疮**柳皮烧灰涂之。亦可以根白皮煎猪脂，频傅之。肘后方。**痔疮如瓜**肿痛如火。柳枝煎浓汤洗之，艾灸三五壮。王及郎中病此，驿吏用此方灸之，觉热气入肠，大下血秽至痛，一顷遂消，驰马而去。本事方。

柳胶

‖主治‖

恶疮。及结砂子。时珍。

柳寄生

见后寓木类。

柳耳

见菜部木耳。

柳蠹

见虫部。

据《纲目彩图》《纲目图鉴》《中药图鉴》《汇编》等综合分析考证，本品为柽柳科柽柳 *Tamarix chinensis* Lour. 等同属近缘植物。分布于华东及河南、河北、湖北、陕西、广东、四川、云南等地。《药典》收载西河柳药材为柽柳科植物柽柳的干燥细枝嫩叶；夏季花未开时采收，阴干。

柳湮

柽柳

音侦。

宋《开宝》

本草纲目

全本图典

【第十六册】

▷柽柳（*Tamarix chinensis*）

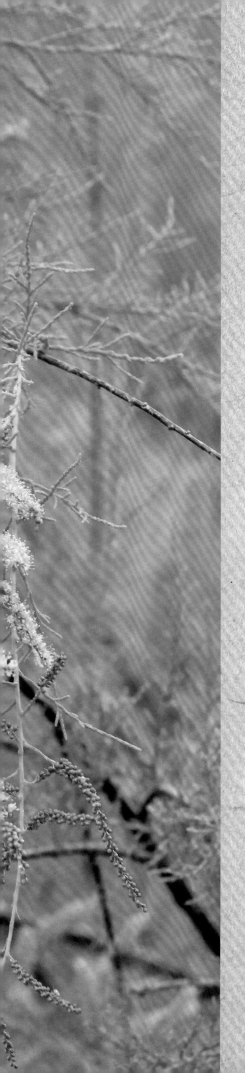

‖释名‖

赤柽日华赤杨古今注河柳尔雅雨师诗疏垂丝柳纲目人柳纲目三眠柳衍义观音柳。[时珍曰]按罗愿尔雅翼云：天之将雨，柽先知之，起气以应，又负霜雪不凋，乃木之圣者也。故字从圣，又名雨师。或曰：得雨则垂垂如丝，当作雨丝。又三辅故事云：汉武帝苑中有柳，状如人，号曰人柳，一日三起三眠。则柽柳之圣，又不独知雨、负雪而已。今俗称长寿仙人柳。亦曰观音柳，谓观音用此洒水也。[宗奭曰]今人谓之三春柳，以其一年三秀故名。

‖集解‖

[志曰]赤柽木生河西沙地。皮赤色。细叶。[禹锡曰]尔雅：柽，河柳也。郭璞注云：今河旁赤茎小杨也。陆玑诗疏云：生水旁，皮赤如绛，枝叶如松。[时珍曰]柽柳小干弱枝，插之易生。赤皮，细叶如丝，婀娜可爱。一年三次作花，花穗长三四寸，水红色如蓼花色。南齐时，益州献蜀柳，条长，状若丝缕者，即此柳也。段成式西阳杂俎言凉州有赤白柽，大者为炭，其灰汁可以煮铜为银。故沈炯赋云：柽似柏而香。王祯农书云：山柳赤而脆，河柳白而明。则柽又有白色者也。[宗奭曰]汴京甚多。河西戎人取滑枝为鞭。

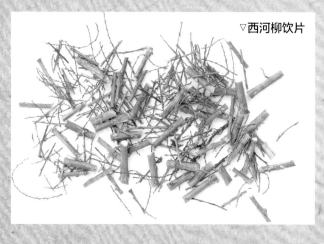

▽西河柳饮片

木

‖气味‖

甘、咸，温，无毒。

‖主治‖

剥驴马血入肉毒，取木片火炙熨之，并煮汁浸之。开宝。枝叶：消痞，解酒毒，利小便。

时珍。

‖附方‖

新三。**腹中痞积**观音柳煎汤，露一夜，五更空心饮数次，痞自消。卫生易简方。**一切诸风**不问

远近。柽叶半斤切，枝亦可，荆芥半斤，水五升，煮二升，澄清，入白蜜五合，竹沥五合，新

瓶盛之，油纸封，入重汤煮一伏时。每服一小盏，日三服。普济方。**酒多致病**长寿仙人柳，晒

干为末。每服一钱，温酒调下。卫生易简方。

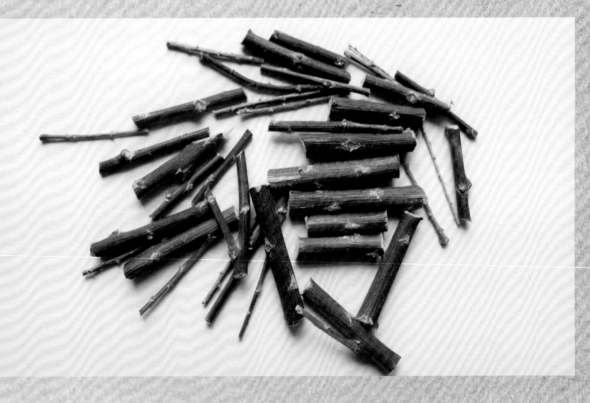

柽乳 即脂汁

‖主治‖

合质汗药，治金疮。开宝。

柽柳 *Tamarix chinensis* ITS2 条形码主导单倍型序列：

```
1    CGCAACACGT CGCACCCAAT GCCTTTGCAC TCACAACGGG TGCCTCGGTC GTCGGGGCGG AGATTGGCCT CCCGTGTGCC
81   TGCCGGCGCG CGGTTGGCCT AAAGAGGGAG ATCATGGCGA CGAGGGCCAC GGCGTTAGGT GGTTGGTTGT CCCGGGCTTT
161  ATCCCGGGCG CGGATCACGC CGTGCGCCTT AGGCCGTCCG TGCTTCTCGT AGGGCCTTGA AGAAGCCGCT CGTACGGCTT
241  TACGGATG
```

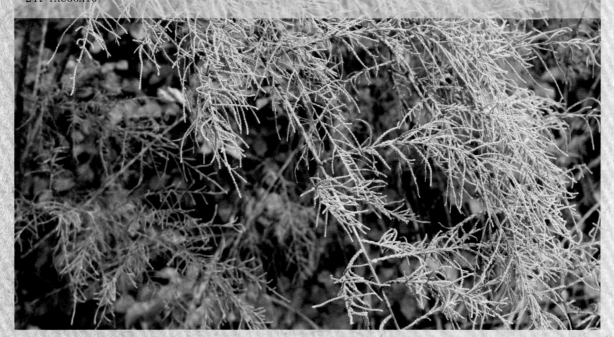

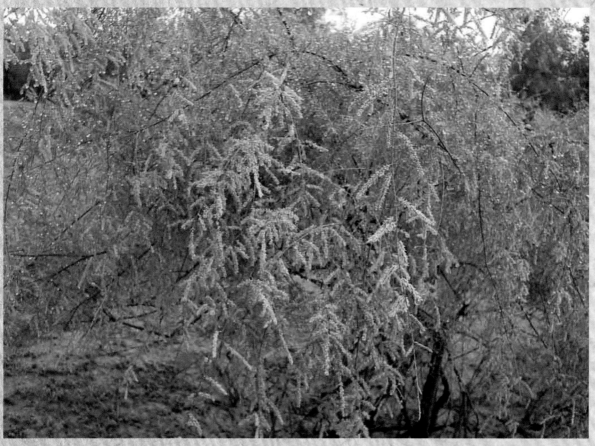

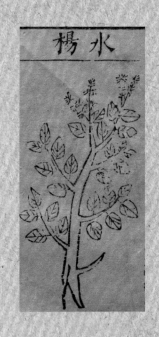

‖ 基原 ‖

据《纲目彩图》《纲目图鉴》《大辞典》等综合分析考证，本品为杨柳科植物红皮柳 *Salix sinopurpurea* C. Wang et Ch. Y. Yang。分布于甘肃、陕西、山西、河北、河南、湖北等地。

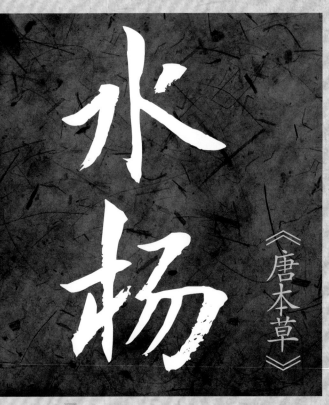

水杨
《唐本草》

李时珍
纲目草
全本图典
[第十六册]

1
2
6

‖ 释名 ‖

青杨 纲目 蒲柳 尔雅 蒲杨 古今注 蒲栘 音移。栘柳 古今注 萑苻 音丸蒲。[时珍曰] 杨枝硬而扬起，故谓之杨。多宜水涘蒲萑之地，故有水杨、蒲柳、萑苻之名。

‖ 集解 ‖

[恭曰] 水杨叶圆阔而尖，枝条短硬，与柳全别。柳叶狭长，枝条长软。[颂曰] 尔雅：杨，蒲柳也。其枝劲韧，可为箭笴。左传所谓董泽之蒲，又谓之萑苻。今河北沙地多生之。杨柳之类亦多。崔豹古今注云：白杨叶圆，青杨叶长，柳叶长而细，栘杨叶圆而弱。水杨即蒲柳，亦曰蒲杨，叶似青杨，茎可作矢。赤杨霜降则叶赤，材理亦赤。然今人鲜能分别。[机曰] 苏恭说水杨叶圆阔，崔豹说蒲杨似青杨，青杨叶长似不相类。[时珍曰] 按陆玑诗疏云：蒲柳有二种：一种皮正青，一种皮正白。可为矢，北土尤多，花与柳同。

枝叶

‖气味‖

苦，平，无毒。

‖主治‖

久痢赤白，捣汁一升服，日二，大效。唐本。主痈肿痘毒。时珍。

‖发明‖

[时珍曰]水杨根治痈肿，故近人用枝叶治痘疮。魏直博爱心鉴云：痘疮数日陷顶，浆滞不行，或风寒所阻者。宜用水杨枝叶，无叶用枝，五斤，流水一大釜，煎汤温浴之。如冷添汤，良久照见累起有晕丝者，浆行也。如不满，再浴之。力弱者，只洗头、面、手、足。如屡浴不起者，气血败矣，不可再浴。始出及痒塌者，皆不可浴。痘不行浆，乃气涩血滞，腠理固密，或风寒外阻而然。浴令暖气透达，和畅郁蒸，气血通彻，每随暖气而发，行浆贯满，功非浅也。若内服助气血药，借此升之，其效更速，风寒亦不得而阻之矣。直见一妪在村中用此有验，叩得其方，行之百发百中，慎勿易之，诚有燮理之妙也。盖黄钟一动而蛰虫启户，东风一吹而坚冰解释，同一春也。群书皆无此法，故详著之。

木白皮及根

‖气味‖

同华。

‖主治‖

金疮痛楚，乳痈诸肿，痘疮。时珍。

‖发明‖

[时珍曰]按李仲南永类钤方云：有人治乳痈，持药一根，生擂贴疮，其热如火，再贴遂平。求其方，乃水杨柳根也。葛洪肘后方，治乳痈用柳根。则杨与柳性气不远，可通用也。

‖附方‖

新一。**金疮苦痛**杨木白皮熬燥碾末，水服方寸匕，仍傅之，日三次。千金方。

‖基原‖

据《纲目彩图》《纲目图鉴》《中华本草》《大辞典》等综合分析考证，本品为杨柳科植物山杨 *Populus davidiana* Dode 等。分布于东北、内蒙古、河北、山西、河南、陕西、四川等地。

白杨

《唐本草》

‖释名‖

独摇。　　　　木身似杨微白，故曰白杨，非如粉之白也。　　　　郑樵通志言，白杨一名高飞，与栘杨同名。今俗通呼栘杨为白杨，且白杨亦因风独摇，故得同名也。

‖集解‖

　　白杨取叶圆大、蒂小、无风自动者。白杨北土极多，人种墟墓间，树大皮白。其无风自动者，乃栘杨，非白杨也。　　今处处有之，北土尤多。株甚高大，叶圆如梨叶，皮白色，木似杨，采无时。崔豹古今注云"白杨叶圆，青杨叶长"是也。　　陕西甚多，永、耀间居人修盖，多此木也。其根易生，斫木时碎札入土即生根，故易繁植，土地所宜尔。风才至，叶如大雨声，谓无风自动，则无此事。但风微时，其上孤绝处，则往往独摇，以其蒂细长、叶重大，势使然也。　　白杨木甚大，叶圆似梨而肥大有尖，面青而光，背甚白色，有锯齿。木肌细白，性坚直，用为梁栱，终不挠曲。与栘杨乃一类二种也，治病之功，大抵仿佛。嫩叶亦可救荒，老叶可作酒曲料。

山杨（*Populus davidiana*）

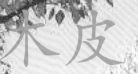

木皮

‖修治‖
[敩曰] 凡使，铜刀刮去粗皮蒸之，从巳至未。以布袋盛，挂屋东角，待干用。

‖气味‖
苦，寒，无毒。[大明曰] 酸，冷。

‖主治‖
毒风脚气肿，四肢缓弱不随，毒气游易在皮肤中，痰癖等，酒渍服之。唐本。去风痹宿血，折伤，血沥在骨肉间，痛不可忍，及皮肤风瘙肿，杂五木为汤，浸损处。藏器。治扑损瘀血，并煎酒服。煎膏，可续筋骨。大明。煎汤日饮，止孕痢。煎醋含漱，止牙痛。煎浆水入盐含漱，治口疮。煎水酿酒，消瘿气。时珍。

‖附方‖
旧一，新一。**妊娠下痢** 白杨皮一斤，水一斗，煮取二升，分三服。千金方。**项下瘿气** 秫米三斗炊熟，取圆叶白杨皮十两，勿令见风，切，水五升，煮取二升，渍曲末五两，如常酿酒。每旦一盏，日再服。崔氏方。

‖主治‖
消腹痛，治吻疮。时珍。

‖附方‖
旧二，新一。**口吻烂疮** 白杨嫩枝，铁上烧灰，和脂傅之。外台秘要。**腹满癖坚如石**，积年不损者：必效方用白杨木东南枝去粗皮，辟风细剉五升，熬黄，以酒五升淋讫，用绢袋盛滓，还纳酒中，密封再宿。每服一合，日三服。外台秘要。**面色不白** 白杨皮十八两，桃花一两，白瓜子仁三两，为末。每服方寸匕，日三服。五十日，面及手足皆白。圣济总录。

‖主治‖
龋齿，煎水含漱。又治骨疽久发，骨从中出，频捣傅之。时珍。

‖ 基原 ‖

《纲目图鉴》认为本品为杨柳科植物青杨 *Populus cathayana* Rehd.，分布于华北、西北及辽宁、四川、西藏等地。

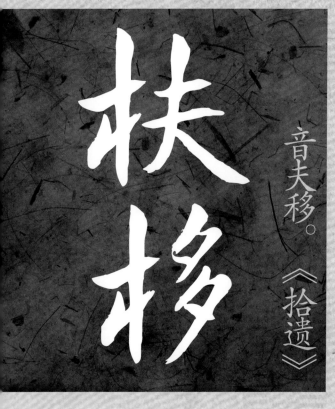

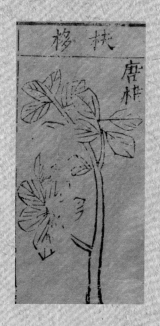

‖ 释名 ‖

枎杨古今注**唐棣**尔雅**高飞**崔豹**独摇**。[时珍曰] 枎乃白杨同类，故得杨名。按尔雅：唐棣，枎也。崔豹曰：枎杨，江东呼为夫移，园叶弱蒂，微风则大摇，故名高飞，又曰独摇。陆玑以唐棣为郁李者，误矣。郁李乃常棣，非唐棣也。

‖ 集解 ‖

[藏器曰] 枎移木生江南山谷。树大十数围，无风叶动，花反而后合，诗云"棠棣之华，偏其反而"是也。[时珍曰] 枎杨与白杨是同类二种，今南人通呼为白杨，故俚人有"白杨叶，有风掣，无风掣"之语。其入药之功大抵相近。

音夫移。《拾遗》

木皮

‖ 气味 ‖

苦，平，有小毒。

‖ 主治 ‖

去风血脚气疼痹，踠损瘀血，痛不可忍，取白皮火炙，酒浸服之。和五木皮煮汤，捋脚气，杀瘑虫风瘙。烧作灰，置酒中，令味正，经时不败。藏器。

‖ 发明 ‖

[时珍曰] 白杨、枎杨皮，并杂五木皮煮汤，浸捋损痹诸痛肿。所谓五木者，桑、槐、桃、楮、柳也。并去风和血。

‖ 附方 ‖

新一。**妇人白崩**枎杨皮半斤，牡丹皮四两，升麻、牡蛎煅各一两。每用一两，酒二钟，煎一钟，食前服。集简方。

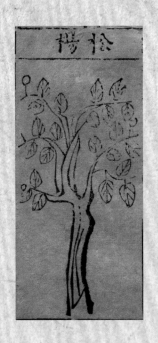

‖ 基原 ‖

据《中华本草》《纲目彩图》《纲目图鉴》《大辞典》
等综合分析考证，为山茱萸科植物椋子木 *Cornus macrophylla*
Wall.。分布于华东、西南及河南、陕西、甘肃、湖北等地。

校正：并入唐本草椋子木。

‖ 释名 ‖

椋子木音凉。[时珍曰] 其材如松，其身如杨，故名松
杨。尔雅云：椋即来也。其阴可荫凉，故曰椋木。
[藏器曰] 江西人呼为凉木。松杨县以此得名。

‖ 集解 ‖

[藏器曰] 松杨生江南林落间。大树，叶如梨。[志曰]
椋子木，叶似柿，两叶相当。子细圆如牛李，生青熟
黑。其木坚重，煮汁色赤。郭璞云：椋材中车辋。八
月、九月采木，日干用。

木

‖ 气味 ‖

甘、咸，平，无毒。

‖ 主治 ‖

折伤，破恶血，养好血，安胎止痛生肉。*唐本*。

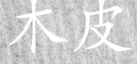

木皮

‖ 气味 ‖

苦，平，无毒。

‖ 主治 ‖

水痢不问冷热，浓煎令黑，服一升。*藏器*。

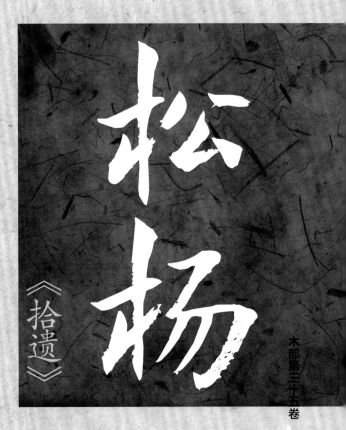

松杨

《拾遗》

木部第三十五卷

松杨

‖ 基原 ‖

据《纲目图鉴》《大辞典》《汇编》等综合分析考证，本品为榆科植物榆树 *Ulmus pumila* L.。分布于我国大部分地区。

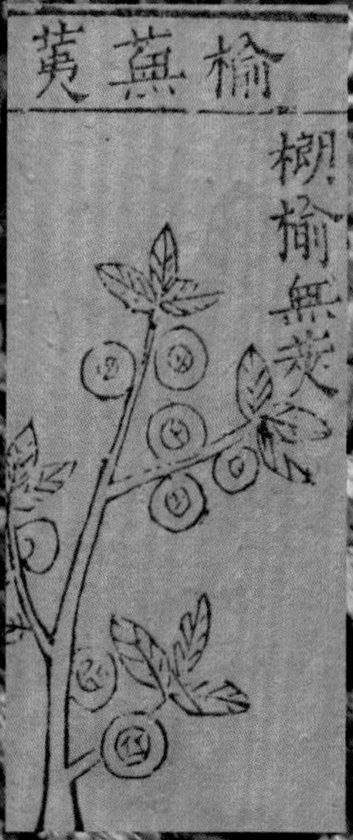

榆

俞、由二音。《本经》上品

▷ 榆树（*Ulmus pumila*）

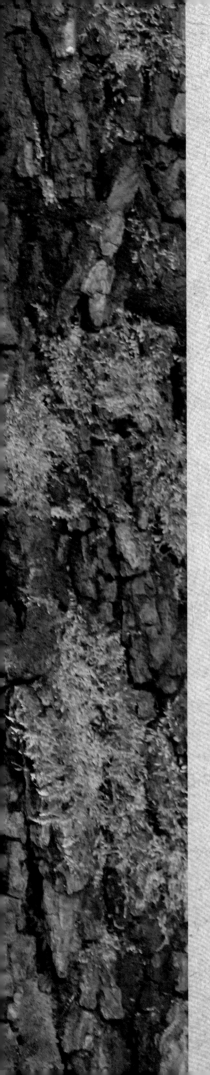

‖释名‖

零榆本经 白者名枌。[时珍曰] 按王安石字说云：榆渖俞柔，故谓之榆。其枌则有分之之道，故谓之枌。其荚飘零，故曰零榆。

‖集解‖

[别录曰] 榆皮生颖川山谷。二月采皮，取白暴干。八月采实。并勿令中湿，湿则伤人。[弘景曰] 此即今之榆树，取皮刮去上赤皮，亦可临时用之，性至滑利。初生荚仁，以作糜羹，令人多睡，嵇康所谓"榆令人瞑"也。[恭曰] 榆三月实熟，寻即落矣。今云八月采实，恐误也。[藏器曰] 江东无大榆，有刺榆，秋实。故经云"八月采"者，误也。刺榆，皮不滑利。[颂曰] 榆处处有之。三月生荚，古人采仁以为糜羹，今无复食者，惟用陈老实作酱耳。按尔雅疏云：榆类有数十种，叶皆相似，但皮及木理有异耳。刺榆有针刺如柘，其叶如榆，瀹为蔬羹，滑于白榆，即尔雅所谓枢，茎，诗经所谓"山有枢"是也。白榆先生叶，却着荚，皮白色，二月剥皮，刮去粗皱，中极滑白，即尔雅所谓榆，白枌是也。荒岁农人取皮为粉，食之当粮，不损人。四月采实。[宗奭曰] 榆皮，初春先生荚者是也。嫩时收贮为羹茹。嘉祐中，丰沛人缺食多用之。[时珍曰] 邢昺尔雅疏云：榆有数十种，今人不能尽别，惟知荚榆、白榆、刺榆、榔榆数者而已。荚榆、白榆皆大榆也。有赤、白二种。白者名枌，其木甚高大。未生叶时，枝条间先生榆荚，形状似钱而小，色白成串，俗呼榆钱。后方生叶，似山茱萸叶而长，尖艄润泽。嫩叶煠，浸淘过可食。故内则云：堇、荁、枌、榆、免、薧，滫瀡以滑之。三月采榆钱可作羹，亦可收至冬酿酒。瀹过晒干可为酱，即榆仁酱也。崔寔月令谓之酱酴，音牟偷者是也。山榆之荚名芜荑，与此相近，但味稍苦耳。诸榆性皆扇地，故其下五谷不植。古人春取榆火。今人采其白皮为榆面，水调和香剂，粘滑胜于胶漆。[承曰] 榆皮湿捣如糊，用粘瓦石极有力。汴洛人以石为碓嘴，用此胶之。

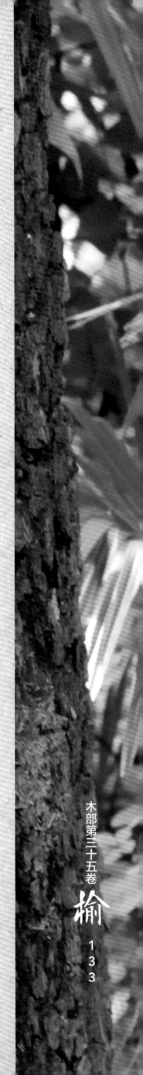

白皮

‖ **气味** ‖

甘，平，滑利，无毒。

‖ **主治** ‖

大小便不通，利水道，除邪气。久服。断谷轻身不饥。其实尤良。本经。疗肠胃邪热气，消肿，治小儿头疮痂疕。别录。通经脉。捣涎，傅癣疮。大明。滑胎，利五淋，治齁喘，疗不眠。甄权。生皮捣，和三年醋滓，封暴患赤肿，女人妒乳肿，日六七易，效。孟诜。利窍，渗湿热，行津液，消痈肿。时珍。

‖ **发明** ‖

[诜曰] 高昌人多捣白皮为末，和菜菹食甚美，令人能食。仙家长服，服丹石人亦服之。取利关节故也。[时珍曰] 榆皮、榆叶，性皆滑利下降，手足太阳、手阳明经药也。故人小便不通，五淋肿满，喘嗽不眠，经脉胎产诸证宜之。本草十剂云：滑可去着，冬葵子、榆白皮之属。盖亦取其利窍渗湿热，消留着有形之物尔，气盛而壅者宜之。若胃寒而虚者，久服渗利，恐泄真气。本经所谓"久服轻身不饥"，苏颂所谓"榆粉多食不损人"者，恐非确论也。

‖ **附方** ‖

旧九，新九。**断谷不饥** 榆皮、檀皮为末，日服数合。救荒本草。**齁喘不止** 榆白皮阴干焙为末。每日旦夜用水五合，末二钱，煎如胶，服。食疗本草。**久嗽欲死** 许明则有效方用厚榆皮削如指

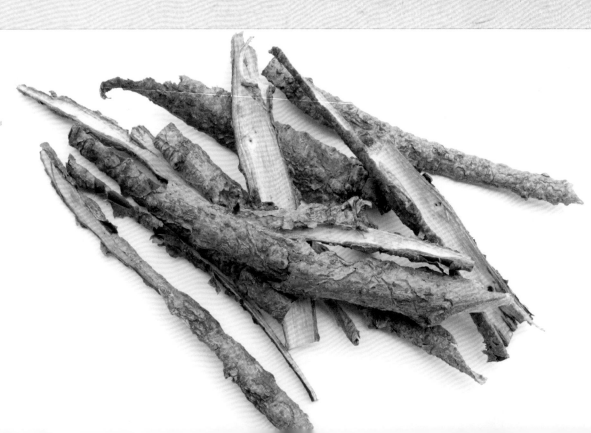

大，长尺余，纳喉中频出入，当吐脓血而愈。古今录验。**虚劳白浊**榆白皮二升，水二斗，煮取五升，分五服。千金方。**小便气淋**榆枝、石燕子煎水，日服。普济方。**五淋涩痛**榆白皮阴干焙研。每以二钱，水五合，煎如胶，日二服。普济方。**渴而尿多**非淋也。用榆皮二片，去黑皮，以水一斗，煮取五升，一服三合，日三服。外台秘要。**身体暴肿**榆皮捣末，同米作粥食之。小便良。备急方。**临月易产**榆皮焙为末。临月，日三服方寸匕，令产极易。陈承本草别说。**堕胎下血**不止。榆白皮、当归焙各半两，入生姜，水煎服之。普济方。**胎死腹中**或母病欲下胎。榆白皮煮汁，服二升。子母秘录。**身首生疮**榆白皮末，油和涂之，虫当出。子母秘录。**火灼烂疮**榆白皮嚼涂之。千金髓。**五色丹毒**俗名游肿，犯者多死，不可轻视。以榆白皮末，鸡子白和，涂之。千金。**小儿虫疮**榆皮末和猪脂涂绵上，覆之。虫出立瘥。千金方。**痈疽发背**榆根白皮切，清水洗，捣极烂，和香油傅之，留头出气。燥则以苦茶频润，不粘更换新者。将愈，以桑叶嚼烂，随大小贴之，口合乃止。神效。救急方。**小儿瘰疬**榆白皮生捣如泥，封之。频易。必效。**小儿秃疮**醋和榆白皮末涂之，虫当出。产乳方。

叶

‖**气味**‖

同上。

‖**主治**‖

嫩叶作羹及煠食，消水肿，利小便，下石淋，压丹石。藏器。[时珍曰] 暴干为末，淡盐水拌，或炙或晒干，拌菜食之，亦辛滑下水气。煎汁，洗酒齄鼻。同酸枣仁等分蜜丸，日服，治胆热虚劳不眠。时珍。

花

‖**主治**‖

小儿痫，小便不利，伤热。别录。

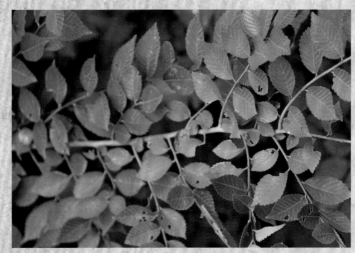

荚仁

‖**气味**‖

微辛，平，无毒。

‖**主治**‖

作糜羹食，令人多睡。弘景。主妇人带下，和牛肉作羹食。藏器。子酱：似芜荑，能助肺，杀诸虫，下气，令人能食，消心腹间恶气，卒心痛，涂诸疮癣，以陈者良。孟诜。榆耳见木耳。

‖ 基原 ‖

据《纲目图鉴》《纲目彩图》《大辞典》《中华本草》
等综合分析考证,为榆科植物榔榆 *Ulmus parvifolia* Jacq.。分
布于广东、台湾、湖南、江西、浙江、四川等地。

朗榆

《拾遗》

本草纲目

全本图典
【第十六册】

136

▷榔榆(*Ulmus parvifolia*)

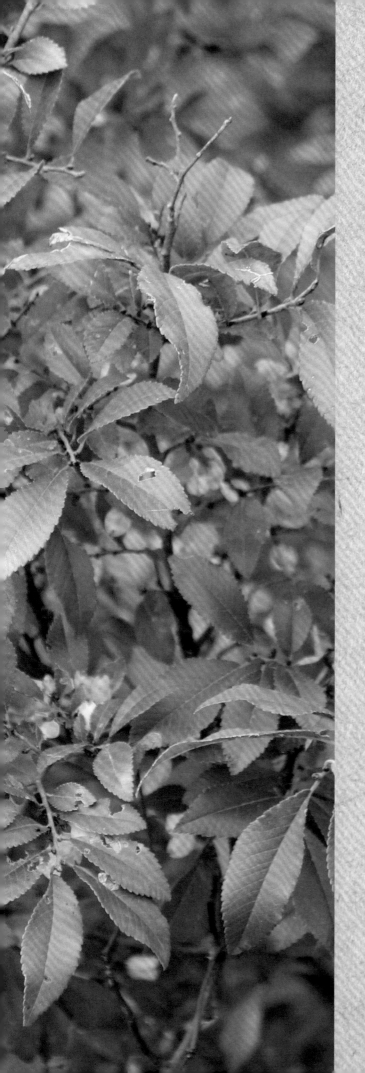

‖集解‖

[藏器曰]朗榆生山中。状如榆，其皮有滑汁，秋生荚，如大榆。

[时珍曰]大榆二月生荚，朗榆八月生荚，可分别。

皮

‖气味‖

甘，寒，无毒。

‖主治‖

下热淋，利水道，令人睡。藏器。治小儿解颅。时珍。

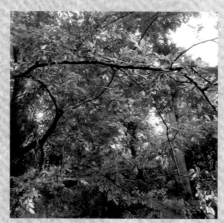

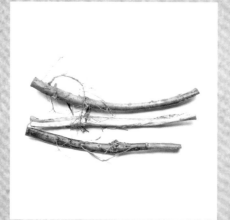

据《纲目彩图》《纲目图鉴》《大辞典》《汇编》等综合分析考证，本品为榆科植物大果榆 *Ulmus macrocarpa* Hance。分布于辽宁、吉林、黑龙江、内蒙古、河北、山西、陕西等地。

芜荑

《别录》中品

▷芜荑药材

‖ 释名 ‖

莁荑 尔雅 无姑 本经 蒨瑭 音殿 唐。木名梗 音偏。[时珍曰] 按说文云：梗，山枌榆也。有刺，实为芜荑。尔雅云：无姑，其实荑。又云：芜荑，茶蘼。则此物乃莁树之荑，故名也。[恭曰] 蒨瑭乃茶蘼二字之误。

‖ 集解 ‖

[别录曰] 芜荑生晋山川谷。三月采实，阴干。[弘景曰] 今惟出高丽，状如榆荑，气臭如狐，彼人皆以作酱食之。性杀虫，置物中亦辟蛀，但患其臭。[恭曰] 今延州、同州者甚好。[志曰] 河东、河西处处有之。[颂曰]

近道亦有之，以太原者良。大抵榆类而差小，其实亦早成，此榆乃大，气臭。郭璞尔雅注云：无姑，姑榆也。生山中，叶圆而厚，剥取皮合渍之，其味辛香，所谓芜荑也。采实阴干用。今人又多取作屑，以五味，惟陈者良。人收藏之多以盐渍、则失气味，但宜食品，不堪入药。[珣曰] 按广州记云：生大秦国，是波斯芜荑也。[藏器曰] 芜荑气膻者良，乃山榆仁也。[时珍曰] 芜荑有大小两种：小者即榆荚也，揉取仁，酝为酱，味尤辛。人多以外物相和，不可不择去之。入药皆用大芜荑，别有种。

‖气味‖

辛，平，无毒。[权曰] 苦，平。[珣曰] 辛，温。[诜曰] 作酱甚香美，功尤胜于榆仁。可少食之，过多发热，为辛故也。秋月食之，尤宜人。

‖主治‖

五内邪气，散皮肤骨节中淫淫温行毒，去三虫，化食。本经。逐寸白，散肠中嗢嗢喘息。别录。主积冷气，心腹癥痛，除肌肤节中风淫淫如虫行。蜀本。五脏皮肤肢节邪气。长食，治五痔，杀中恶虫毒，诸病不生。孟诜。治肠风痔瘘，恶疮疥癣。大明。杀虫止痛，治妇人子宫风虚，孩子疳泻冷痢。得诃子、豆蔻良。李珣。和猪脂捣，涂热疮。和蜜，治湿癣。和沙牛酪或马酪，治一切疮。张鼎。

‖附方‖

旧三，新七。**脾胃有虫**食即作痛，面黄无色。以石州芜荑仁二两，和面炒黄色为末。非时米饮服二钱匕。千金方。**制杀诸虫**生芜荑、生槟榔各四两，为末，蒸饼丸梧子大。每服二十丸，白汤下。本事方。**疳热有虫**瘦悴，久服充肥。用榆仁一两，黄连一两，为末，猪胆汁七枚和入碗内，饭上蒸之，一日蒸一次，九蒸乃入麝香半钱，汤浸蒸饼和丸绿豆大。每服五七丸至一二十丸，米饮下。钱氏小儿直诀。**小儿虫痛**胃寒虫上诸证，危恶与痫相似。用白芜荑、干漆烧存性等分，为末。米饮调服一字至一钱。杜壬方。**结阴下血**芜荑一两捣烂，纸压去油，为末，以雄猪胆汁丸梧子大。每服九丸，甘草汤下，日五服。三日断根。普济方。**脾胃气泄**久患不止。芜荑五两捣末，饭丸梧子大。每日空心、午饭前，陈米饮下三十丸。久服，去三尸，益神驻颜。此方得之章镕，曾用得力。王绍颜续传信方。**膀胱气急**宜下气。用芜荑捣和食盐末等分，以绵裹如枣大，纳下部，或下恶汁，并下气佳。外台秘要。**婴孩惊暗**风后失音不能言。肥儿丸：用芜荑炒、神曲炒、麦蘖炒、黄连炒各一钱，为末，猪胆汁打糊丸黍米大。每服十丸，木通汤下，黄连能去心窍恶血。全幼心鉴。**虫牙作痛**以芜荑仁安蛀孔中及缝中，甚效。危氏得效方。**腹中鳖瘕**平时嗜酒，血入于酒则为酒鳖；平时多气，血凝于气则为气鳖；虚劳瘤冷，败血杂痰，则为血鳖。摇头掉尾，如虫之行，上侵入咽，下蚀入肛，或附胁背，或隐胸腹，大则如鳖，小或如钱。治法惟用芜荑炒煎服之。兼用暖胃益血理中之类，乃可杀之。若徒事雷丸、锡灰之类，无益也。仁斋直指方。

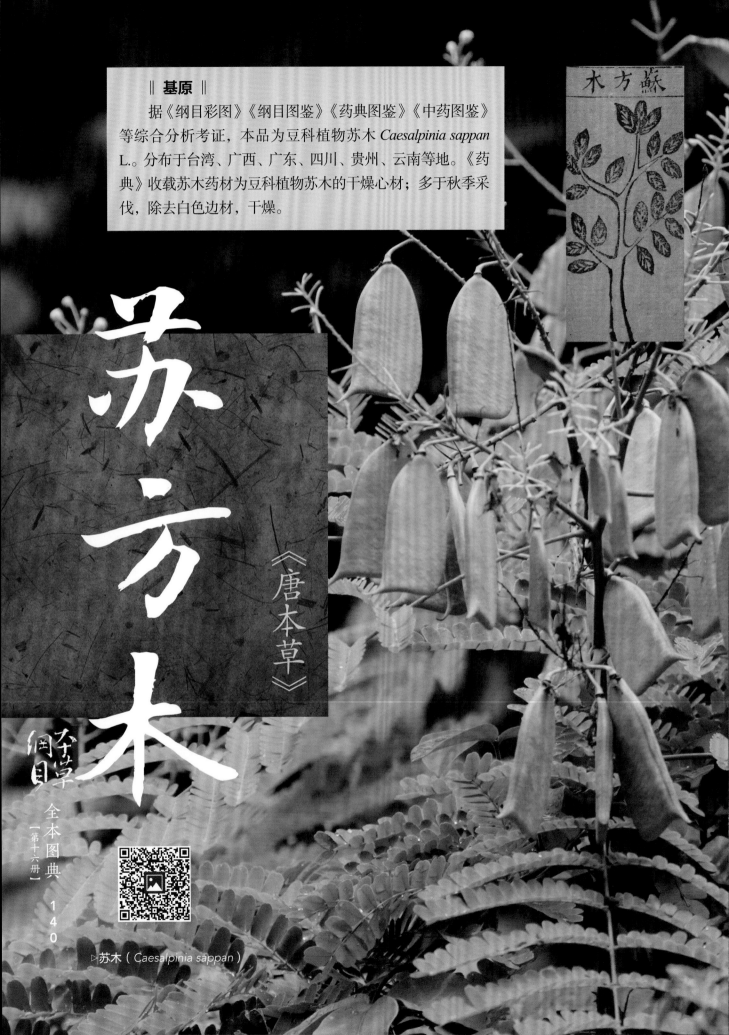

‖ 基原 ‖

据《纲目彩图》《纲目图鉴》《药典图鉴》《中药图鉴》等综合分析考证，本品为豆科植物苏木 *Caesalpinia sappan* L.。分布于台湾、广西、广东、四川、贵州、云南等地。《药典》收载苏木药材为豆科植物苏木的干燥心材；多于秋季采伐，除去白色边材，干燥。

苏方木

《唐本草》

本草纲目

全本图典

【第十六册】

▷苏木（*Caesalpinia sappan*）

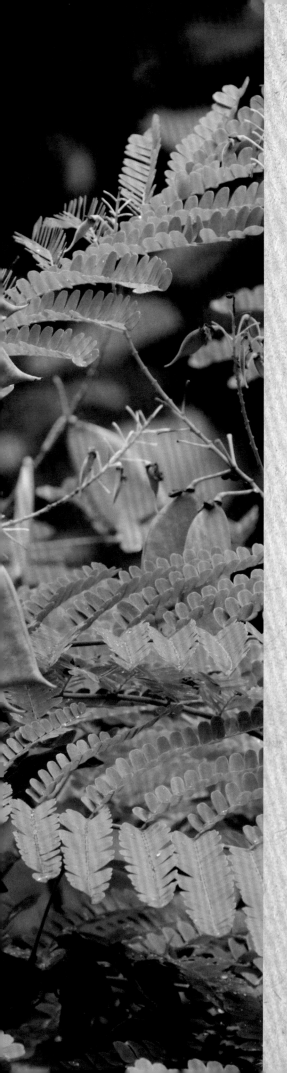

‖释名‖

苏木。[时珍曰] 海岛有苏方国,其地产此木,故名。今人省呼为苏木尔。

‖集解‖

[恭曰] 苏方木自南海,昆仑来,而交州、爱州亦有之。树似庵罗,叶若榆叶而无涩,抽条长丈许,花黄,子青熟黑。其木,人用染绛色。[珣曰] 按徐表南州记云:生海畔。叶似绛,木若女贞。[时珍曰] 按嵇含南方草木状云:苏方树类槐,黄花黑子,出九真。煎汁忌铁器,则色黯。其木蠹之粪名曰紫纳,亦可用。暹罗国人贱用如薪。

‖修治‖

[敩曰] 凡使去上粗皮并节。若得中心文横如紫角者,号曰木中尊,其力倍常百等。须细剉重捣,拌细梅树枝蒸之,从巳至申,阴干用。

‖气味‖

甘、咸,平,无毒。[杲曰] 甘、咸,凉。可升可降,阳中阴也。[好古曰] 味甘而微酸、辛,其性平。

‖主治‖

破血。产后血胀闷欲死者,水煮五两,取浓汁服。唐本。妇人血气心腹痛,月候不调及蓐劳,排脓止痛,消痈肿扑损瘀血,女人失音血噤,赤白痢,并后分急痛。大明。虚劳血癖气壅滞,产后恶露不安,心腹搅痛,及经络不通,男女中风,口噤不语。并宜细研乳头香末方寸匕,以酒煎苏方木,调服。立吐恶物瘥。海药。霍乱呕逆,及人常呕吐,用水煎服。藏器。破疮疡死血,产后败血。李杲。

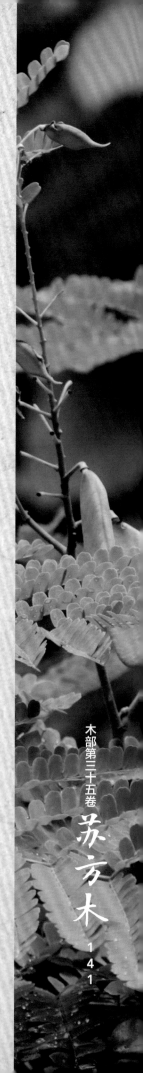

‖发明‖

[元素曰] 苏木性凉，味微辛。发散表里风气，宜与防风同用。又能破死血，产后血肿胀满欲死者宜之。

[时珍曰] 苏方木乃三阴经血分药。少用则和血，多用则破血。

‖附方‖

旧一，新五。**产后血运**苏方木三两，水五升，煎取二升，分服。肘后方。**产后气喘**面黑欲死，乃血入肺也。用苏木二两，水两碗，煮一碗，入人参末一两服。随时加减，神效不可言。胡氏方。**破伤风病**苏方木为散三钱，酒服立效。名独圣散。普济方。**脚气肿痛**苏方木、鹭鸶藤等分，细锉，入淀粉少许，水二斗，煎一斗五升，先熏后洗。普济方。**偏坠肿痛**苏方木二两，好酒一壶煮熟，频饮立好。集简方。**金疮接指**凡指断及刀斧伤。用真苏木末敷之，外以蚕茧包缚完固，数日如故。摄生方。

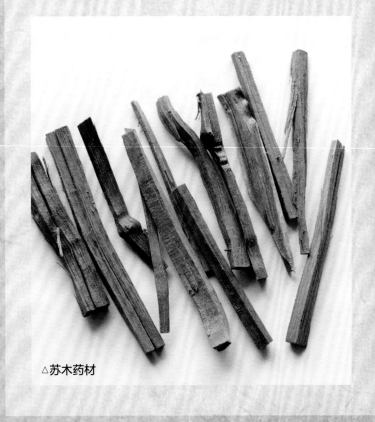

△苏木药材

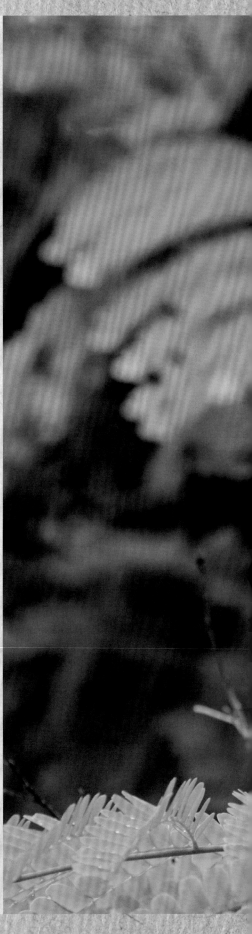

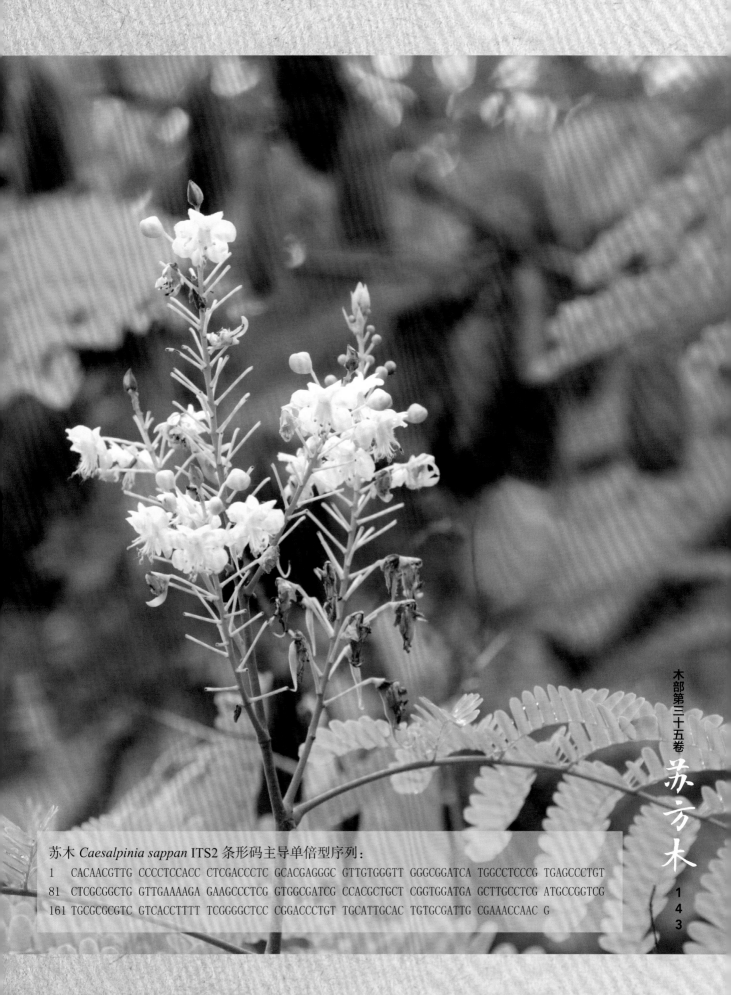

苏木 *Caesalpinia sappan* ITS2 条形码主导单倍型序列：

```
1    CACAACGTTG CCCCTCCACC CTCGACCCTC GCACGAGGGC GTTGTGGGTT GGGCGGATCA TGGCCTCCCG TGAGCCCTGT
81   CTCGCGGCTG GTTGAAAAGA GAAGCCCTCG GTGGCGATCG CCACGCTGCT CGGTGGATGA GCTTGCCTCG ATGCCGGTCG
161  TGCGCGCGTC GTCACCTTTT TCGGGGCTCC CGGACCCTGT TGCATTGCAC TGTGCGATTG CGAAACCAAC G
```

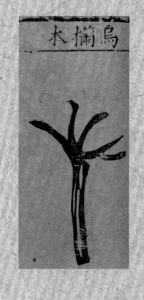

‖ 基原 ‖

据《纲目彩图》《纲目图鉴》《大辞典》《汇编》等综合分析考证，本品为柿树科植物乌木 *Diospyros ebenum* Koen.。分布于广东等地。

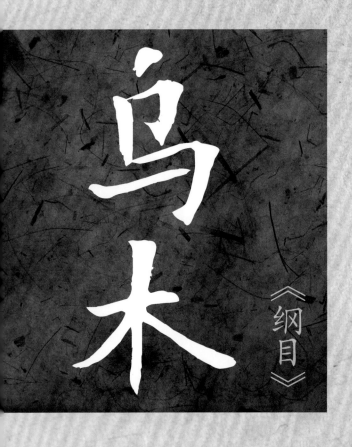

乌木《纲目》

‖ 释名 ‖

乌樠木樠音漫。乌文木。[时珍曰] 木名文木，南人呼方如樠，故也。

‖ 集解 ‖

[时珍曰] 乌木出海南、云南、南番。叶似棕榈。其木漆黑，体重坚致，可为箸及器物。有间道者，嫩木也。南人多以系木染色伪之。南方草物状云：文木树高七八丈，其色正黑，如水牛角，作马鞭，曰南有之。古今注云：乌文木出波斯，舶上将来，乌文烂然。温、括、婺等州亦出之，皆此物也。

‖ 气味 ‖

甘、咸，平，无毒。

‖ 主治 ‖

解毒，又主霍乱吐利，取屑研末，温酒服。时珍。

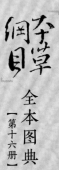

◁乌木（ *Diospyros ebenum* ）

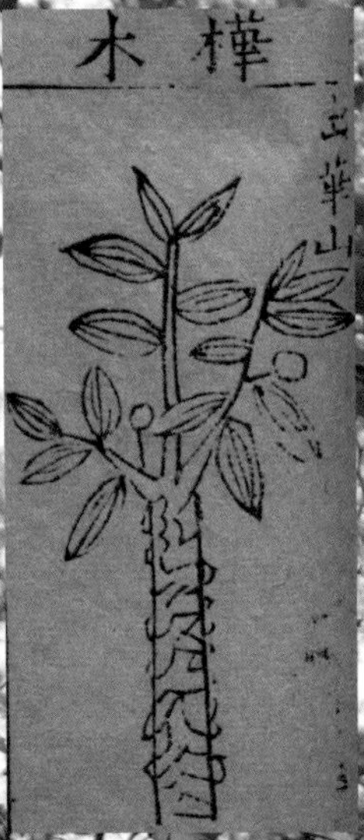

||基原||
据《纲目彩图》《纲目图鉴》《大辞典》《汇编》等
综合分析考证，本品为桦木科植物白桦 *Betula platyphylla*
Suk.。分布于我国东北、西北、西南及内蒙古等地。

桦木

宋《开宝》

||释名||
橭。[藏器曰]晋·中书令王珉，伤寒身
验方中作橭字。[时珍曰]画工以皮烧
烟熏纸，作古画字，故名橭。俗省作
桦字也。

||集解||
[藏器曰]桦木似山桃，皮堪为烛。
[颂曰]皮上有紫黑花匀者，裹鞍、弓、
鐙。[时珍曰]桦木生辽东及临洮、河
州、西北诸地。其木色黄，有小斑点
红色，能收肥腻。其皮厚而轻虚软
柔，皮匠家用衬靴里，及为刀靶之
类，谓之暖皮。胡人尤重之。以皮卷
蜡，可作烛点。

△白桦（ *Betula platyphylla* ）

木皮

‖气味‖

苦，平，无毒。

‖主治‖

诸黄疸，浓煮汁饮之良。开宝。煮汁冷饮，主伤寒时行热毒疮，特良。即今豌豆疮也。藏器。烧灰合他药，治肺风毒。宗奭。治乳痈。时珍。

‖附方‖

旧一，新四。**乳痈初发**肿痛结硬欲破，一服即瘥。以北来真桦皮烧存性研，无灰酒温服方寸匕，即卧，觉即瘥也。沈存中灵苑方。**乳痈腐烂**靴内年久桦皮，烧灰。酒服一钱，日一服。唐瑶经验方。**肺风毒疮**遍身疮疥如疠，及瘾疹瘙痒，面上风刺，妇人粉刺，并用桦皮散主之。桦皮烧灰四两，枳壳去穰烧四两，荆芥穗二两，炙甘草半两，各为末，杏仁水煮过去皮尖，二两，研泥烂，研匀。每服二钱，食后温酒调下。疮疥甚者，日三服。和剂方。**小便热短**桦皮浓煮汁，饮。集简方。**染黑须发**樞皮一片，包侧柏一枝，烧烟熏香油碗内成烟，以手抹在须鬓上，即黑也。多能鄙事。

脂

‖主治‖

烧之，辟鬼邪。藏器。

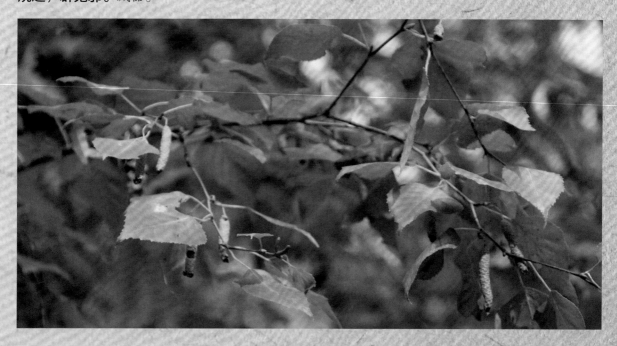

‖ 基原 ‖

据《纲目图鉴》《大辞典》《中华本草》等综合分析考证，本品为杜鹃花科植物小果珍珠花 *Lyonia ovalifolia* (Wall.) Drude var. *elliptica* (Sieb. et Zucc.) Hand.-Mazz.。分布于华南、西南、华东等地。

‖ 释名、集解 ‖

〔藏器曰〕生林泽山谷。木文侧戾，故曰缤木。

‖ 气味 ‖

甘，温，无毒。

‖ 主治 ‖

风血羸瘦，补腰脚，益阳道，宜浸酒饮。藏器。

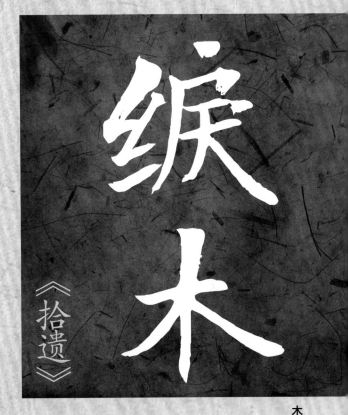

缤木

《拾遗》

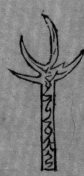

‖ 基原 ‖

据《纲目图鉴》《大辞典》《中华本草》等综合分析考证，本品为豆科植物花榈木 Ormosia henryi Prain。分布于西南地区及浙江、安徽、江西、湖南、湖北、福建、广东等地。

榈木

《拾遗》

李时珍
纲目
全本图典
【第十六册】

▷花榈木（Ormosia henryi）

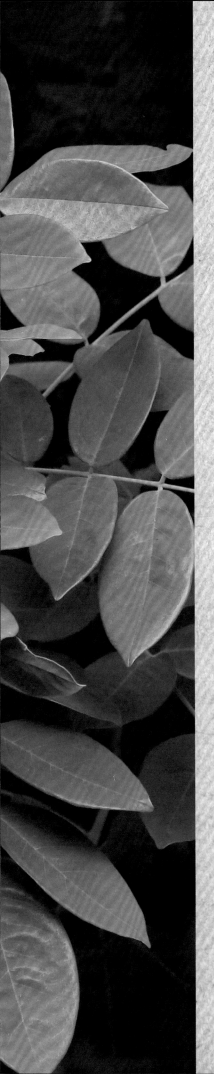

‖**集解**‖
[藏器曰] 出安南及南海。用作床几，似紫檀而色赤，性坚好。[时珍曰] 木性坚，紫红色。亦有花纹者，谓之花榈木，可作器皿、扇骨诸物。俗作花梨，误矣。

‖**气味**‖
辛，温，无毒。

‖**主治**‖
产后恶露冲心，癥瘕结气，赤白漏下，并剉煎服。李珣。破血块，冷嗽，煮汁热服。为枕令人头痛，性热故也。藏器。

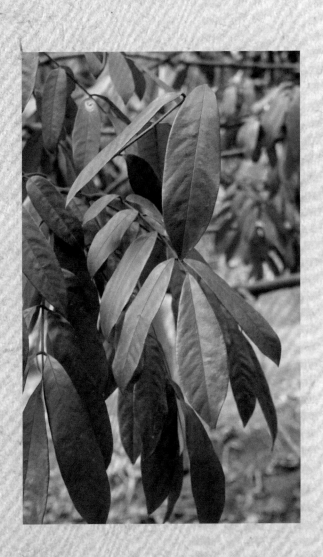

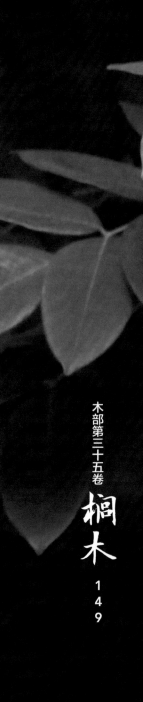

据《纲目彩图》《纲目图鉴》《大辞典》《中华本草》等综合分析考证，本品为棕榈科植物棕榈 *Trachycarpus fortunei* (Hook. f.) H. Wendl.。分布于西南、华南、华东及湖南、湖北、河南等地。《药典》收载棕榈药材为棕榈科植物棕榈的干燥叶柄；采棕时割取旧叶柄下延部分和鞘片，除去纤维状的棕毛，晒干。

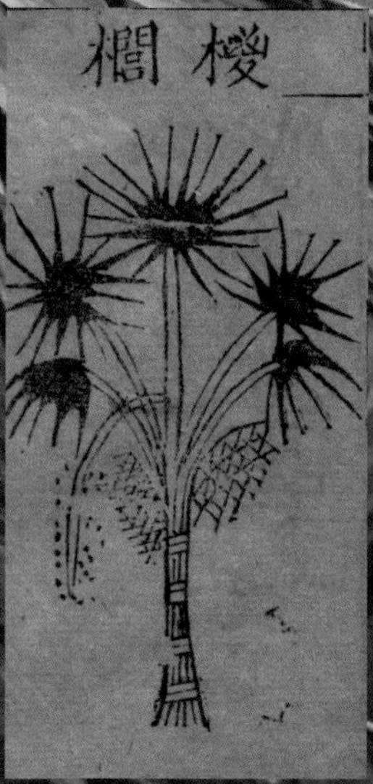

棕榈

宋《嘉祐》

櫚棕

▷棕榈（Trachycarpus fortunei）

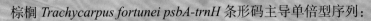

棕榈 *Trachycarpus fortunei psbA-trnH* 条形码主导单倍型序列：

```
1    GACTTTTGTT TTAGTGTATA TGAATCGTTG AAGGAATGGA GCAATACCCA ACTAAAACAA GATATTGGGT ATTGCTCCAT
81   TGTTTGATTC AATAGTGTTT TGCACACAAC ACATAAGTAT TAGTAATGAA TGATAAGTAC TTTTTTAGTA TTTTTATTTT
161  TTTTTACTTT TTTTTTATTT ATATTAATAA TATTTCTATT AATATTTAAT ATTGAAAAAT ATTATTTAAA TTTAAATAAT
241  TTAACGACGA GATTTATTGT CGTTTCTTGC ATGTCTCGCG AAAGTCAGAG TAGGCGCGAA TTCTCCCAAT TTGTGACCTA
321  CCATACGATC TGTTATATAA ATAGGTAAAT TTTCCTTTCC ATTATGAATA GCGATTGTAT GGCCAATCAT TGTGGGTATA
401  ATGGTAGATG CCCGAGACCA AGTACTATT ATTTCTTTCT CCTCCCTCAT GTTGAGTTTT TCAATTTTTC CCGATAAATG
481  ATTAGCTACA AAAGGATTTT TTTTTAGTGA ACGTGTCACA GCTGATTACT CCTTTTTTTT TTACATTTTA AAGATTGGCA
561  TTCTATGTCC AATATCTCGA TCTAAGTATG GAGGTCAGAA TAAATACAAT AATGATGAAT GGAAAAAAGA GAAAATCC
```

‖释名‖

栟榈。[时珍曰] 皮中毛缕如马之骏鬣，故名。椶俗作棕。鬣音闾，鬃也。栟音并。

‖集解‖

[颂曰] 棕榈出岭南、西川，今江南亦有之。木高一二丈，无枝条。叶大而圆，有如车轮，萃于树杪。其下有皮重叠裹之，每皮一匝，为一节。二旬一采，皮转复生上。六七月生黄白花。八九月结实，作房如鱼子，黑色。九月、十月采其皮用。山海经云：石翠之山，其木多棕是也。[藏器曰] 其皮作绳，入土千岁不烂。昔有人开冢得一索，已生根。岭南有桄榔、槟榔、椰子、冬叶、虎散、多罗等木，叶皆与栟榈相类。[时珍曰] 棕榈，川、广甚多，今江南亦种之，最难长。初生叶如白及叶，高二三尺则木端数叶大如扇，上耸，四散歧裂，其茎三棱，四时不凋。其干正直无枝，近叶处有皮裹之，每长一层即为一节。干身赤黑，皆筋络，宜为钟杵，亦可旋为器物。其皮有丝毛，错纵如织，剥取缕解，可织衣、帽、褥、椅之属，大为时利。每岁必两三剥之，否则树死，或不长也。三月于木端茎中出数黄苞，苞中有细子成列，乃花之孕也，状如鱼腹孕子，谓之棕鱼，亦曰棕笋。渐长出苞，则成花穗，黄白色。结实累累，大如豆，生黄熟黑，甚坚实。或云：南方此木有两种：一种有皮丝，可作绳；一种小而无丝，惟叶可作帚。郑樵通志以为王彗者，非也。王彗乃落帚之名，即地肤子。别有蒲葵，叶与此相似而柔薄，可为扇、笠，许慎说文以为棕榈亦误矣。

笋及子花

‖气味‖

苦，涩，平，无毒。[藏器曰] 有小毒，戟人喉，未可轻服。[珣曰] 温，有大毒，不堪食。[时珍曰] 棕鱼皆言有毒不可食，而广、蜀人蜜煮、醋浸，以供佛、寄远，苏东坡亦有食棕笋诗，乃制去其毒尔。

‖主治‖

涩肠，止泻痢肠风，崩中带下，及养血。藏器。

‖附方‖

新一。**大肠下血**棕笋煮熟，切片晒干为末，蜜汤或酒服一二钱。集简方。

皮

‖气味‖

同子。

‖主治‖

止鼻衄吐血，破癥，治肠风赤白痢，崩中带下，烧存性用。大明。**主金疮疥癣，生肌止血。**李珣。

‖发明‖

[宗奭曰] 棕皮烧黑，治妇人血露及吐血，须佐以他药。[时珍曰] 棕灰性涩，若失血去多，瘀滞已尽者，用之切当，所谓涩可去脱也。与乱发同用更良。年久败棕入药尤妙。

‖附方‖

新六。**鼻血不止**棕榈灰，随左右吹之。黎居士方。**血崩不止**棕榈皮烧存性，空心淡酒服三钱。一方加煅白矾等分。妇人良方。**血淋不止**棕榈皮半烧半炒为末，每服二钱，甚效。卫生家宝方。**下血不止**棕榈皮半斤，栝楼一个，烧灰。每服二钱，米饮调下。百一选方。**水谷痢下**棕榈皮烧研，水服方寸匕。近效方。**小便不通**棕皮毛烧存性，以水、酒服二钱即通利，累试甚验。摄生方。

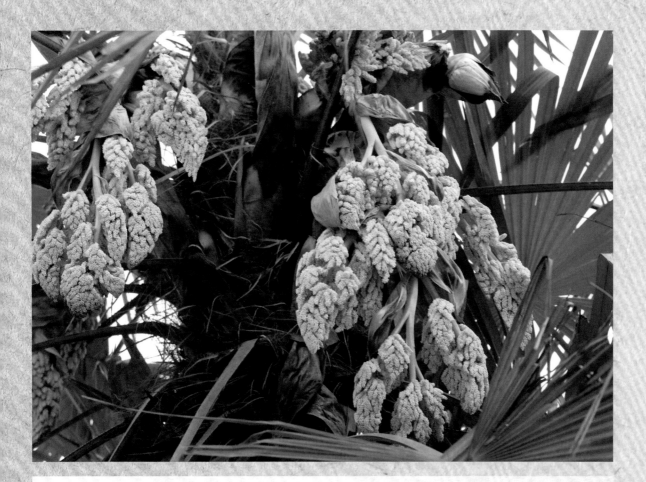

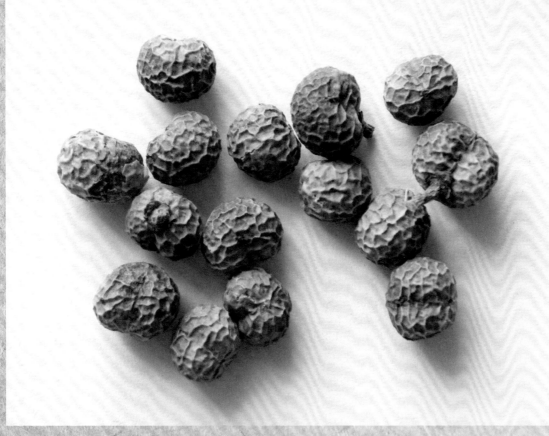

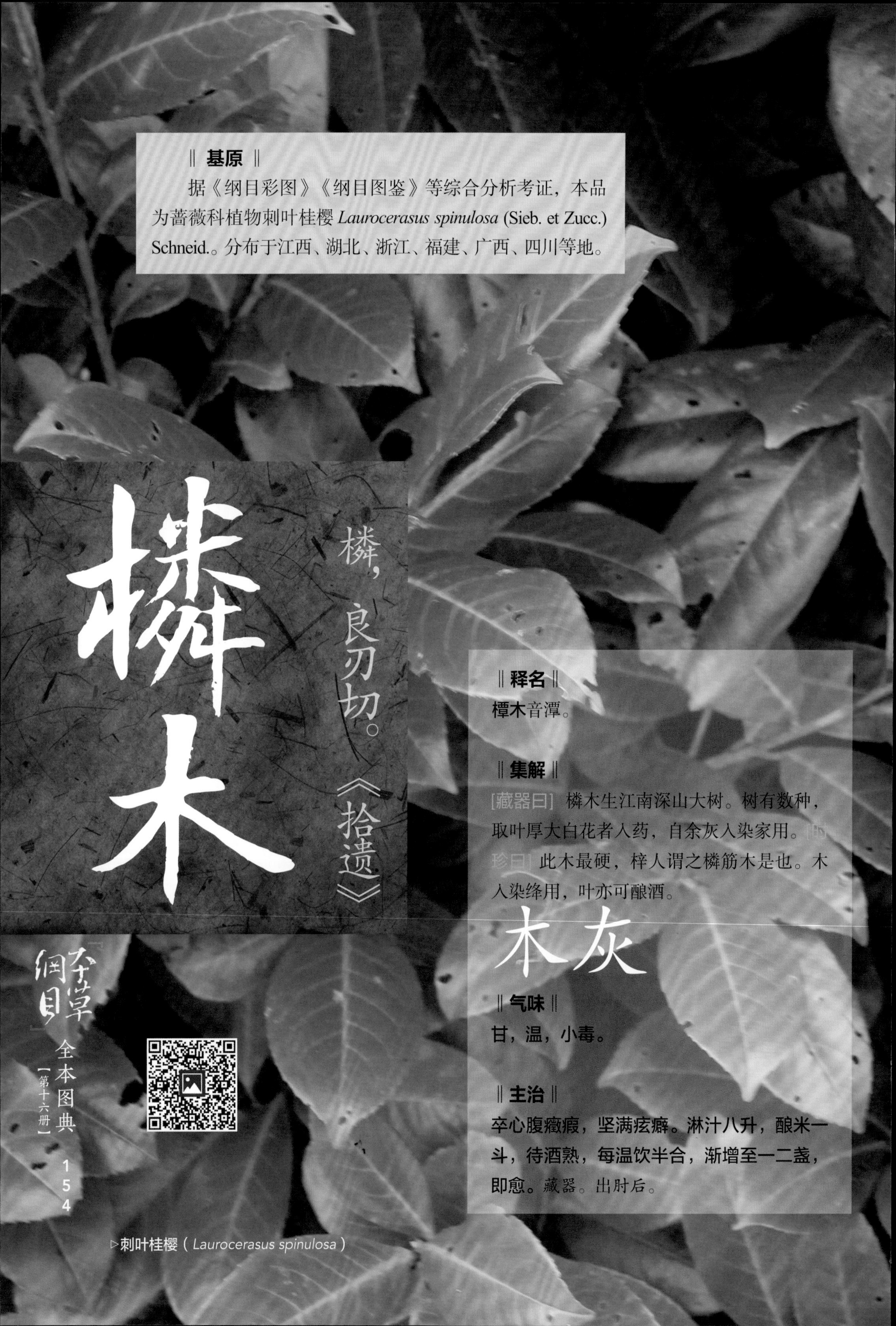

据《纲目彩图》《纲目图鉴》等综合分析考证，本品为蔷薇科植物刺叶桂樱 *Laurocerasus spinulosa* (Sieb. et Zucc.) Schneid.。分布于江西、湖北、浙江、福建、广西、四川等地。

欓木

樏，良刃切。《拾遗》

‖ 释名 ‖

樏木音潭。

‖ 集解 ‖

[藏器曰] 樏木生江南深山大树。树有数种，取叶厚大白花者入药，自余灰入染家用。[时珍曰] 此木最硬，梓人谓之樏筋木是也。木入染绛用，叶亦可酿酒。

木灰

‖ 气味 ‖

甘，温，小毒。

‖ 主治 ‖

卒心腹癥瘕，坚满疟癖。淋汁八升，酿米一斗，待酒熟，每温饮半合，渐增至一二盏，即愈。藏器。出肘后。

▷ 刺叶桂樱（*Laurocerasus spinulosa*）

据《纲目彩图》《纲目图鉴》《大辞典》《中华本草》
等综合分析考证，本品为壳斗科植物柯树 *Lithocarpus glaber*
(Thunb.) Nakai。分布于浙江、江苏、湖南、江西、福建、广
东、广西等地。

‖ 释名 ‖
木奴。

‖ 集解 ‖
[珣曰] 按广志云：生广南山谷。波斯家用木
为船舫者也。

白 皮

‖ 气味 ‖
辛，平，有小毒。

‖ 主治 ‖
大腹水病。采皮煮汁去滓。煎令可，丸如梧
子大。平旦空心饮下三丸，须臾又一丸，
气、水并从小便出也。藏器。

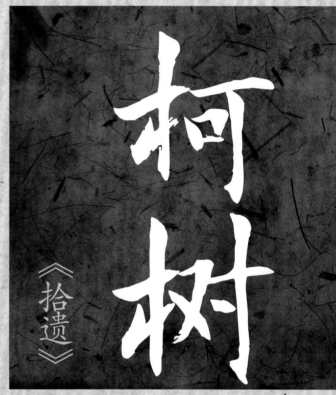

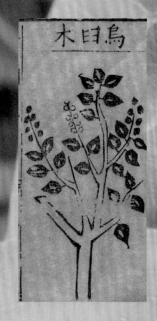

据《纲目彩图》《纲目图鉴》《大辞典》《汇编》等综合分析考证，本品为大戟科植物乌桕 *Sapium sebiferum* (L.) Roxb.。分布于华东、华南、西南及陕西、台湾等地。

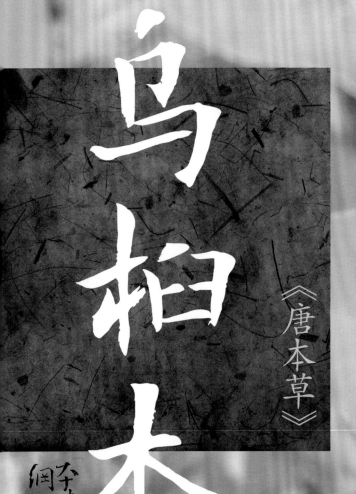

乌桕

《唐本草》

▷乌桕（*Sapium sebiferum*）

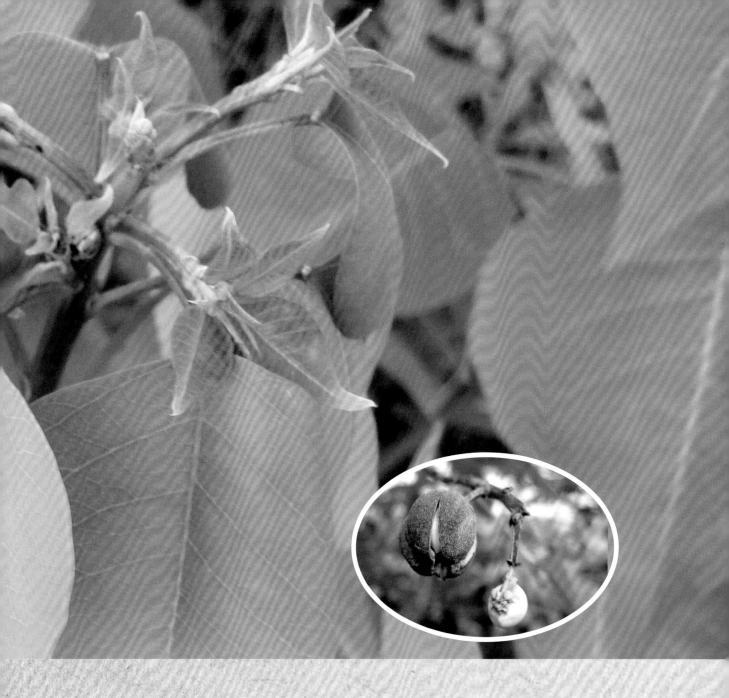

‖释名‖

鸦臼。[时珍曰] 乌桕，乌喜食其子，因以名之。陆龟蒙诗云：行歇每依鸦臼影，挑频时见鼠姑心。是矣。鼠姑，牡丹也。或云：其木老则根下黑烂成臼，故得此名。郑樵通志言乌桕即柜柳者，非矣。

‖集解‖

[恭曰] 生山南平泽。树高数仞，叶似梨、杏。五月开细花，黄白色。子黑色。[藏器曰] 叶可染皂。子可压油，然灯极明。[宗奭曰] 叶如小杏叶，但微薄而绿色差淡。子八九月熟。初青后黑，分为三瓣。[时珍曰] 南方平泽甚多。今江西人种植，采子蒸煮，取脂浇烛货之。子上皮脂，胜于仁也。

根白皮

‖气味‖

苦，微温，有毒。[大明曰]性凉，慢火炙干黄乃用。

‖主治‖

暴水，癥结积聚。唐本。**疗头风，通大小便。**大明。**解蛇毒。**震亨。

‖发明‖

[时珍曰]乌桕根性沉而降，阴中之阴，利水通肠，功胜大戟。一野人病肿满气壮，令掘此根捣烂，水煎服一碗，连行数行而病平。气虚人不可用之。此方出太平圣惠方，言其功神圣，但不可多服尔。诚然。

‖附方‖

旧一，新九。**小便不通**乌桕根皮煎汤，饮之。肘后方。**大便不通**乌桕木根方长一寸，劈破，水煎半盏，服之立通。不用多吃。其功神圣，兼能取水。斗门方。**二便关格**二三日则杀人。乌桕东南根白皮，干为末，热水服二钱。先以芒消二两，煎汤服，取吐甚效。肘后方。**水气虚肿**小便涩。乌桕皮，槟榔、木通一两，为末。每服二钱，米饮下。圣惠方。**脚气湿疮**极痒有虫。乌桕根为末傅之。少时有涎出良。摘玄方。**尸注中恶**心腹痛刺，沉默错乱。用乌桕根皮煎浓汁一合，调朱砂末一钱，服之。肘后方无朱砂。永类方。**暗疔昏狂**疮头凸红。柏树根经行路者，取二尺许，去皮捣烂，井华水调一盏服。待泻过，以三角银杏仁浸油，捣盦患处。圣济总录。**婴儿胎疮**满头。用水边乌桕树根晒研，入雄黄末少许，生油调搽。经验良方。**鼠莽砒毒**乌桕根半两，擂水服之。医方大成。**盐齁痰喘**柏树皮去粗捣汁，和飞面作饼烙熟。早辰与儿吃三四个，待吐下盐涎乃佳。如不行，热茶催之。摘玄方。

叶

‖气味‖

同根。

‖主治‖

食牛马六畜肉，生疔肿欲死者。捣自然汁一二碗，顿服得大利，去毒即愈。未利再服。冬用根。时珍。

柏油

‖**气味**‖
甘，凉，无毒。

‖**主治**‖
涂头，变白为黑。服一合，令人下利，去阴下水气。炒子作汤亦可。^{藏器}涂一切肿毒疮疥。
时珍。

‖**附方**‖
新二。**脓泡疥疮**柏油二两，水银二钱，樟脑五钱，同研，频入唾津，不见星乃止。以温汤洗净
疮，以药填入。唐瑶经验方。**小儿虫疮**用旧绢作衣，化柏油涂之，与儿穿着。次日虫皆出油
上，取下燃之有声是也。别以油衣与穿，以虫尽为度。濒湖集简方。

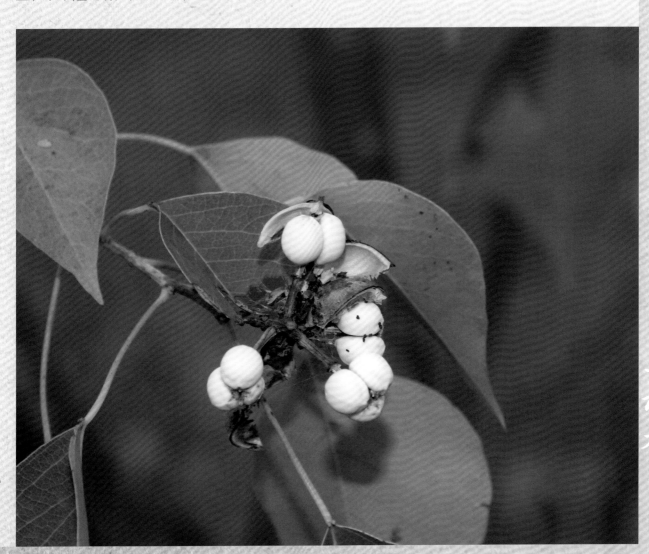

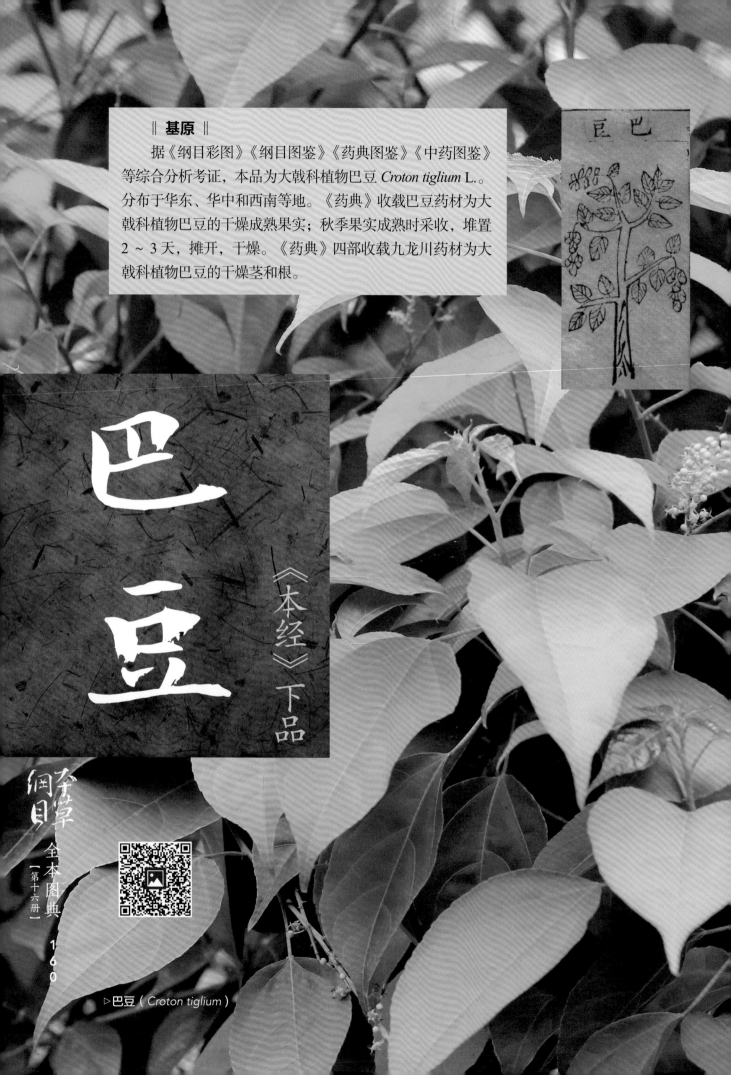

巴豆

《本经》下品

▷巴豆（*Croton tiglium*）

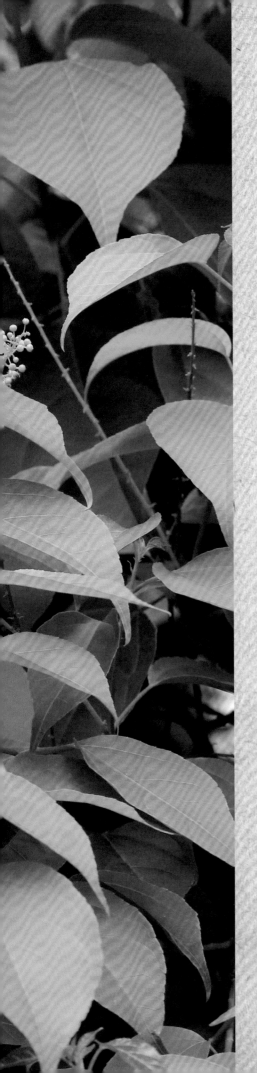

释名

巴菽本经 刚子炮炙 老阳子。[时珍曰]此物出巴蜀,而形如菽豆,故以名之。宋本草一名巴椒,乃菽字传讹也。雷敩炮炙论又分紧小色黄者为巴,有三棱色黑者为豆,小而两头尖者为刚子。云巴与豆可用,刚子不可用,杀人。其说殊乖。盖紧小者是雌,有棱及两头尖者是雄。雄者峻利,雌者稍缓也。用之得宜,皆有功力;用之失宜,参、术亦能为害,况巴豆乎?

集解

[别录曰]巴豆生巴郡川谷。八月采,阴干用之,去心、皮。[颂曰]今嘉州、眉州、戎州皆有之。木高一二丈。叶如樱桃而厚大,初生青色,后渐黄赤,至十二月叶渐凋,二月复渐生,四月旧叶落尽,新叶齐生,即花发成穗,微黄色。五六月结实作房,生青,至八月熟而黄,类白豆蔻,渐渐自落,乃收之。一房有二瓣,一瓣一子,或三子。子仍有壳,用之去壳。戎州出者,壳上有纵文,隐起如线,一道至两三道。彼土人呼为金线巴豆,最为上等,他处亦稀有。[时珍曰]巴豆房似大风子壳而脆薄,子及仁皆似海松子。所云似白豆蔻者,殊不类。

修治

[弘景曰]巴豆最能泻人,新者佳,用之去心、皮,熬令黄黑,捣如膏,乃和丸散。[敩曰]凡用巴与豆敲碎,以麻油并酒等煮干研膏用。每一两,用油、酒各七合。[大明曰]凡入丸散,炒用不如去心、膜,换水煮五度,各一沸也。[时珍曰]巴豆有用仁者,用壳者,用油者,有生用者,麸炒者,醋煮者,烧存性者,有研烂以纸包压去油者,谓之巴豆霜。

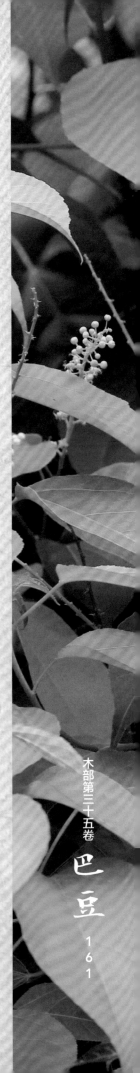

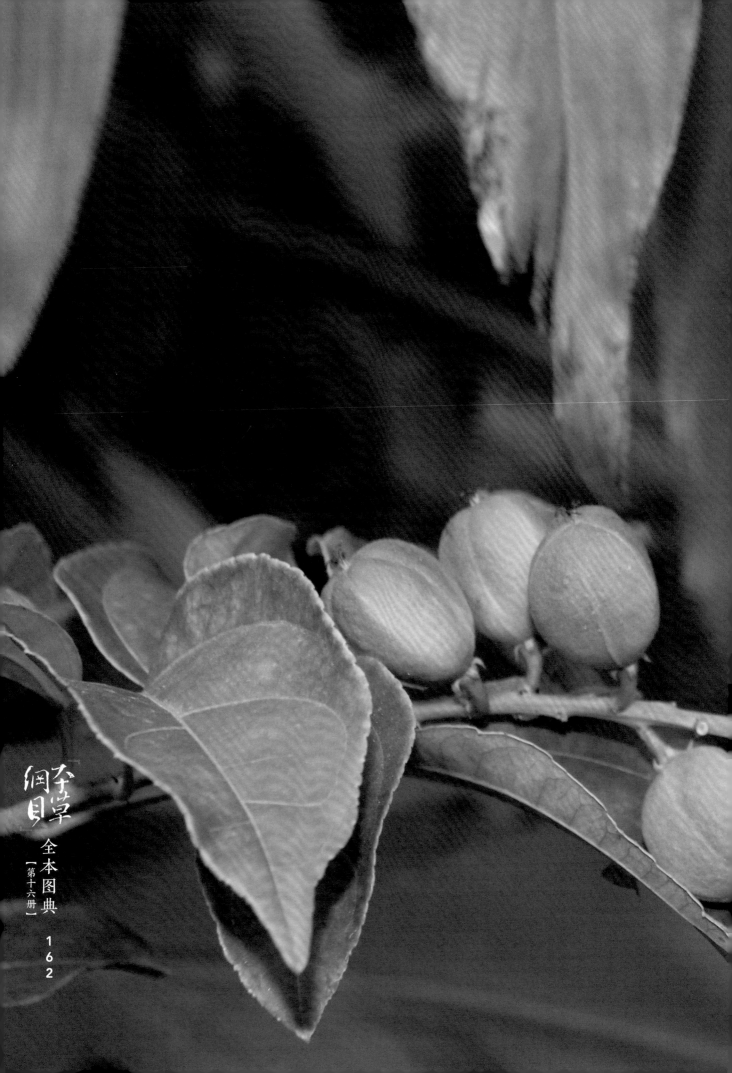

‖ 气味 ‖

辛，温，有毒。[别录曰] 生温熟寒，有大毒。[普曰] 神农、岐伯、桐君：辛，有毒。黄帝：甘，有毒。李当之：热。[元素曰] 性热味苦，气薄味厚，体重而沉降，阴也。[杲曰] 性热味辛，有大毒，浮也，阳中阳也。[时珍曰] 巴豆气热味辛，生猛熟缓，能吐能下，能止能行，是可升可降药也。别录言其熟则性寒，张氏言其降，李氏言其浮，皆泥于一偏矣。盖此物不去膜则伤胃，不去心则作呕，以沉香水浸则能升能降，与大黄同用泻人反缓，为其性相畏也。王充论衡云：万物含太阳火气而生者，皆有毒。故巴豆辛热有毒。[之才曰] 芫花为之使。畏大黄、黄连、芦笋、菰笋、藜芦、酱、豉、冷水，得火良，恶蘘草，与牵牛相反。中其毒者，用冷水、黄连汁、大豆汁解之。

‖ 主治 ‖

伤寒温疟寒热，破癥瘕结聚坚积，留饮痰癖，大腹，荡涤五脏六腑，开通闭塞，利水谷道，去恶肉，除鬼毒蛊疰邪物，杀虫鱼。本经。疗女子月闭烂胎，金疮脓血，不利丈夫，杀斑蝥蛇虺毒。可练饵之，益血脉，令人色好，变化与鬼神通。别录。治十种水肿，痿痹，落胎。药性。通宣一切病，泄壅滞，除风补劳，健脾开胃，消痰破血，排脓消肿毒，杀腹脏虫，治恶疮息肉，及疥癞疔肿。日华。导气消积，去脏腑停寒，治生冷硬物所伤。元素。治泻痢惊痫，心腹痛疝气，风㖞耳聋，喉痹牙痛，通利关窍。时珍。

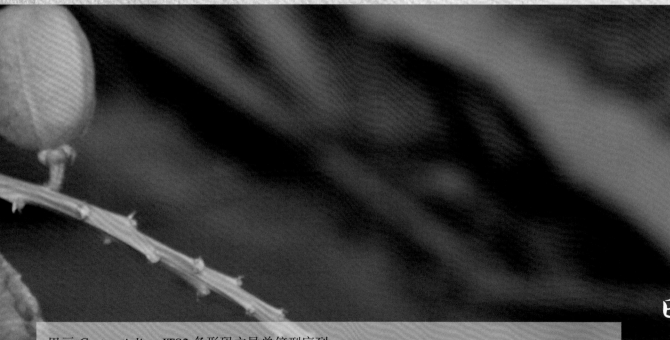

巴豆 *Croton tiglium* ITS2 条形码主导单倍型序列：

```
1    CGCAGCATCG CTCCCAACCC ATTGGGGTGC GGAATATGGC CTCCCGTGCG ATTCTCTCCC GCGGTTGGCC TAAAAGAATG
81   GTCCTCGGCT GCAAATGCCG CGACAATCGG TGGTTGCAAG GCCCTCGGAC ACAGTCGCGC GCGCACGTAT GCCTTTGGAT
161  AACGAGACCC CTCTGCGTCC GCGTCCTTCG CGGCACGCTC ACATCG
```

‖ 发明 ‖

[元素曰] 巴豆乃斩关夺门之将，不可轻用。[震亨曰] 巴豆去胃中寒积。无寒积者勿用。
[元素曰] 世以巴豆药治酒病膈气，以其辛热能开肠胃郁结也。但郁结虽开，而亡血液，
损其真阴。[从正曰] 伤寒风湿，小儿疮痘，妇人产后，用之下膈，不死亦危。奈何庸人
畏大黄而不畏巴豆，以其性热而剂小耳。岂知以蜡匮之，犹能下后使人津液枯竭，胸
热口燥，耗却天真，留毒不去，他病转生。故下药宜以为禁。[藏器曰] 巴豆主癥瘕痃癖
气，痞满积聚，冷气血块，宿食不消，痰饮吐水，取青黑大者，每日空腹服一枚，去
壳勿令白膜破，乃作两片并四边不得有损缺，吞之，以饮压令下。少顷腹内热如火，
利出恶物。虽利而不虚，若久服亦不利人。白膜破者不用。[好古曰] 若急治为水谷道路
之剂，去皮、心、膜、油，生用。若缓治为消坚磨积之剂，炒去烟令紫黑用，可以通
肠，可以止泻，世所不知也。张仲景治百病客忤备急丸用之。[时珍曰] 巴豆峻用则有戡
乱劫病之功，微用亦有抚缓调中之妙。譬之萧、曹、绛、灌，乃勇猛武夫，而用之为
相，亦能辅治太平。王海藏言其可以通肠，可以止泻，此发千古之秘也。一老妇年六
十余，病溏泄已五年，肉食、油物、生冷犯之即作痛。服调脾、升提、止涩诸药，入
腹则泄反甚。延余诊之，脉沉而滑，此乃脾胃久伤，冷积凝滞所致。王太仆所谓大寒
凝内，久利溏泄，愈而复发，绵历岁年者。法当以热下之，则寒去利止。遂用蜡匮巴
豆丸药五十丸与服，二日大便不通亦不利，其泄遂愈。自是每用治泄痢积滞诸病，皆
不泻而病愈者近百人。妙在配合得宜，药病相对耳。苟用所不当用，则犯轻用损阴之
戒矣。

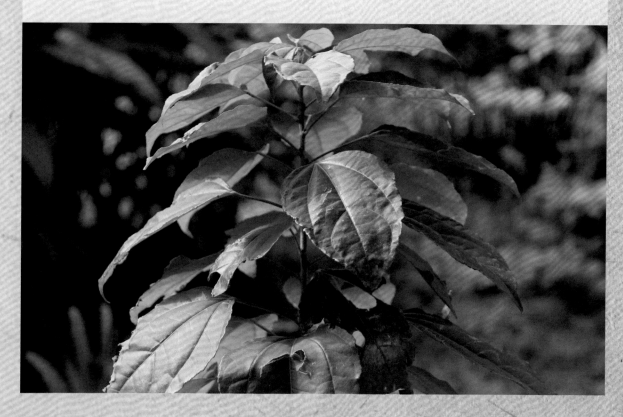

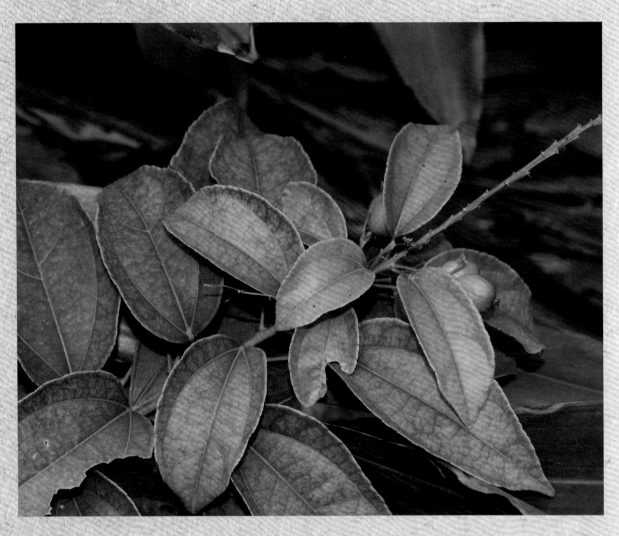

‖正误‖

[弘景曰] 道家亦有炼饵法，服之云可神仙。人吞一枚便死，而鼠食之三年重三十斤，物性乃有相耐如此。[时珍曰] 汉时方士言巴豆炼饵，令人色好神仙，名医别录采入本草。张华博物志言鼠食巴豆重三十斤。一谬一诬，陶氏信为实语，误矣。又言人吞一枚即死，亦近过情，今并正之。

‖附方‖

旧十三，新二十六。**一切积滞**巴豆一两，蛤粉二两，黄檗三两，为末，水丸绿豆大。每水下五丸。医学切问。**寒澼宿食**不消，大便闭塞。巴豆仁一升，清酒五升，煮三日三夜，研熟，合酒微火煎令可丸如豌豆大。每服一丸，水下。欲吐者，二丸。千金方。**水蛊大腹**动摇水声，皮肤色黑。巴豆九十枚，去心、皮，熬黄，杏仁六十枚，去皮、尖，熬黄，捣丸小豆大。水下一丸，以利为度。勿饮酒。张文仲备急方。**飞尸鬼击**中恶，心痛腹胀，大便不通。走马汤：用巴豆二枚，去皮、心，熬黄，杏仁二枚，以绵包椎碎，热汤一合，捻取白汁服之，当下而愈。量老小用之。外台。**食疟积疟**巴豆去皮心二钱，皂荚去皮子六钱，捣丸绿豆大。一服一丸，冷汤下。肘后方。**积滞泄痢**腹痛里急。杏仁去皮尖、巴豆去皮心各四十九个，同烧存性，研泥，熔蜡和，丸绿豆大。每服二三丸，煎大黄汤下，间日一服。一加百草霜三钱。刘守真宣明方。**气痢赤白**巴豆一两去皮心，熬研，以熟猪肝丸绿豆大。空心米饮下三四丸，量人用。此乃郑獬侍御所传方也。经验方。**泻血不止**巴豆一个去皮，以鸡子开一孔纳入，纸封煨熟，去豆食之，其病即止。虚人分作二服，决效。普济方。**小儿下痢**赤白。用巴豆煨熟，去油，一钱，百草霜二钱，研末，飞罗面煮糊，丸黍米大，量人用之。赤用甘草汤，白用米汤，赤白用姜汤下。全幼心鉴。**夏月水泻**不止。巴豆一粒，针头烧存性，化蜡和作一丸。倒流水下。危氏得效方。**小儿吐泻**巴豆一个，针穿灯上烧过，黄蜡一豆大，灯上烧，滴入水中，同杵丸黍米大。每用五七丸，莲子、灯心汤下。同上。**伏暑霍乱伤冷**，吐利烦渴。水浸丹：用巴豆二十五个，去皮心及油，黄丹炒研一两二钱半，化黄蜡和，丸绿豆大。每服五七丸，水浸少顷，别以新汲水吞下。和剂方。**干霍乱病**心腹胀痛，不吐不利，欲死。巴豆一枚，去皮心，热水研服，得吐、利即定也。**二便不通**巴豆连油、黄连各半两，捣作饼子。先滴葱、盐汁在脐内，安饼于上，灸二七壮，取利为度。杨氏家藏。**寒痰气喘**青橘皮一片，展开入刚子一个，麻扎定，火上烧存性，研末。姜汁和酒一钟，呷服。天台李翰林用此治莫秀才，到口便止，神方也。张杲医说。**风湿痰病**人坐密室中，左用滚水一盆，右用炭火一盆，前置一桌，书一册。先将无油新巴豆四十九粒研如泥，纸压去油，分作三饼。如病在左，令病人将右手仰置书上，安药于掌心，以碗安药上，倾热水入碗内。水凉即换，良久汗出，立见神效。病在右安左掌心。一云随左右安之。保寿堂经验方。**阴毒伤寒心结**，按之极痛，大小便闭，但出气稍暖者。急取巴豆十粒研，入面一钱，捻作饼，安脐内，以小艾炷灸五壮，气达即通。此太师陈北山方也。仁斋直指方。**解中药**

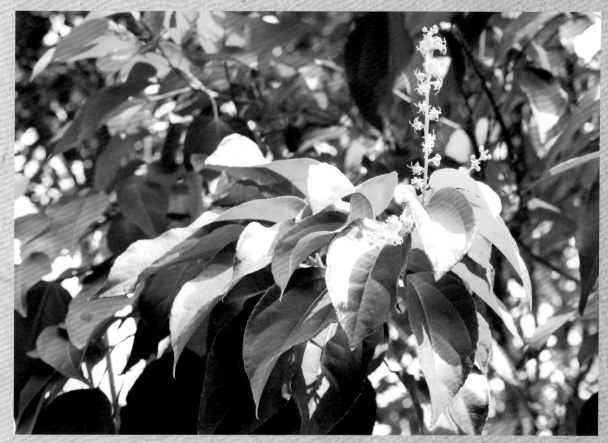

毒巴豆去皮不去油、马牙消等分，研丸。冷水服一弹丸。广利方。**喉痹垂死**止有余气者。巴豆去皮，线穿，内入喉中，牵出即苏。千金。**缠喉风痹**巴豆两粒，纸卷作角，切断两头，以针穿孔内，入喉中，气透即通。胜金方。**伤寒舌出**巴豆一粒，去油取霜，以纸捻卷，内入鼻中。舌即收上。普济方。**舌上出血**如簪孔。巴豆一枚，乱发鸡子大，烧研，酒服。圣惠。**中风口㖞**巴豆七枚去皮研，左㖞涂右手心，右㖞涂左手心，仍以暖水一盏安药上。须臾即正洗去。圣惠方。**小儿口疮**不能食乳。刚子一枚连油研，入黄丹少许，剃去囟上发，贴之。四边起粟泡，便用温水洗去，乃以菖蒲汤再洗，即不成疮，神效。瑞竹堂方。**风虫牙痛**圣惠用巴豆一粒，煨黄去壳，蒜一瓣，切一头，剜去中心，入豆在内盖定，绵裹，随左右塞耳中。经验方用巴豆一粒研，绵裹咬之。又方：针刺巴豆，灯上烧令烟出，熏痛处。三五次神效。**天丝入咽**凡露地饮食，有飞丝入上，食之令人咽喉生疮。急以白矾、巴豆烧灰，吹入即愈。琐碎录。**耳卒聋闭**巴豆一粒蜡裹，针刺孔通气，塞之取效。经验。**风瘙隐疹**心下迷闷。巴豆五十粒去皮，水七升，煮一升，以帛染拭之，随手愈。千金翼。**疥疮搔痒**巴豆十粒，炮黄去皮心，右顺手研，入酥少许，腻粉少许，抓破点上，不得近目并外肾上。如熏目著肾，则以黄丹涂之，甚妙。千金方。**荷钱癣疮**巴豆仁三个，连油杵泥，以生绢包擦，日一二次，三日痊好。碑以正经验方。**一切恶疮**巴豆三十粒，麻油煎黑，去豆，以油调硫黄、轻粉末，频涂取效。普济。**痈疽恶肉**乌金膏：解一切疮毒，及腐化瘀肉，最能推陈致新。巴豆仁炒焦，研膏，点痛处则解毒，涂瘀肉上则自化。加乳香少许亦可。若毒深不能收敛者，宜作捻纤之，不致成疮。外科理例。**疣痣黑子**巴豆一钱，石灰炒过，人言一钱，糯米五分炒，研点之。怪症方。**箭镞入肉**不可拔出者。用新巴豆

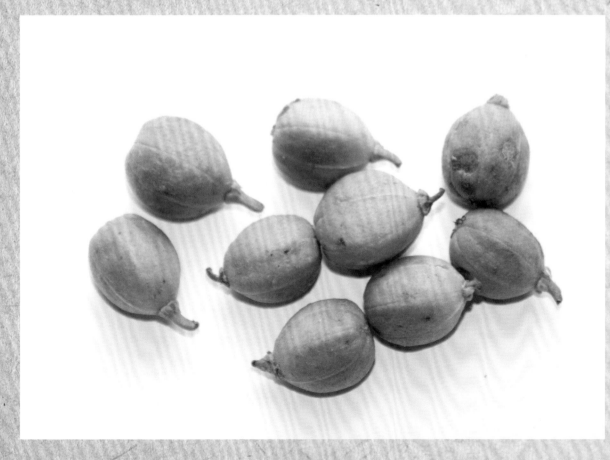

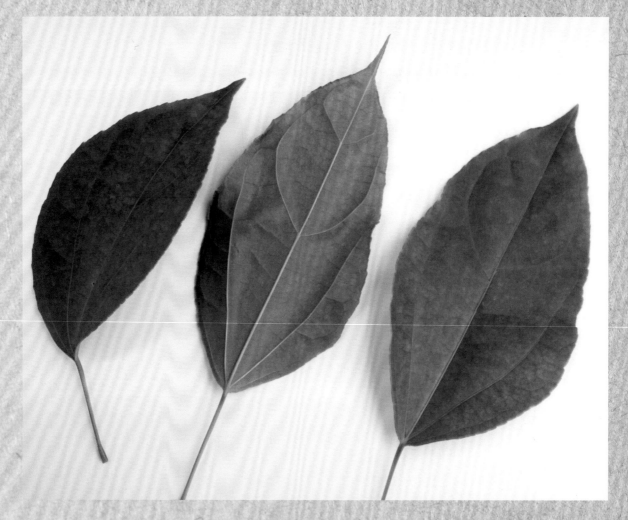

仁略熬，与蜣螂同研涂之，斯须痛定，微痒忍之，待极痒不可忍，便撼拔动之，取出，速以生肌膏傅之而痊。亦治疮肿。夏侯郸在润州得此方，后至洪州，旅舍主人妻病背疮，呻吟不已，郸用此方试之，即痛止也。经验方。**小儿痰喘**巴豆一粒杵烂，绵裹塞鼻，男左女右，痰即自下。龚氏医鉴。**牛疫动头**巴豆二粒研，生麻油三两，浆水半升，和灌之。贾相公牛经。

油

中风痰厥气厥，中恶喉痹，一切急病，咽喉不通，牙关紧闭。以研烂巴豆绵纸包，压取油作捻点灯，吹灭熏鼻中，或用热烟刺入喉内，即时出涎或恶血便苏。又舌上无故出血，以熏舌之上下，自止。时珍。

壳

消积滞，治泻痢。时珍。

新二。**一切泻痢脉浮洪者**，多日难已；脉微小者，服之立止。名胜金膏。巴豆皮、楮叶同烧存性研，化蜡丸绿豆大。每甘草汤下五丸。刘河间宣明方。**痢频脱肛**黑色坚硬。用巴豆壳烧灰，芭蕉自然汁煮，入朴消少许，洗软，用真麻油点火滴于上，以枯矾、龙骨少许为末，掺肛头上，以芭蕉叶托入。危氏得效方。

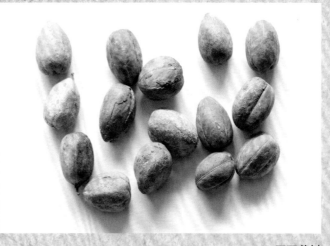

△巴豆药材

树根

‖**主治**‖

痈疽发背，脑疽鬓疽大患。掘取洗捣，敷患处，留头，妙不可言，收根阴干，临时水捣亦可。时珍。出杨诚经验方。

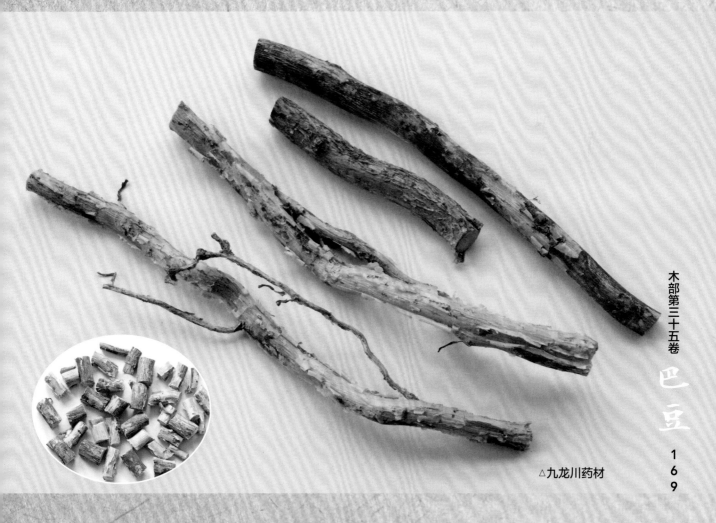

△九龙川药材

据《纲目彩图》《纲目图鉴》《大辞典》《汇编》综合分析考证，本品为大风子科植物大风子 *Hydnocarpus anthelmintica* Pier.。我国台湾、广西及云南南部等地有栽培。《大辞典》《汇编》认为还包括海南大风子 *H. hainanensis* (Merr.) Sleum.。分布于海南、广西等地。《药典》四部收载大风子仁药材为大风子科植物大风子的干燥种仁。

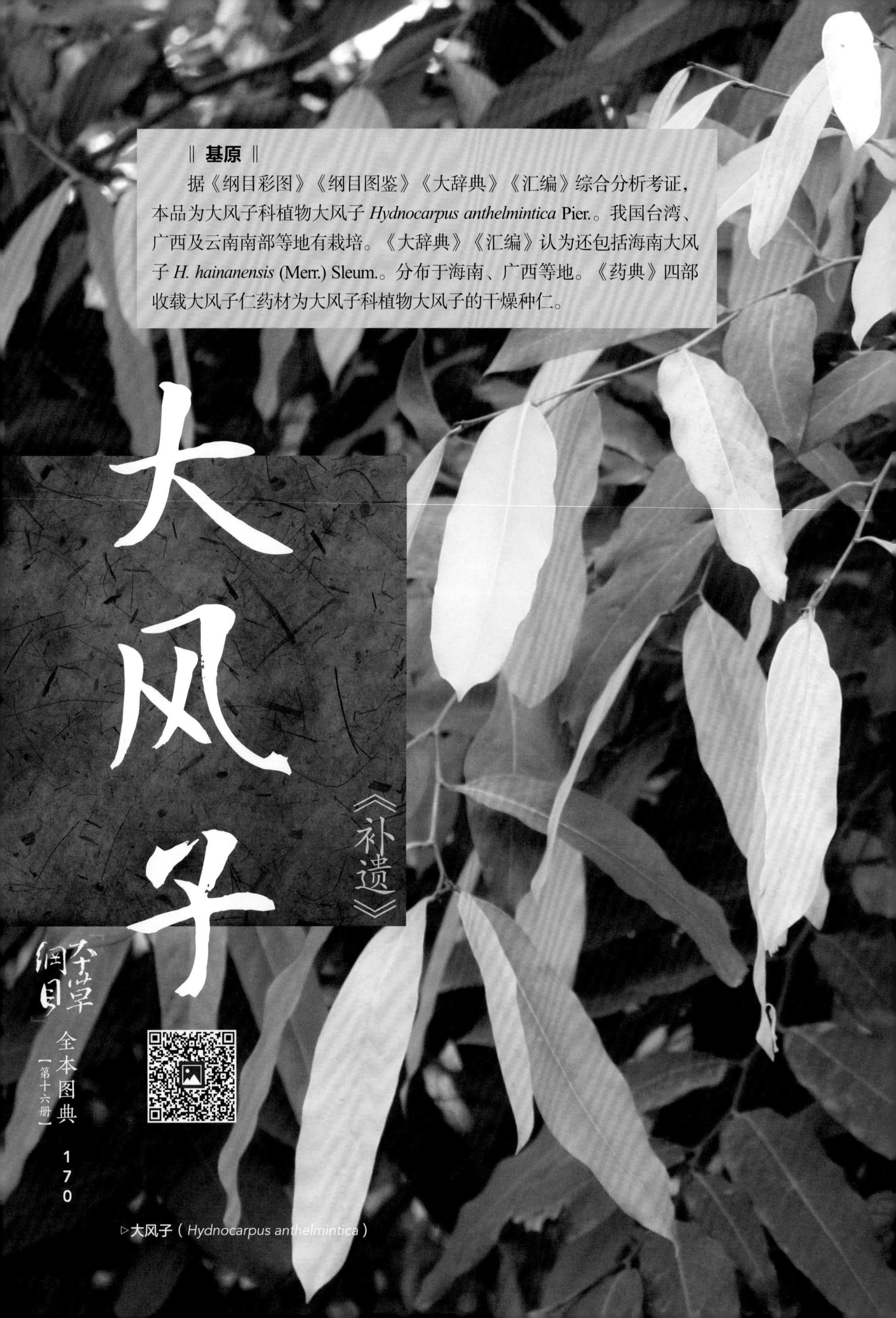

大风子

《补遗》

纲目

孙芝草

全本图典

【第十六册】

▷ 大风子（ *Hydnocarpus anthelmintica* ）

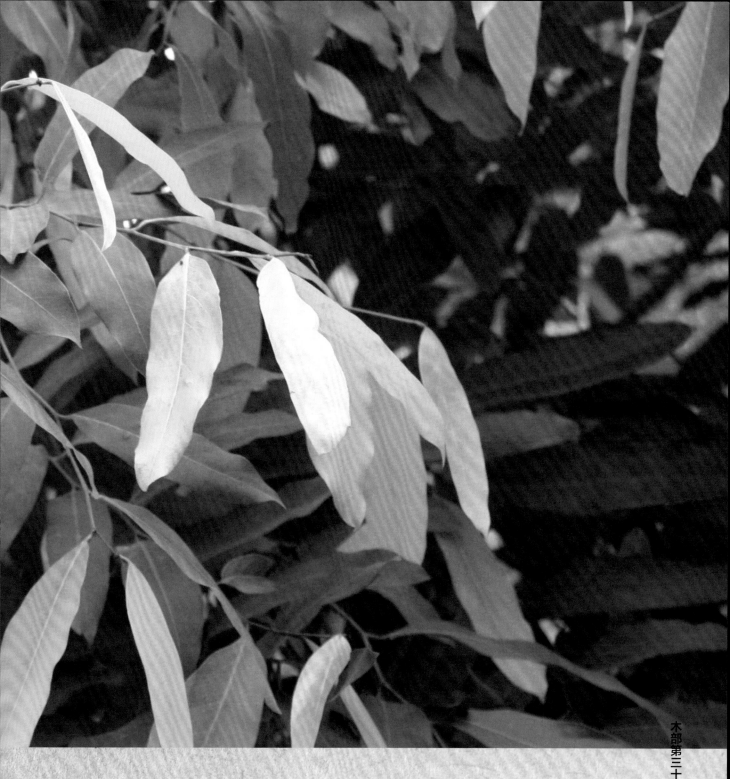

‖ **释名** ‖

[时珍曰] 能治大风疾,故名。

‖ **集解** ‖

[时珍曰] 大风子,今海南诸国皆有之。按周达观真腊记云:大风乃大树之子,状如椰子而圆。其中有核数十枚,大如雷丸子。中有仁白色,久则黄而油,不堪入药。

仁

‖ **修治** ‖

[时珍曰] 取大风子油法：用子三斤，去壳及黄油者，研极烂，瓷器盛之，封口入滚汤中，盖锅密封，勿令透气，文武火煎至黑色如膏，名大风油，可以和药。

‖ **气味** ‖

辛，热，有毒。

‖ **主治** ‖

风癣疥癞，杨梅诸疮，攻毒杀虫。时珍。

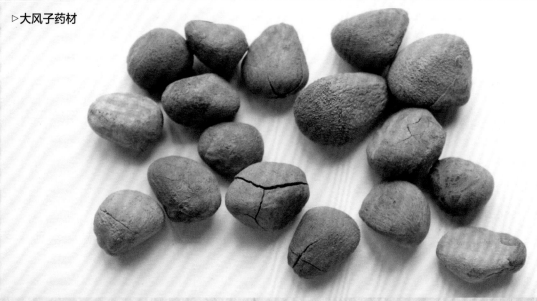

▷大风子药材

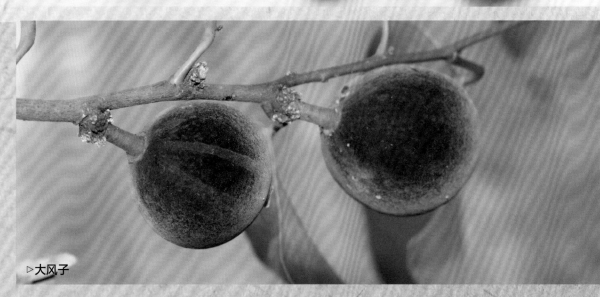

▷大风子

‖ 发明 ‖

[震亨曰] 粗工治大风病，佐以大风油。殊不知此物性热，有燥痰之功而伤血，至有病将愈而先失明者。[时珍曰] 大风油治疮，有杀虫劫毒之功，盖不可多服。用之外涂，其功不可没也。

‖ 附方 ‖

新五。**大风诸癞** 大风子油一两，苦参末三两，入少酒，糊丸梧子大。每服五十丸，空心温酒下。仍以苦参汤洗之。普济方。**大风疮裂** 大风子烧存性，和麻油、轻粉研涂。仍以壳煎汤洗之。岭南卫生方。**杨梅恶疮** 方同上。**风刺赤鼻** 大风子仁、木鳖子仁、轻粉、硫黄为末，夜夜唾调涂之。**手背皴裂** 大风子捣泥，涂之。寿域。

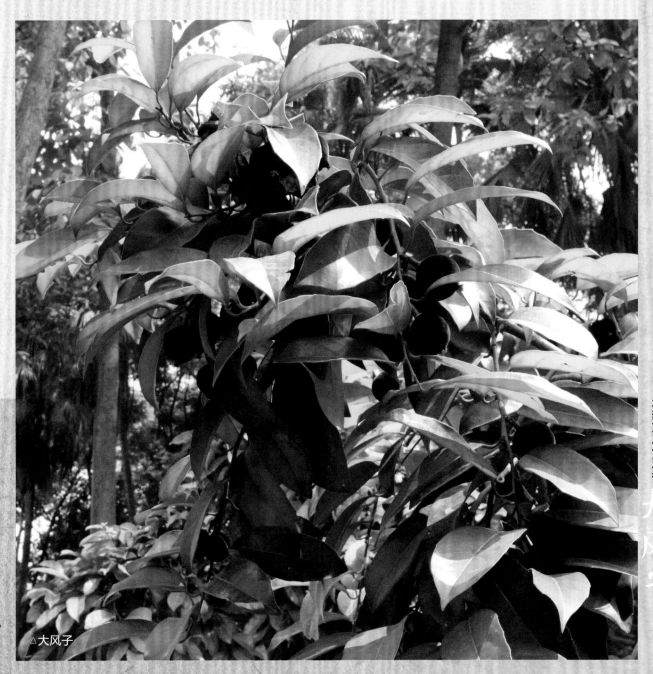

△大风子

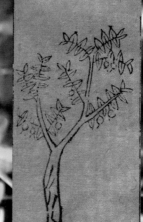

‖ 基原 ‖

据《纲目彩图》《纲目图鉴》《大辞典》《中华本草》等综合分析考证，本品为豆科植物海红豆 *Adenanthera pavonina* L. var. *microsperma* (Teijsm. et Binnend.) Nielsen。分布于广东、海南、广西、云南等地。

海红豆

《海药》

▷ 海红豆 (*Adenanthera pavonina* var. *microsperma*)

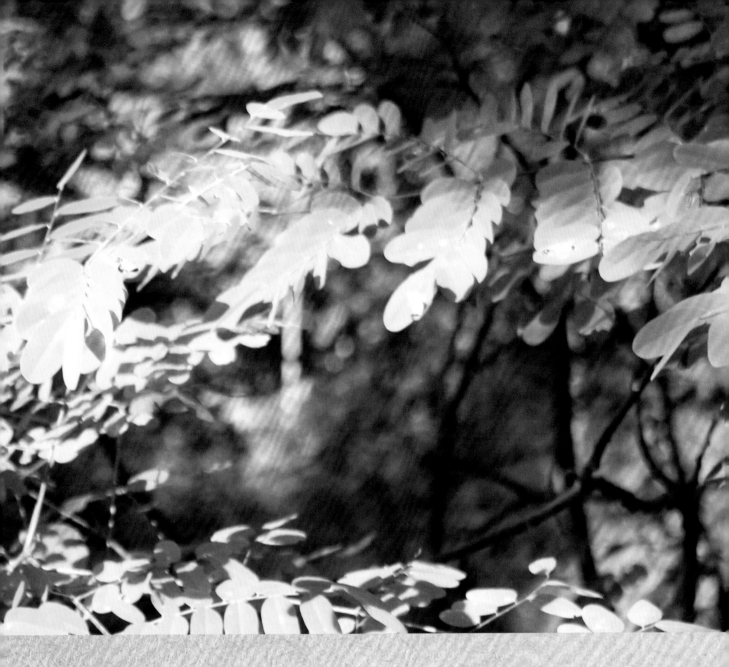

‖释名、集解‖

[恂曰] 按徐表南州记云：生南海人家园圃中。大树而生，叶圆有荚。近时蜀中种之亦成。[时珍曰] 树高二三丈，叶似梨叶而圆。按宋祁益部方物图云：红豆叶如冬青而圆泽，春开花白色，结荚枝间。其子累累如缀珠，若大红豆而扁，皮红肉白，以似得名，蜀人用为果饤。

豆

‖气味‖

微寒，有小毒。

‖主治‖

人黑皮皯鼆花癣，头面游风。宜人面药及澡豆。李珣。

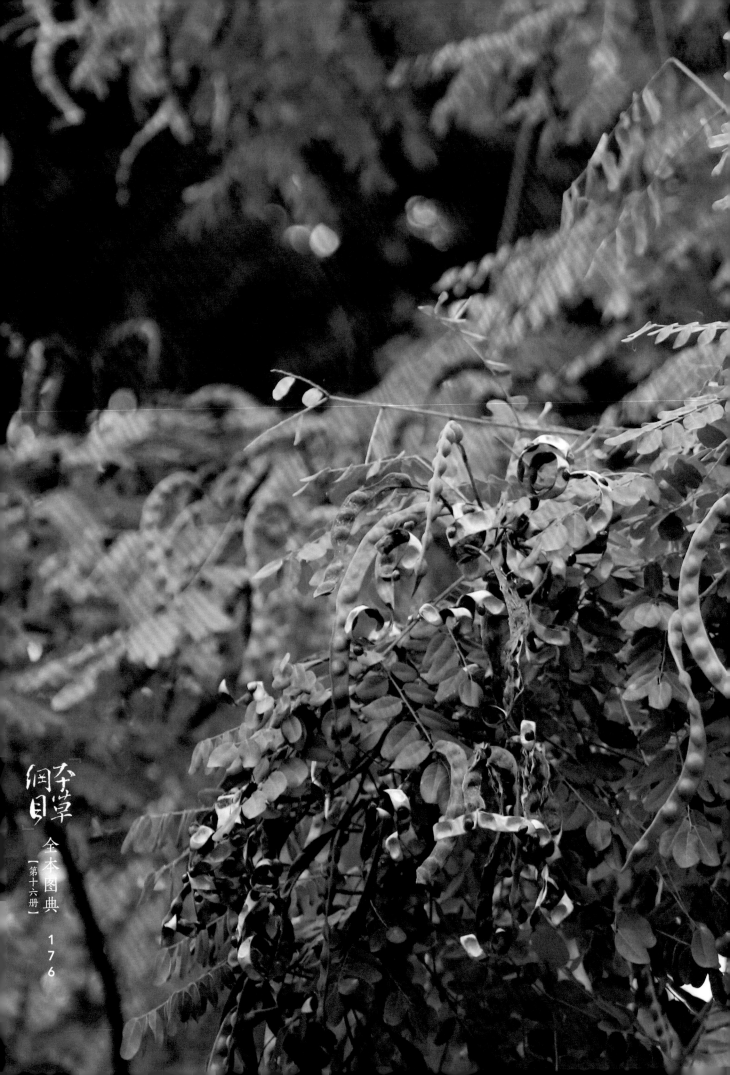

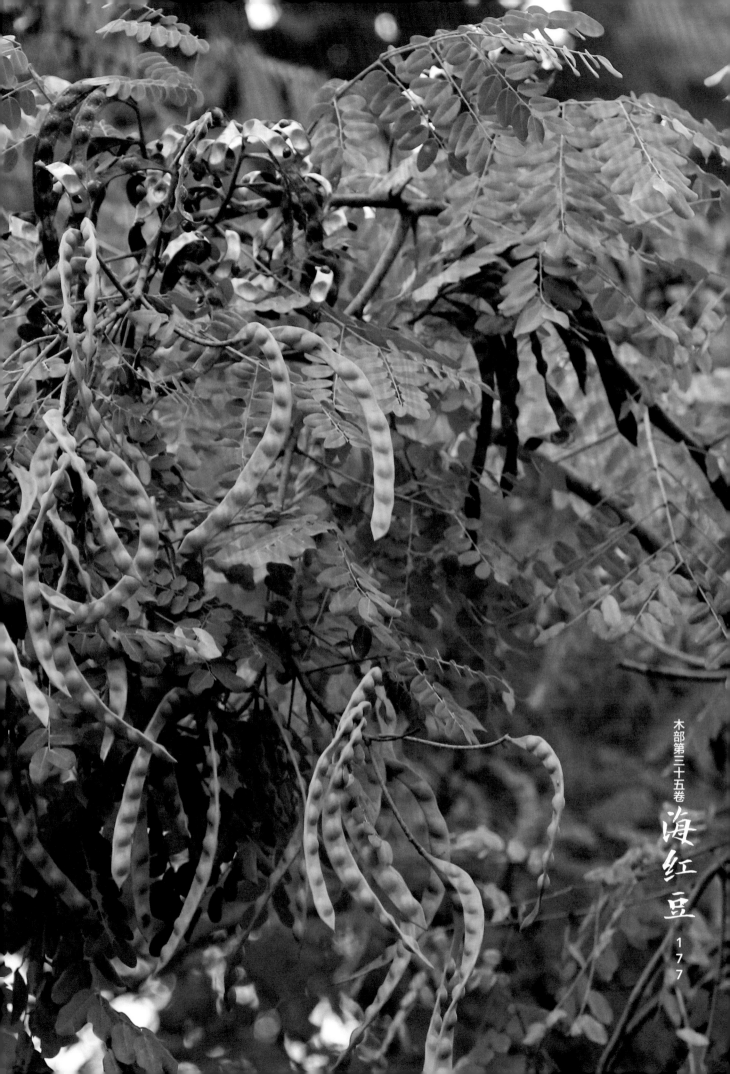

‖ 基原 ‖

据《纲目彩图》《纲目图鉴》《草药大典》《大辞典》等综合分析考证，本品为豆科植物相思藤 *Abrus precatorius* L. 的果实。分布于福建、广东、广西、台湾等地。

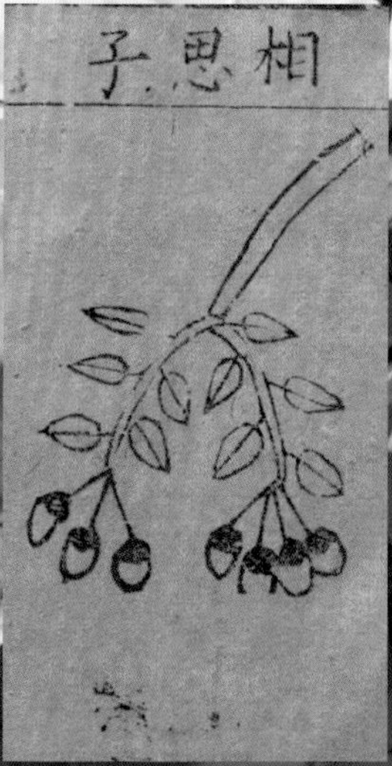

相思子

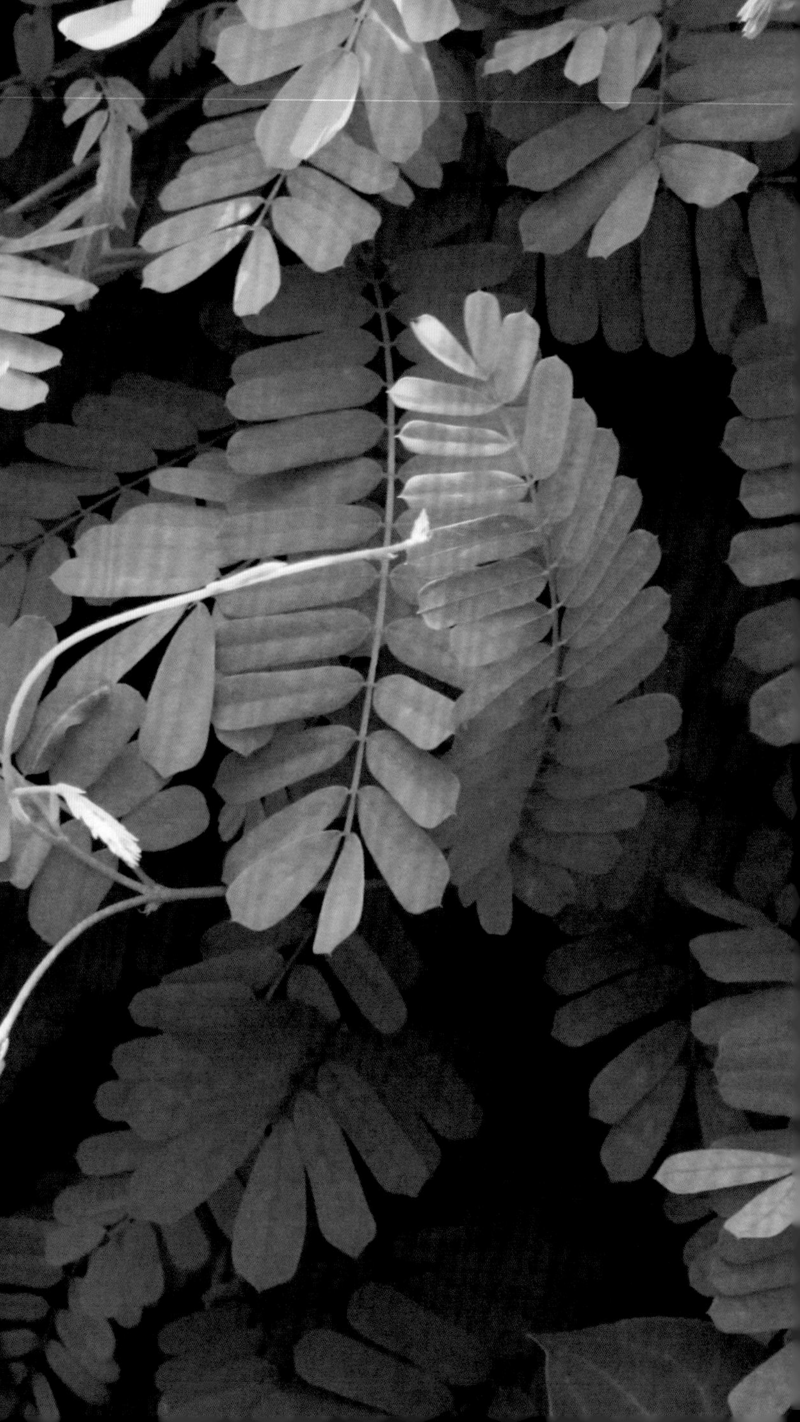

《纲目》

本草纲目 全本图典【第十六册】

▷相思子相思藤（*Abrus precatorius*）

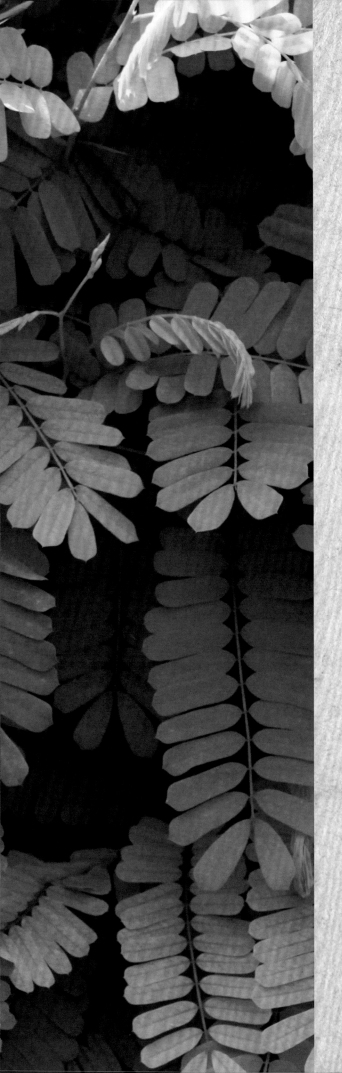

‖释名‖
红豆。[时珍曰] 按古今诗话云：相思子圆而红。故老言：昔有人殁于边，其妻思之，哭于树下而卒，因以名之。此与韩凭冢上相思树不同，彼乃连理梓木也。或云即海红豆之类，未审的否？

‖集解‖
[时珍曰] 相思子生岭南。树高丈余，白色。其叶似槐，其花似皂荚，其荚似扁豆。其子大如小豆，半截红色，半截黑色，彼人以嵌首饰。段公路北户录言有蔓生，用子收龙脑香相宜，令香不耗也。

‖气味‖
苦，平，有小毒，吐人。

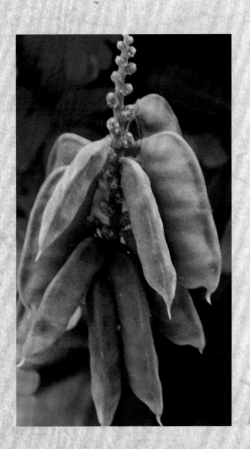

‖ **主治** ‖

通九窍，去心腹邪气，止热闷头痛，风痰瘴疟，杀腹脏及皮肤内一切虫，除蛊毒。取二七枚研服，即当吐出。时珍。

‖ **附方** ‖

新三。**瘴疟寒热** 相思子十四枚，水研服，取吐立瘥。千金。**猫鬼野道** 眼见猫鬼，及耳有所闻。用相思子、蓖麻子、巴豆各一枚，朱砂末、蜡各四铢，合捣，丸如麻子大，服之。即以灰围患人，面前着一斗灰火，吐药入火中，沸即画十字于火上，其猫鬼者死也。千金方。**解中蛊毒** 必效方用末钻相思子十四枚，杵碎为末。温水半盏，和服。欲吐抑之勿吐，少顷当大吐。非常轻者，但服七枚，神效。外台秘要。

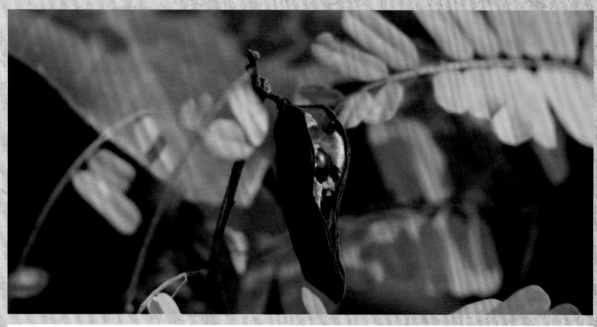

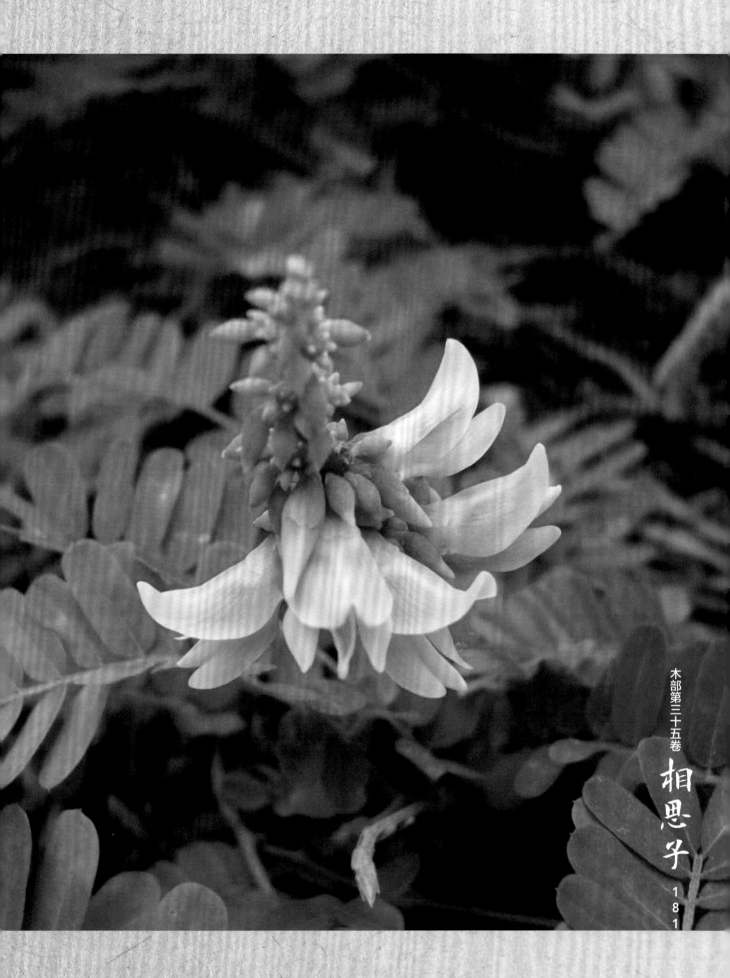

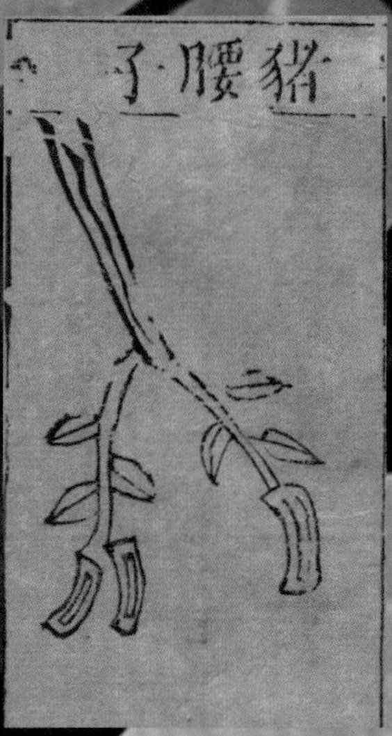

‖ **基原** ‖

　　据《植物志》《大辞典》《中华本草》等综合分析考
证，本品为豆科植物猪腰豆 *Whitfordiodendron filipes* (Dunn)
Dunn。分布于广西、云南等地。《纲目图鉴》认为本品为
豆科植物榼藤子 *Entada phaseoloides* (L.) Merr.，参见第十八
卷 "榼藤子" 项下。

猪腰子

《纲目》

子腰猪

榼藤子 *Entada phaseoloides* ITS2 条形码主导单倍型序列：

```
1    CGCAACGTCG CCGCTGCCCC GGATCCTGGG CATGGCGTAT GATGGCCTCC CGTGAGCCTC GTCTCGCGGC TGGACGAAAT
81   AACCCGAGAG GGCGATGACC GCCACGATCC GCGGTGGATG AGCGAACGAT ACGTGCTCGG AGACCGGACG TGCGCGGGTC
161  GTCCCTCCGG TCGGTGCTCC CGACTGGGCT GGTGGCGGAG CGCAGCATCA TCCCCAGTCC CGAACG
```

‖集解‖

[时珍曰] 猪腰子生柳州。蔓生结荚，肉子大若猪之内肾，状酷似之，长三四寸，色紫而肉坚。彼人以充土宜，馈送中土。

‖气味‖

甘、微辛，无毒。

‖主治‖

一切疮毒及毒箭伤。研细，酒服一二钱，并涂之。时珍。

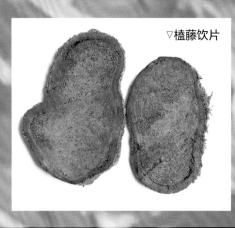

▽榼藤饮片

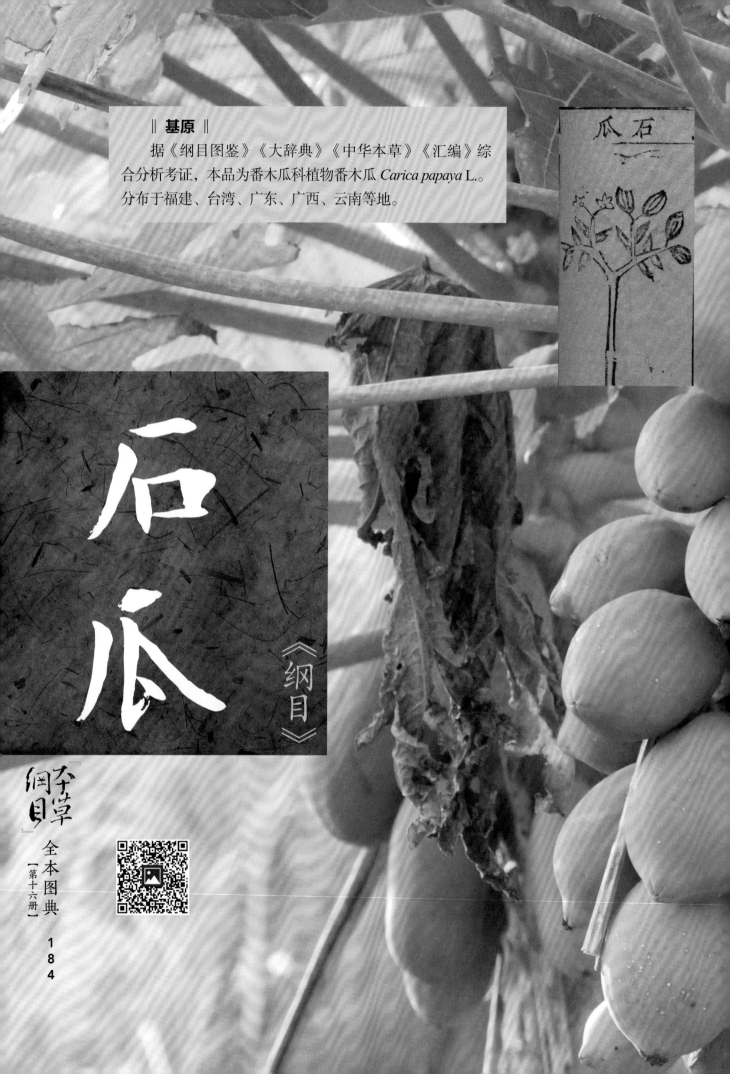

‖ **基原** ‖
据《纲目图鉴》《大辞典》《中华本草》《汇编》综合分析考证，本品为番木瓜科植物番木瓜 Carica papaya L.。分布于福建、台湾、广东、广西、云南等地。

石瓜

《纲目》

李时珍 纲目

全本图典

【第十六册】

184

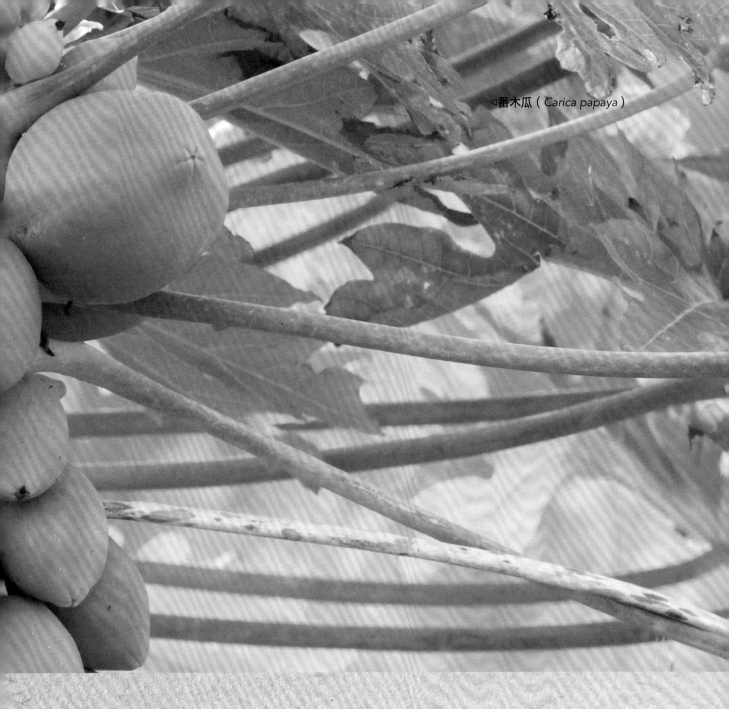

▷番木瓜（*Carica papaya*）

‖ 集解 ‖

[时珍曰] 石瓜出四川峨眉山中及芒部地方。其树修干，树端挺叶，肥滑如冬青，状似桑。其花浅黄色。结实如缀，长而不圆，壳裂则子见，其形似瓜，其坚如石，煮液黄色。

‖ 气味 ‖

苦，平，微毒。

‖ 主治 ‖

心痛。煎汁，洗风痹。时珍。

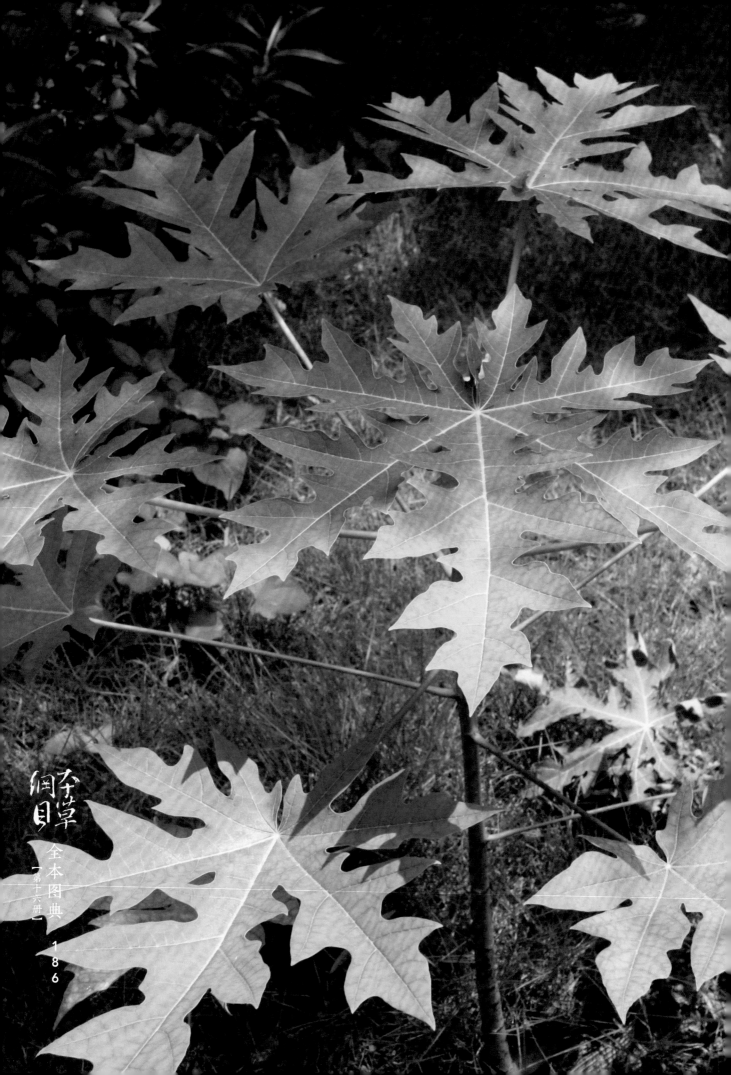

本草纲目

木部第三十六卷

木之三灌木类五十一种

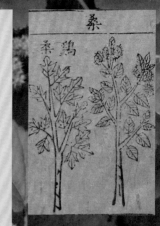

‖ 基原 ‖

据《纲目彩图》《药典图鉴》《中药图鉴》《汇编》《大辞典》等综合分析考证，本品为桑科植物桑 Morus alba L.。分布于全国各地。《纲目图鉴》认为还包括同属植物鸡桑 M. australis Poir.，分布于东北、华北、中南及西南各地。《药典》收载药材桑叶、桑枝、桑葚及桑白皮分别为桑科植物桑的干燥叶、嫩枝、果穗及根皮。桑枝于春末夏初采收，去叶，晒干，或趁鲜切片，晒干；桑葚于 4 ～ 6 月果实变红时采收，晒干，或略蒸后晒干；桑叶于初霜后采收，除去杂质，晒干。于秋末叶落时至次春发芽前采挖根部，刮去黄棕色粗皮，纵向剖开，剥取根皮，晒干，即得桑白皮。

桑

《本经》中品

桑 Morus alba ITS2 条形码主导单倍型序列：

1   AACACCGATG CCCCCCCAAA TCCCCTCGTC ACTCTCCCCT GAGTGCCCGG GGAGTGTGGG GGTCGGATGA TGGCCTCCCG
81 TGTCTTGGCT CGCGGTTGGC CCAAAGTCGA GTCCTCGGTC ACGGTTACCG TGGTGACAGG TGGTTGTCGG TCGCTCGGTA
161 CCCCGTCACG TGCGCCGGAC ACGAATCGAG ACTCTCTTGA TTACCCCAAC GCATCCCCGT TTGGGGTGCCT CTGATG

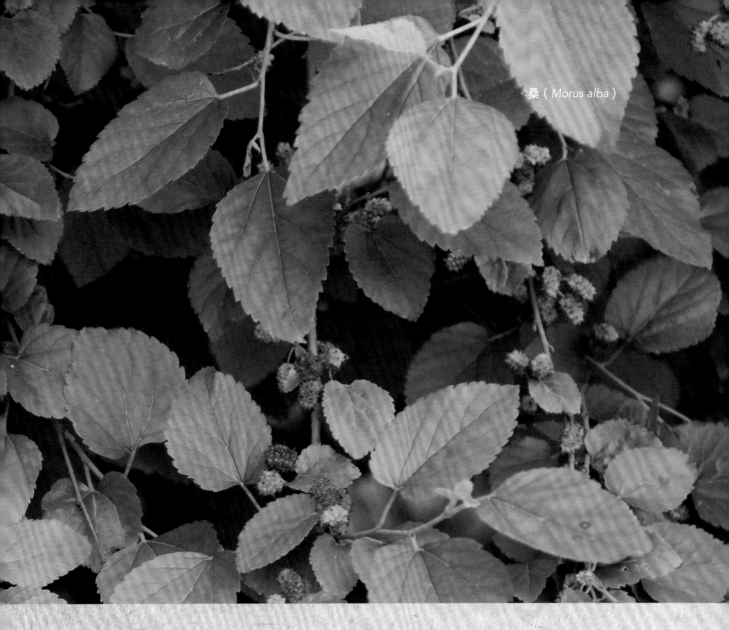

桑（*Morus alba*）

‖释名‖

子名椹。[时珍曰] 徐锴说文解字云：叒音若，东方自然神木之名，其字象形。桑乃蚕所食叶之神木，故加木于叒下而别之。典术云：桑乃箕星之精。

‖集解‖

[颂曰] 方书称桑之功最神，在人资用尤多。尔雅云：桑辨有葚者栀。又云：女桑，桋桑。厌桑，山桑。郭璞云：辨，半也。葚与椹同。一半有椹，一半无椹，名栀。俗间呼桑之小而条长者，皆为女桑。其山桑似桑，材中弓弩；厌桑丝中琴瑟，皆材之美者也。他木鲜及之。[时珍曰] 桑有数种：有白桑，叶大如掌而厚；鸡桑，叶花而薄；子桑，先椹而后叶；山桑，叶尖而长。以子种者，不若压条而分者。桑生黄衣，谓之金桑。其木必将槁矣。种树书云：桑以构接则桑大。桑根下埋龟甲，则茂盛不蛀。

桑根白皮

‖修治‖

[别录曰] 采无时。出土上者杀人。[弘景曰] 东行桑根乃易得，而江边多出土，不可轻信。[时珍曰] 古本草言桑根见地上者名马领，有毒杀人。旁行出土者名伏蛇，亦有毒而治心痛。故吴淑事类赋云：伏蛇疗疾，马领杀人。[敩曰] 凡使，采十年以上向东畔嫩根，铜刀刮去青黄薄皮一重，取里白皮切。焙干用。其皮中涎勿去之，药力俱在其上也。忌铁及铅。或云：木之白皮亦可用。煮汁染褐色，久不落。

‖气味‖

甘，寒，无毒。[权曰] 平。[大明曰] 温。[元素曰] 苦、酸。[杲曰] 甘、辛，寒。可升可降，阳中阴也。[好古曰] 甘厚而辛薄，入手太阴经。[之才曰] 续断、桂心、麻子为之使。

‖主治‖

伤中，五劳六极，羸瘦，崩中绝脉，补虚益气。本经。去肺中水气，唾血热渴，水肿腹满胪胀，利水道，去寸白，可以缝金疮。别录。治肺气喘满，虚劳客热头痛，内补不足。甄权。煮汁饮，利五脏。入散用，下一切风气水气。孟诜。调中下气，消痰止渴，开胃下食，杀腹脏虫，止霍乱吐泻。研汁，治小儿天吊惊痫客忤。及傅鹅口疮，大验。大明。泻肺，利大小肠，降气散血。时珍。

▽桑白皮饮片

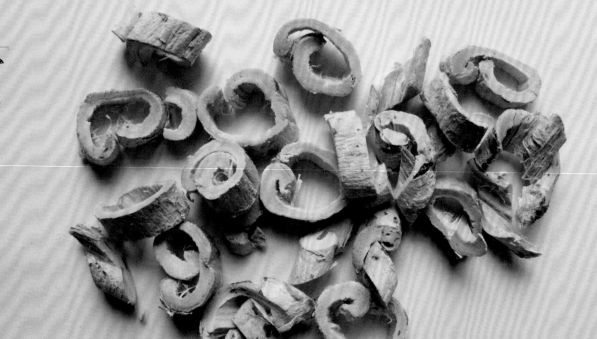

‖发明‖

[杲曰]桑白皮，甘以固元气之不足而补虚，辛以泻肺气之有余而止嗽。又云：桑白皮泻肺，然性不纯良，不宜多用。[时珍曰]桑白皮长于利小水，乃实则泻其子也。故肺中有水气及肺火有余者宜之。十剂云：燥可去湿，桑白皮、赤小豆之属是矣。宋医钱乙治肺气热盛，咳嗽而后喘，面肿身热，泻白散：用桑白皮炒一两，地骨皮焙一两，甘草炒半两。每服一二钱，入粳米百粒，水煎，食后温服。桑白皮、地骨皮皆能泻火从小便去，甘草泻火而缓中，粳米清肺而养血，此乃泻肺诸方之准绳也。元医罗天益言其泻肺中伏火而补正气。泻邪所以补正也。若肺虚而小便利者，不宜用之。[颂曰]桑白皮作线缝金疮肠出，更以热鸡血涂之。唐·安金藏剖腹，用此法而愈。

‖附方‖

旧八，新六。**咳嗽吐血**甚者殷鲜。桑根白皮一斤，米泔浸三宿，刮去黄皮，锉细，入糯米四两，焙干为末。每服一钱，米饮下。经验方。**消渴尿多**入地三尺桑根，剥取白皮炙黄黑，锉，以水煮浓汁，随意饮之。亦可入少米。勿用盐。肘后方。**产后下血**炙桑白皮，煮水饮之。肘后方。**血露不绝**锯截桑根，取屑五指撮，以醇酒服之，日三服。肘后方。**坠马拗损**桑根白皮五斤，为末。水一升煎膏，傅之便止。已后亦无宿血，终不发动。经验后方。**金刃伤疮**新桑白皮烧灰，和马粪涂疮上，数易之。亦可煮汁服之。广利方。**杂物眯眼**新桑根皮洗净，捶烂入眼，拨之自出。圣惠方。**发鬓堕落**桑白皮锉二升。以水淹浸，煮五六沸，去滓，频频洗沐，自不落也。圣惠方。**发槁不泽**桑根白皮、柏叶各一斤，煎汁沐之即润。圣惠方。**小儿重舌**桑根白皮煮汁，涂乳上饮之。子母秘录。**小儿流涎**脾热也。胸膈有痰。新桑根白皮捣自然汁涂之，甚效。干者煎水。圣惠方。**小儿天吊**惊痫客忤。家桑东行根取研汁服。圣惠方。**小儿火丹**桑根白皮煮汁浴之。或为末，羊膏和涂之。千金方。**石痈坚硬**不作脓者，蜀桑白皮阴干为末，烊胶和酒调傅，以软为度。千金方。

▽桑白皮药材

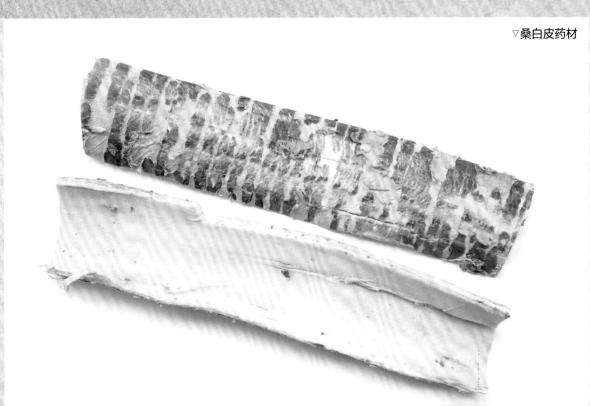

皮中白汁

‖ **主治** ‖

小儿口疮白漫，拭净涂之便愈。又涂金刃所伤燥痛，须臾血止，仍以白皮裹之。甚良。苏颂。涂蛇、蜈蚣、蜘蛛伤，有验。取枝烧沥，治大风疮疥，生眉、发。时珍。

‖ **附方** ‖

旧一，新三。**小儿鹅口**桑皮汁，和胡粉涂之。子母秘录。**小儿唇肿**桑木汁涂之。即愈。圣惠方。**解百毒气**桑白汁一合服之，须臾吐利自出。肘后方。**破伤中风**桑沥、好酒，对和温服，以醉为度。醒服消风散。摘玄方。

桑椹 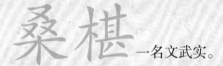一名文武实。

‖ **主治** ‖

单食，止消渴。苏恭。利五脏关节，通血气，久服不饥，安魂镇神，令人聪明，变白不老。多收暴干为末。蜜丸日服。藏器。捣汁饮，解中酒毒。酿酒服，利水气消肿。时珍。

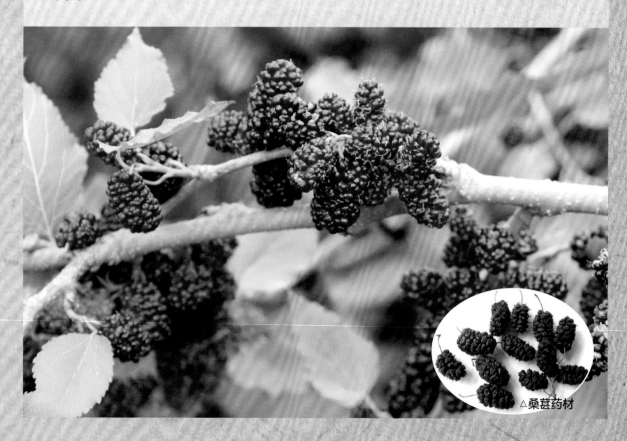

△桑葚药材

‖发明‖

[宗奭曰] 本经言桑甚详，然独遗乌椹，桑之精英尽在于此。采摘微研，以布滤汁，石器熬成稀膏，量多少入蜜熬稠，贮瓷器中。每抄一二钱，食后、夜卧，以沸汤点服。治服金石发热口渴，生精神，及小肠热，其性微凉故也。仙方日干为末，蜜和为丸，酒服亦良。[时珍曰] 椹有乌、白二种。杨氏产乳云，孩子不得与桑椹，令儿心寒，而陆玑诗疏云，鸠食桑椹多则醉伤其性，何耶？四民月令云：四月宜饮桑椹酒，能理百种风热，其法用椹汁三斗，重汤煮至一斗半，入白蜜二合，酥油一两，生姜一合，煮令得所，瓶收。每服一合，和酒饮之。亦可以汁熬烧酒，藏之经年，味力愈佳。史言魏武帝军乏食，得干椹以济饥。金末大荒，民皆食椹，获活者不可胜计，则椹之干湿皆可救荒，平时不可不收采也。

‖附方‖

旧一，新六。**水肿胀满**水不下则满溢。水下则虚竭还胀，十无一活，宜用桑椹酒治之。桑心皮切，以水二斗，煮汁一斗，入桑椹再煮，取五升，以糯饭五升，酿酒饮。普济方。**瘰疬结核**文武膏：用文武实即桑椹子二斗，黑熟者，以布取汁，银、石器熬成膏。每白汤调服一匙，日三服。保命集。**诸骨哽咽**红椹子细嚼，先咽汁，后咽滓，新水送下。干者亦可。圣惠方。**小儿赤秃**桑椹取汁，频服。千金方。**小儿白秃**黑葚入罂中曝三七日，化为水，洗之，三七日神效。圣济录。**拔白变黑**黑葚一斤，蝌蚪一斤，瓶盛封闭，悬屋东头一百日，尽化为黑泥，以染白发如漆。陈藏器本草。**发白不生**黑熟桑椹，水浸日晒，搽涂，令黑而复生也。千金方。**阴证腹痛**桑椹绢包风干，过伏天，为末。每服三钱，热酒下。取汗。集简方。

叶

‖气味‖

苦、甘，寒，有小毒。[大明曰] 家桑叶：暖，无毒。

‖主治‖

除寒热，出汗。本经。汁：解蜈蚣毒。别录。煎浓汁服，能除脚气水肿，利大小肠。苏恭。炙熟煎饮，代茶止渴。孟诜。煎饮。利五脏，通关节，下气。嫩叶煎酒服，治一切风。蒸熟捣，署风痛出汗，并扑损瘀血。接烂，涂蛇、虫伤。大明。研汁，治金疮及小儿吻疮。煎汁服，止霍乱腹痛吐下，亦可以干叶煮之。鸡桑叶：煮汁熬膏服，去老风及宿血。藏器。治劳热咳嗽，明目长发。时珍。

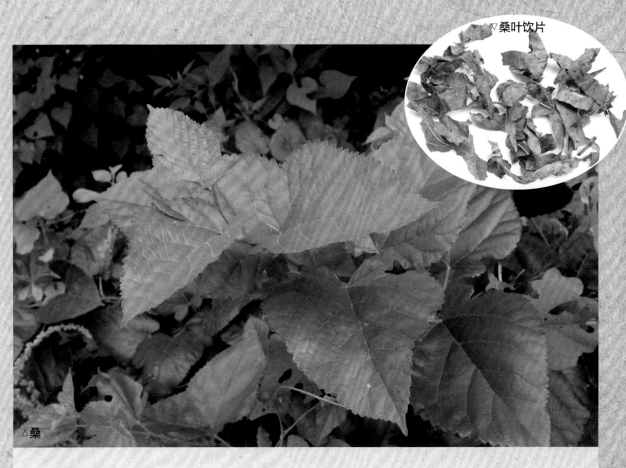
▽桑叶饮片

△桑

‖发明‖

[颂曰] 桑叶可常服。神仙服食方：以四月桑茂盛时采叶，又十月霜后三分，二分已落时，一分在者，名神仙叶，即采取，与前叶同阴干捣末，丸、散任服。或煎水代茶饮之。又霜后叶煮汤，淋渫手足，去风痹殊胜。又微炙和桑衣煎服。治痢及金疮诸损伤，止血。[震亨曰] 经霜桑叶研末，米饮服，止盗汗。[时珍曰] 桑叶乃手、足阳明之药，汁煎代茗，能止消渴。

‖附方‖

旧二，新十一。**青盲洗法** 昔武胜军宋促孚患此二十年，用此法，二年目明如故。新研青桑叶阴干，逐月按日就地上烧存性，每以一合，于瓷器内煎减二分，倾出澄清，温热洗目，至百度，屡试有验，正月初八。二月初八。三月初六，四月初四，五月初六，六月初二，七月初七，八月二十，九月十二，十月十三，十一月初二，十二月三十。普济方。**风眼下泪** 腊月不落桑叶煎汤，日日温洗。或入芒硝。集简方。**赤眼涩痛** 桑叶为末，纸卷烧烟熏鼻取效，海上方也。普济方。**头发不长** 桑叶、麻叶煮泔水沐之。七次可长数尺。千金方。**吐血不止** 晚桑叶焙研。凉茶服三钱。只一服止。后用补肝肺药。圣济总录。**小儿渴疾** 桑叶不拘多少，逐片染生蜜，绵系蒂上，绷，阴干细切，煎汁日饮代茶。胜金方。**霍乱转筋**入腹烦闷。桑叶一握，煎饮，一二服立定。圣惠方。**大肠脱肛**黄皮桑树叶三升，水煎过。带温罨纳之。仁斋直指方。**肺毒风疮**状如大风。绿云散：用好桑叶净洗，蒸熟一宿，日干为末。水调二钱匕服。经验方。**痈口不敛**经霜黄桑叶为末。傅之。直指方。**穿掌肿毒**新桑叶研烂，盦之即愈。通玄论。**汤火伤疮**经霜桑叶烧存性，为末。油和傅之。三日愈。医学正传。**手足麻木**不知痛痒。霜降后桑叶煎汤，频洗。救急方。

枝

‖气味‖
苦，平。

‖主治‖
遍体风痒干燥，水气脚气风气，四肢拘挛，上气眼运，肺气咳嗽，消食利小便，久服轻身，聪明耳目，令人光泽。疗口干及痈疽后渴，用嫩条细切一升，熬香煎饮，亦无禁忌。久服，终身不患偏风。苏颂。出近效方，名桑枝煎。一法：用花桑枝寸剉，炒香，瓦器煮减一半，再入银器。重汤熬减一半。或入少蜜亦可。

‖发明‖
[颂曰] 桑枝不冷不热，可以常服。抱朴子言：仙经云，一切仙药，不得桑煎不服。[时珍曰] 煎药用桑者，取其能利关节，除风寒湿痹诸痛也。观灵枢经治寒痹内热，用桂酒

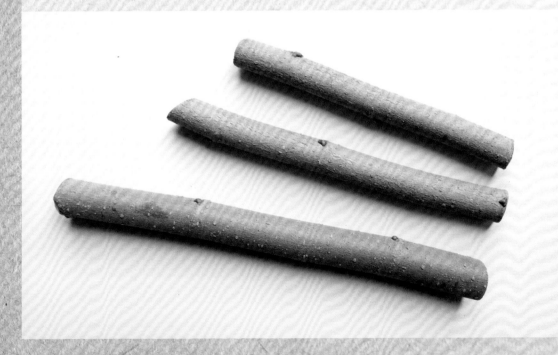

◁桑

法，以桑炭炙布巾，熨痹处；治口僻用马膏法，以桑钩钩其口，及坐桑灰上，皆取此意也。又痈疽发背不起发，或瘀肉不腐溃，及阴疮、瘰疬、流注、臁疮、顽疮、恶疮久不愈者，用桑木炙法，未溃则拔毒止痛，已溃则补接阳气，亦取桑通关节，去风寒，火性畅达，出郁毒之意。其法以干桑木劈成细片，扎作小把，然火吹息，炙患处。每次炙片时，以瘀肉腐动为度。内服补托药，诚良方也。又按赵溍养疴漫笔云：越州一学录少年苦嗽，百药不效。或令用南向柔桑条一束。每条寸折纳锅中，以水五碗，煎至一碗，盛瓦器中，渴即饮之。服一月而愈。此亦桑枝煎变法尔。

‖ 附方 ‖

旧一，新五。**服食变白**久服通血气，利五脏。鸡桑嫩枝，阴干为末。蜜和作丸。每日酒服六十丸。圣惠方。**水气脚气**桑条二两炒香，以水一升，煎二合，每日空心服之，亦无禁忌。圣济总录。**风热臂痛**桑枝一小升切炒，水三升，煎二升，一日服尽。许叔微云：常病臂痛，诸药不效，服此数剂寻愈。观本草切用及图经言其不冷不热，可以常服；抱朴子言一切仙药，不得桑枝煎不服，可知矣。本事方。**解中蛊毒**令人腹内坚痛，面黄青色，淋露骨立，病变不常，桑木心剉一斛，着釜中，以水淹三斗，煮取二斗澄清，微火煎得五升，空心服五合，则吐蛊毒出也。肘后方。**刺伤手足**犯露水肿痛，多杀人。以桑枝三条，糖火炮热断之。以头熨疮上令热，冷即易之。尽二条则疮自烂。仍取韭白或薤白傅上。急以帛裹之。有肿更作。千金方。**紫白癜风**桑枝十斤，益母草三斤，水五斗，漫煮至五斤，去滓再煎成膏，每卧时温酒调服半合，以愈为度。圣惠方。

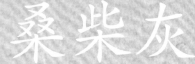

桑柴灰

‖ 气味 ‖

辛，寒，有小毒。[诜曰]淋汁入炼五金家用，可结汞、伏硫砒。

‖ 主治 ‖

蒸淋取汁为煎，与冬灰等分，同灭痣疵黑子，蚀恶肉。煮小豆食，大下水胀。傅金疮，止血生肌。苏恭。桑霜：治噎食积块。时珍。

‖ 附方 ‖

旧六，新六。**目赤肿痛**桑灰一两，黄连半两，为末。每以一钱泡汤，澄清洗之。圣济总录。**洗青盲眼**正月八，二月八，三月六，四月四，五月五，六月二，七月七，八月二十，九月十二，十月十七，十一月二十六，十二月三十日，每遇上件神日，用桑柴灰一合，煎汤沃之。于瓷器中，澄取极清，稍热洗之。如冷即重汤顿温。不住手洗。久久视物如鹰鹘也。一法以桑灰、童子小便和作丸。每用一丸，泡汤澄洗。龙木论。**尸注鬼注**其病变动，乃有三十六种至九十九种，使人寒热淋沥，恍惚默默，不的知所苦，累年积月，以至于死。复传亲人。宜急治之。用桑树白皮曝干，烧灰二斗，着甑中蒸透，以釜中汤三四斗，淋之又淋，凡三度极浓。澄清止取二斗，以渍赤小豆二斗一宿，曝干复渍，灰汁尽乃止。以豆蒸熟，或羊肉或鹿肉作羹，进此豆饭，初食一升至二升，取饱。微者三四斗愈。极者七八斗愈。病去时，体中自觉疼痒淫淫。若根本不尽，再为之。神效方也。肘后方。**腹中癥瘕**方见介部鳖下。**身面水肿**坐卧不得。取东引花桑枝，烧灰淋汁，煮赤小豆。每饥即饱食之，不得吃汤饮。梅师方。**面上痣疵**寒食前后，取桑条烧灰淋汁，入石灰熬膏，以自己唾调点之，自落也。皆效方。**白癜驳风**桑柴灰二斗，甑内蒸之，取釜内热汤洗。不过五六度瘥。圣惠方。**大风恶疾**眉发脱落，以桑柴灰汤淋取汁，洗头面，以大豆水研浆，解释灰味，弥佳。次用熟水，入绿豆面濯之。三日一洗头，一日一洗面。不过十度良。圣惠方。**狐尿刺人**肿痛欲死。热桑灰汁渍之。冷即易。肘后方。**金疮作痛**桑柴灰筛细，傅之。梅师方。**疮伤风水**肿痛入腹则杀人。以桑灰淋汁渍之，冷复易。梅师方。**头风白屑**桑灰淋汁沐之，神良。圣惠方。

桑耳　桑黄见菜部木耳。

桑花见草部苔类。

桑寄生见后寓木类。

桑柴火见火部。

桑螵蛸见虫部。

桑蠹见虫部。

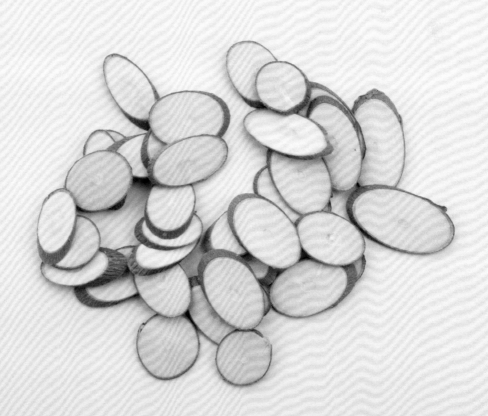

△桑（嫩枝）饮片

‖ 基原 ‖

据《纲目彩图》《纲目图鉴》《大辞典》《中华本草》等综合分析考证，本品为桑科植物柘树 *Cudrania tricuspidata* (Carr.) Bur.。分布于河北、山东、陕西、江苏、安徽、江西等地。《药典》四部收载柘木药材为桑科植物拓树的干燥根及茎枝。收载穿破石药材为桑科植物构棘 *C. cochinchinensis* (Lour.) Kudo et Masam. 或柘树的干燥根。

柘

宋《嘉祐》

▷柘树（*Cudrania tricuspidata*）

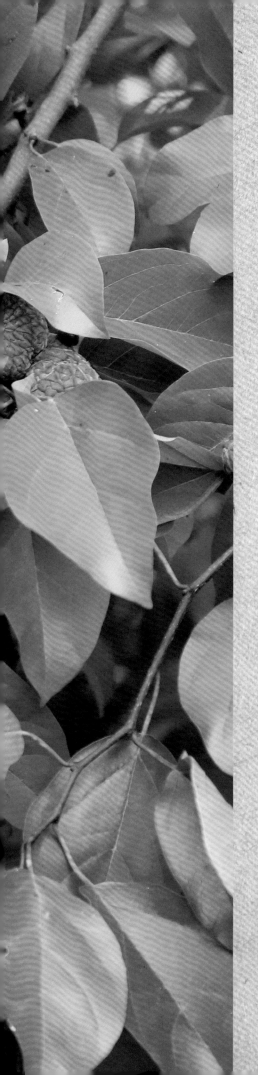

‖释名‖

[时珍曰] 按陆佃埤雅云：柘宜山石，柞宜山阜。柘之从石，其取此义欤？

‖集解‖

[宗奭曰] 柘木里有纹，亦可旋为器。其叶可饲蚕，曰柘蚕，然叶硬不及桑叶。入药以无刺者良。[时珍曰] 处处山中有之。喜丛生，干疏而直，叶丰而厚，团而有尖。其叶饲蚕，取丝作琴瑟，清响胜常。尔雅所谓棘茧，即此蚕也。考工记云：弓人取材以柘为上。其实状如桑子，而圆粒如椒，名隹子。隹音锥。其木染黄赤色，谓之柘黄，天子所服。相感志云：柘木以酒醋调矿灰涂之，一宿则作间道乌木文。物性相伏也。

木白皮　东行根白皮

‖气味‖

甘，温，无毒。

‖主治‖

妇人崩中血结，疟疾。大明。煮汁酿酒服，主风虚耳聋，补劳损虚羸，腰肾冷，梦与人交接泄精者。藏器。

‖发明‖

[时珍曰] 柘能通肾气，故圣惠方治耳鸣耳聋一二十年者，有柘根酒，用柘根二十斤，菖蒲五斗，各以水一石，煮取汁五斗。故铁二十斤煅赤，以水五斗浸取清。合水一石五斗，用米二石，曲二斗，如常酿酒成。用真磁石三斤为末，浸酒中三宿，日夜饮之。取小醉而眠。闻人声乃止。

‖附方‖

新二。**飞丝入目**柘浆点之。以绵蘸水拭去。医学纲目。**洗目令明**柘木煎汤，按日温洗。自寅至

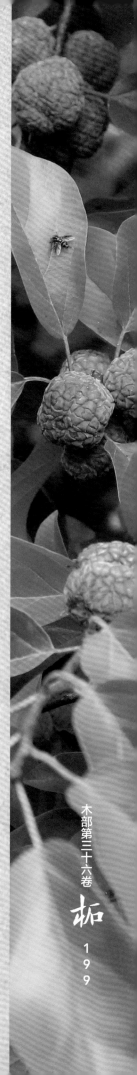

亥乃止，无不效者。正月初二，二月初二，三月不洗。四月初五，五月十五，六月十一，七月初七。八月初二，九月初二，十月十九，十一月不洗，十二月十四日，徐神翁方也。海上方。

小儿鹅口重舌。柘根五斤锉，水五升，煮二升，去滓，煎取五合，频涂之。无根，弓材亦可。千金方。

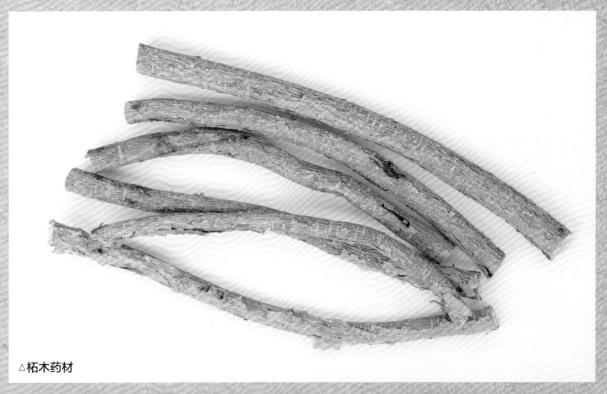

△柘木药材

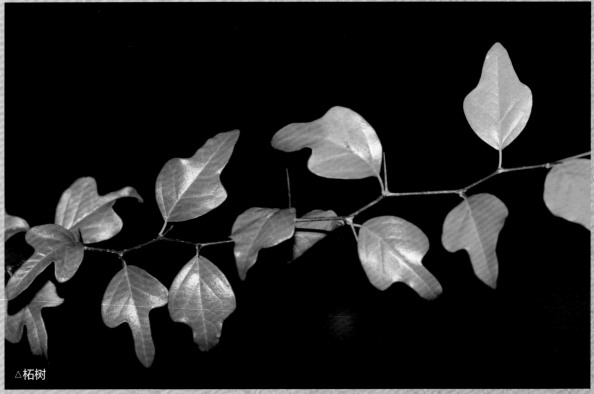

△柘树

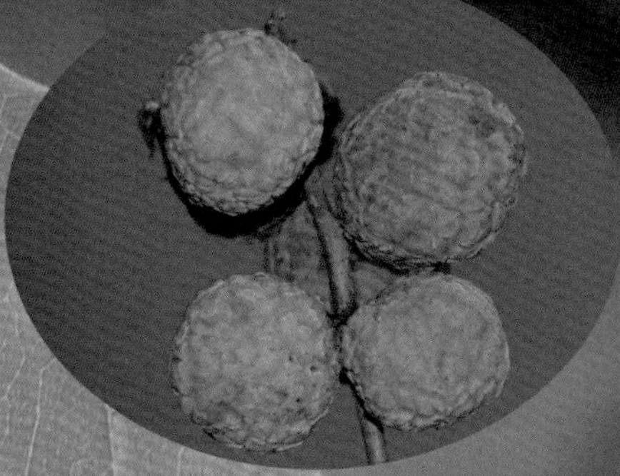

奴柘

《拾遗》

‖ **基原** ‖

据《中华本草》《纲目图鉴》《大辞典》等综合分析考证，本品为桑科植物构棘 *Cudrania cochinchinensis* (Lour.) Kudo et Masam.。参见本卷"柘"项下。

‖ **集解** ‖

生江南山野。似柘，节有刺，冬不凋。田珍曰：此树似柘而小，有刺。叶亦如柞叶而小，可饲蚕。

刺

‖ **气味** ‖

苦，小温，无毒。

‖ **主治** ‖

老妇血瘕，男子疝癖闷痞。取刺和三棱草、马鞭草作煎，如稠糖。病在心，食后；在脐，空心服。当下恶物。藏器。

△构棘（*Cudrania cochinchinensis*）

‖ **基原** ‖

据《纲目彩图》《纲目图鉴》《大辞典》《中华本草》等综合分析考证,本品为桑科植物构树 *Broussonetia papyrifera* (L.) Vent.。分布于全国大部分地区。《药典》收载楮实子药材为桑科植物构树的干燥成熟果实;秋季果实成熟时采收,洗净,晒干,除去灰白色膜状宿萼和杂质。

楮

《别录》上品

▷构树(*Broussonetia papyrifera*)

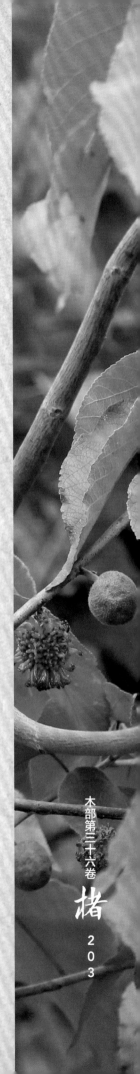

‖释名‖

榖音媾。亦作构。**榖桑。**[颂曰] 陆玑诗疏云：构，幽州谓之榖桑，或曰楮桑。荆扬、交广谓之榖。[时珍曰] 楮本作柠，其皮可绩为纻故也。楚人呼乳为榖，其木中白汁如乳，故以名之。陆佃埤雅作榖米之榖，训为善者，误矣。或以楮、构为二物者，亦误矣。详下文。

‖集解‖

[别录曰] 楮实生少室山，所在有之。八月、九月采实日干，四十日成。[弘景曰] 此即今构树也。南人呼榖纸亦为楮纸。武陵人作榖皮衣。甚坚好。[恭曰] 此有二种：一种皮有斑花文，谓之斑榖，今人用皮为冠者；一种皮白无花，枝叶大相类。但取其叶似葡萄叶作瓣而有子者为佳。其实初夏生，大如弹丸，青绿色，至六七月渐深红色，乃成熟。八九月采，水浸去皮、穰，取中子。段成式酉阳杂俎云：谷田久废必生构。叶有瓣曰楮，无曰构。陆氏诗疏云：江南人绩其皮以为布。又捣以为纸，长数丈，光泽甚好。又食其嫩芽，以当菜茹。今楮纸用之最博，楮布不见有之。医方但贵楮实，余亦稀用。[大明曰] 皮斑者是楮，皮白者是榖。[时珍曰] 按许慎说文言楮、榖乃一种也。不必分别，惟辨雌雄耳。雄者皮斑而叶无桠叉，三月开花成长穗，如柳花状，不结实，歉年人采花食之。雌者皮白而叶有桠叉，亦开碎花。结实如杨梅，半熟时水澡去子，蜜煎作果食。二种树并易生，叶多涩毛。南人剥皮捣煮造纸，亦缉练为布，不坚易朽。裴渊广州记言：蛮夷取榖皮熟捶为揭里䙆布，以拟毡，甚暖也。其木腐后生菌耳，味甚佳好。

楮实

亦名榖实别录**楮桃**纲目。

‖修治‖

[敩曰] 采得后，水浸三日，搅旋投水，浮者去之。晒干。以酒浸一伏时了，蒸之。从巳至亥，焙干用。经验方煎法：六月六日，取榖子五升，以水一斗，煮取五升，去滓，微火煎如饧用。

‖气味‖

甘，寒，无毒。

‖主治‖

阴痿水肿，益气充肌明目。久服，不饥不老，轻身。别录。壮筋骨，助阳气，补虚劳，健腰膝，益颜色。大明。

‖ 发明 ‖

[弘景曰] 仙方采捣取汁和丹用，亦干服，使人通神见鬼。[颂曰] 仙方单服，其实正赤时，收子阴干，筛末，水服二钱匕，益久乃佳。抱朴子云：楮木实赤者服之，老者成少。令人彻视见鬼神。道士梁须年七十，服之更少壮，到百四十岁，能行及走马。[时珍曰] 别录载楮实功用大补益，而修真秘旨书言久服令人成骨软之瘘。济生秘览治骨鲠，用楮实煎汤服之。岂非软骨之征乎？按南唐书云：烈祖食饴喉中噎，国医莫能愈。吴廷绍独请进楮实汤，一服疾失去。群医他日取用皆不验。扣廷绍。答云：噎因甘起，故以此治之。愚谓此乃治骨鲠软坚之义尔。群医用药治他噎，故不验也。

‖ 附方 ‖

新六。**水气蛊胀**楮实子丸，以洁净府。用楮实子一斗，水二斗，熬成膏，茯苓三两，白丁香一两半，为末，以膏和丸梧子大。从少至多，服至小便清利，胀减为度。后服治中汤养之。忌甘苦峻补及发动之物。洁古活法机要。**肝热生翳**楮实子研细，食后蜜汤服一钱，日再服。直指方。**喉痹喉风**五月五日，或六月六日、七月七日，采楮桃阴干。每用一个为末。井华水服之。重者以两个。集简方。**身面石疽**状如痤疖而皮厚。毂子捣，傅之。外台秘要。**金疮出血**毂子捣，傅之。外台秘要。**目昏难视**楮桃、荆芥穗各五百枚，为末，炼蜜丸弹子大。食后嚼一丸，薄荷汤送下，一日三服。卫生易简方。

叶

‖ 气味 ‖

甘，凉，无毒。

‖ 主治 ‖

小儿身热，食不生肌。可作浴汤。又主恶疮生肉。别录。治刺风身痒。大明。治鼻衄数升不断者，捣汁三升，再三服之，良久即止。嫩芽茹之。去四肢风痹，赤白下痢。苏颂。炒研搜面作馎饦食之。主水痢。甄权。利小便，去风湿肿胀，白浊疝气癣疮。时珍。

‖ 附方 ‖

旧五，新十二。**水谷下痢**见果部橡实下。**老少瘴痢**日夜百余度者。取干楮叶三两熬，捣为末，每服方寸匕，乌梅汤下。日再服。取羊肉裹末，纳肛中，利出即止。杨炎南行方。**小儿下痢**赤白，作渴，得水呕逆者。构叶炙香，以饮浆半升浸至水绿，去叶，以木瓜一个切，纳汁中，煮二三沸，细细饮之。子母秘录。**脱肛不收**五花构叶阴干为末。每服二钱，米饮调下。兼涂肠头。圣惠方。**小便白浊**构叶为末，蒸饼丸梧子大。

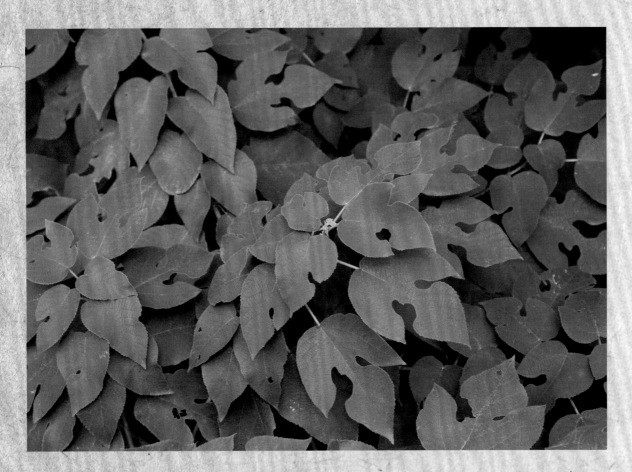

每服三十丸，白汤下。经验良方。**通身水肿**楮枝叶煎汁如饧，空腹服一匕，日三服。圣惠方。**虚肥面肿**积年气上如水病，但脚不肿，用穀楮叶八两，以水一斗，煮取六升，去滓，纳米煮粥，常食勿绝。外台秘要。**卒风不语**穀枝叶剉细，酒煮沫出，随多少，日匕饮之。肘后方。**人耽睡卧**花穀叶晒，研末。汤服一二钱，取瘥止。杨尧辅方。**吐血鼻血**楮叶捣汁一二升，旋旋温饮之。圣惠方。**一切眼翳**三月收穀木软叶，晒干为末，入麝香少许，每以黍米大注眦内，其翳自落。圣惠方。**木肾疝气**楮叶、雄黄等分，为末，酒糊丸梧子大。每盐酒下五十丸。医学集成。**疝气入囊**五月五日采穀树叶，阴干为末。每服一二匙，空心温酒下。简便方。**癣疮湿痒**楮叶捣傅。圣惠方。**痔瘘肿痛**楮叶半斤，捣烂封之。集简方。**蝮蛇螫伤**楮叶、麻叶合捣，取汁渍之。千金方。**鱼骨哽咽**楮叶捣汁啜之。十便良方。

枝茎

‖主治‖

隐疹痒，煮汤洗浴。别录。捣浓汁饮半升，治小便不通。时珍。

‖附方‖

旧一，新一。**头风白屑**楮木作枕，六十日一易新者。外台秘要。**暴赤眼痛**碜涩者，嫩楮枝去叶放地，发烧，以碗覆之。一日取灰泡汤，澄清温洗。圣惠方。

树白皮

‖气味‖

甘，平，无毒。

‖主治‖

逐水，利小便。别录。治水肿气满。甄权。喉痹。吴普。煮汁酿酒饮，治水肿入腹，短气咳嗽。为散服，治下血血崩。时珍。

‖附方‖

旧一，新六。**肠风下血**秋采楮皮阴干为末。酒服三钱，或入麝香少许，日二。普济方。**血痢血崩**楮树皮、荆芥等分，为末。冷醋调服一钱，血崩以煎匕服，神效不可具述。危氏得效方。**男妇肿疾**不拘久近。暴风入腹。妇人新产上圊。风入脏内，腹中如马鞭，短气。楮皮枝叶一大束，切，煮汁酿酒，不断饮之。不过三四日即退，可常服之。千金方。**风水肿浮**一身尽浮。楮皮散：用楮白皮、猪苓、木通各二钱，桑白皮三钱，陈橘皮一钱，生姜三片，水二钟煎服。日一剂。圣济总录。**膀胱石水**四肢瘦削，小腹胀满，构根白皮、桑根白皮各二升，白术四两，黑大豆五升，流水一斗，煮四升，入清酒二升，再煮至三升，日再一匕服之。集验方。**目中翳膜**楮白皮暴干，作一绳子如钗股大，烧灰细研。每点少许，日三五次，瘥乃止。崔氏方。**鱼骨哽咽**楮树嫩皮捣烂为丸。水下二三十丸。卫生易简方。

皮间白汁

‖释名‖

构胶纲目**五金胶漆**。[大明曰] 能合朱砂为团，故名五金胶漆。[时珍曰] 构汁最粘。今人用粘金薄。古法粘经书，以楮树汁和白及、飞面调糊，接纸永不脱解，过于胶漆。

‖气味‖

甘，平，无毒。

‖主治‖

疗癣。别录。傅蛇、虫、蜂、蝎、犬咬。大明。

‖附方‖

旧一。**天行病后胀满**两胁刺胀，脐下如水肿，以构树枝汁，随意服之。小便利即消。外台秘要。
楮皮纸见服器部纸。
楮耳见菜部木耳。

构树 *Broussonetia papyrifera* ITS2 条形码主导单倍型序列：

```
1   CACACGGTTG CCCCCCCACC CACCCACCCA CCCACCAAAA CGCCGTGCCG TTGCTCGTGG GGGCGCGTGG AACCTACGGG
81  GGGCGGACGA TGGCCTCCCG CGAGCGCCCT GCCTCGTGGT TGGCCCAAAA TTCGAGTCCT CGGTCACGTC ATCGTGGCGA
161 CCGGTGGTTG TCGATCCTAC GGTGCCCGT CACGTGCGTT GTTCGCCTGT CGGGACTCCT ACAGACCCCG TTGCGCCAAA
241 GCTCGGGCGC CTCCAACG
```

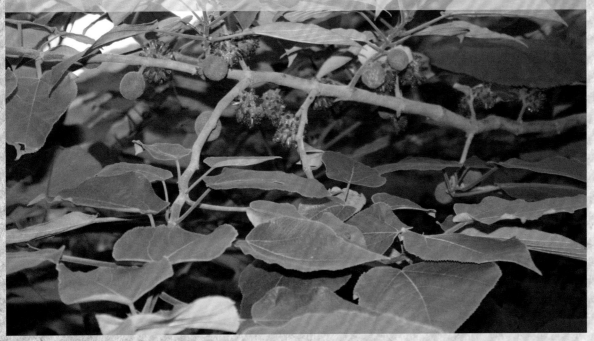

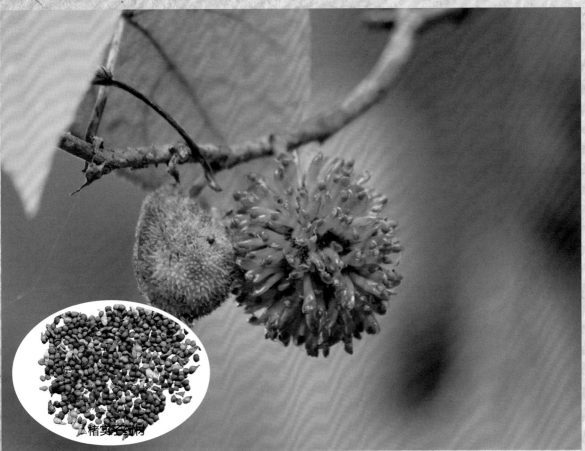

楮实壳构树

‖ 基原 ‖

《纲目图鉴》认为本品为芸香科植物酸橙 *Citrus aurantium* L.，分布于江苏、浙江、江西、广东、贵州、西藏等地。《纲目彩图》认为本品为芸香科植物枸橘 *Poncirus trifoliata* (L.) Raf.，参见本卷"枸橘"项下。《药典》收载枳壳药材为芸香科植物酸橙及其栽培变种的干燥未成熟果实，栽培变种主要有黄皮酸橙 *C. aurantium* 'Huangpi'、代代花 *C. aurantium* 'Daidai'、朱栾 *C. aurantium* 'Chuluan'、塘橙 *C. aurantium* 'Tangcheng'；7月果皮尚绿时采收，自中部横切为两半，晒干或低温干燥。收载枳实药材为芸香科植物酸橙及其栽培变种或甜橙 *C. sinensis* Osbeck 的干燥幼果；5 ~ 6月收集自落的果实，除去杂质，自中部横切为两半，晒干或低温干燥，较小者直接晒干或低温干燥。参见第三十卷"橙"项下。

枳

《本经》中品

酸橙 *Citrus aurantium* ITS2 条形码主导单倍型序列：

```
1   CGCATCGTTG CCCCACCCCA CCCCCCCAAA CCAAGGCGGG GGCCCCGGGG TGCGGGCGGA GATTGGCCTC CCGTGCGCTG
81  ACCGCTCGCG GTTGGCCCAA ATCTGAGTCC TCGGCGACCG AAGCCGGCGGC GATCGGTGGT GAAACAAAAG CCTCTCGAGC
161 TCCCGCCGCG CGCCCGGTCT CCGAGTGGGG ACTCTGCGGC CCTGAAGCTC CGCGCAAGCG GCGCTCGCAT TG
```

▷酸橙（ *Citrus aurantium* ）

校正：并入开宝枳壳。

‖释名‖

子名枳实本经**枳壳**宋开宝。[宗奭曰] 枳实、枳壳一物也。小则其性酷而速，大则其性详而缓。故张仲景治伤寒仓卒之病，承气汤中用枳实，皆取其疏通、决泄、破结实之义。他方但导败风壅之气，可常服者，故用枳壳，其义如此。[恭曰] 既称枳实，须合核瓤，今殊不然。[时珍曰] 枳乃木名。从枳，谐声也。实乃其子，故曰枳实。后人因小者性速，又呼老者为枳壳。生则皮厚而实，熟则壳薄而虚。正如青橘皮、陈橘皮之义。宋人复出枳壳一条，非矣。寇氏以为破结实而名，亦未必然。

‖集解‖

[别录曰] 枳实生河内川泽，九月、十月采，阴干。[志曰] 枳壳生商州川谷。九月、十月采，阴干。[藏器曰] 本经枳实用九月、十月，不如七月、八月，既厚且辛。旧云江南为橘，江北为枳。周礼亦云：橘逾淮而北，为枳。今江南枳、橘俱有，江北有枳无橘。此自别种，非关变易也。[颂曰] 今洛西、江湖州郡皆有之，以商州者为佳。木如橘而小，高五七尺。叶如橙，多刺。春生白花，至秋成实。七月、八月采者为实，九月、十月采者为壳。今医家以皮厚而小者为枳实，完大者为枳壳，皆以翻肚如盆口状、陈久者为胜。近道所出者，俗呼臭橘，不堪用。

‖修治‖

[弘景曰] 枳实采，破令干，除核，微炙令干用。以陈者为良，俗方多用，道家不须。[敩曰] 枳实、枳壳性效不同。若使枳壳，取辛苦腥并有隙油者，要尘久年深者为佳。并去穰核，以小麦麸炒至麸焦，去麸用。

枳实

‖气味‖

苦，寒，无毒。[别录曰] 酸，微寒。[普曰] 神农：苦。雷公：酸，无毒。李当之：大寒。[权曰] 辛、苦。[元素曰] 性寒味苦，气厚味薄，浮而升微降，阴中阳也。[杲曰] 沉也，阴也。

‖主治‖

大风在皮肤中，如麻豆苦痒，除寒热结，止痢，长肌肉，利五脏，益气轻身。本经。除胸胁痰癖，逐停水，破结实，消胀满，心下急痞痛逆气，胁风痛，安胃气，止溏泄，明目。别录。解伤寒结胸，主上气喘咳，肾内伤冷，阴痿而有气，加而用之。甄权。消食，散败血，破积坚，去胃中湿热。元素。

‖发明‖

[震亨曰] 枳实泻痰，能冲墙倒壁，滑窍破气之药也。[元素曰] 心下痞及宿食不消，并宜枳实、黄连。[杲曰] 以蜜炙用，则破水积以泄气，除内热。洁古用去脾经积血。脾无积血，则心下不痞也。[好古曰] 益气则佐之以人参、白术、干姜，破气则佐之以大黄、牵牛、芒消，此本经所以言益气而复言消痞也。非白术不能去湿，非枳实不能除痞。故洁古制枳术丸方，以调胃脾；张仲景治心下坚大如盘，水饮所作，枳实白术汤，用枳实七枚，术三两，水一斗，煎三升，分三服。腹中软，即消也。余见枳壳下。

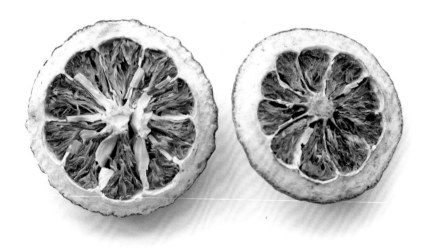

▷枳壳药材

‖附方‖

旧九，新四。**卒胸痹痛**枳实捣末。汤服方寸匕，日三夜一。肘后方。**胸痹结胸**胸痹，心下痞坚，留气结胸，胁下逆气抢心，枳实薤白汤主之。陈枳实四枚，厚朴四两，薤白半斤，栝楼一枚，桂一两，以水五升，先煎枳、朴，取二升，去滓，纳余药，煎三二沸，分温三服，当愈。张仲景金匮要略。**伤寒胸痛**伤寒后，卒胸膈闭痛。枳实麸炒为末。米饮服二钱，日二服。严子礼济生方。**产后腹痛**枳实麸炒、芍药酒炒各二钱，水一盏煎服。亦可为末服。圣惠方。**奔豚气痛**枳实炙为末。饮下方寸匕，日三、夜一。外台秘要。**妇人阴肿**坚痛。枳实半斤碎炒，帛裹熨之，冷即易。子母秘录。**大便不通**枳实、皂荚等分，为末，饭丸，米饮下。危氏得效方。**积痢脱肛**枳实石上磨平，蜜炙黄，更互熨之，缩乃止。千金方。**小儿久痢**水谷不调。枳实捣末，饮服一二钱。广利方。**肠风下血**枳实半斤麸炒，黄芪半斤，为末。米饮非时服二钱匕。糊丸亦可。经验方。**小儿五痔**不以年月。枳实为末，炼蜜丸梧子大。空心饮下三十丸。集验方。**小儿头疮**枳实烧灰，猪脂调涂。圣惠方。**皮肤风疹**枳实醋浸，火炙熨之即消。外台秘要。

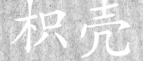

枳壳

‖气味‖

苦、酸，微寒，无毒。[权曰]苦，辛。[元素曰]气味升降，与枳实同。[杲曰]沉也，阴也。

‖主治‖

风痹淋痹，通利关节，劳气咳嗽，背膊闷倦，散留结胸膈痰滞，逐水，消胀满大肠风，安胃，止风痛。开宝。遍身风疹，肌中如麻豆恶疮，肠风痔疾，心腹结气，两胁胀虚，关膈壅塞。甄权。健脾开胃，调五脏，下气，止呕逆，消痰，治反胃霍乱泻痢，消食，破癥结疰癖五膈气，及肺气水肿，利大小肠，除风明目。炙热，熨痔肿。大明。泄肺气，除胸痞。元素。治里急后重。时珍。

‖发明‖

[元素曰]枳壳破气，胜湿化痰，泄肺走大肠，多用损胸中至高之气，止可二三服而已。禀受素壮而气刺痛者，看在何部经分，以别经药导之。[杲曰]气血弱者不可服，以其损气也。[好古曰]枳壳主高，枳实主下；高者主气，下者主血。故壳主胸膈皮毛之病，实主心腹脾胃之病，大同小异。朱肱活人书言，治痞宜先用桔梗枳壳汤，非用此治心下痞也。果知误下，气将陷而成痞，故先用此，使不致于痞也。若已成痞而用此，则失之晚矣。不惟不能消痞，反损胸中之气，先之一字有谓也。[时珍曰]枳实、枳壳气味功用俱同，上世亦无分别。魏、晋以来，始分实、壳之用。洁古张氏、东垣李氏又分治高治下之说，大抵其功皆能利气。气下则痰喘止，气行则痞胀消，气通则痛刺止，气利则后重除。故以枳实利胸膈，枳壳利肠胃。然张仲景治胸痹痞满，以枳实为要药；诸方治下血痔痢、大肠秘塞、里急后重，又以枳壳为通用，则枳实不独治下，而壳不独治高也。盖自飞门至魄门，皆肺主之，三焦相通，一气而已。则二物分之可

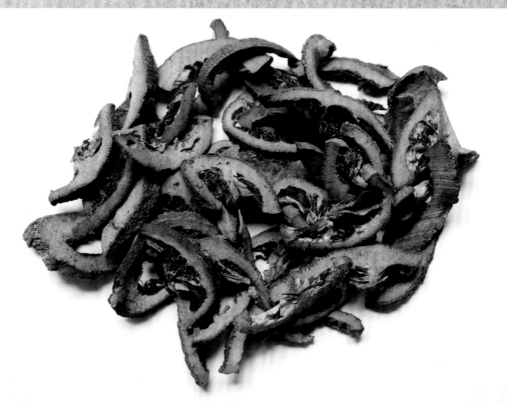

▷枳壳饮片

也。不分亦无伤，杜壬方载湖阳公主苦难产，有方士进瘦胎饮方。用枳壳四两，甘草二两，为末。每服一钱，白汤点服。自五月后一日一服，至临月，不惟易产，仍无胎中恶病也。张洁古活法机要改以枳术丸日服。令胎瘦易生，谓之束胎丸。而寇宗奭衍义言，胎壮则子有力易生，令服枳壳药反致无力，兼子亦气弱难养，所谓缩胎易产者，大不然也。以理思之，寇氏之说似觉为优。或胎前气盛壅滞者宜用之，所谓八九月胎，必用枳壳、苏梗以顺气，胎前无滞，则产后无虚也。若气禀弱者，即大非所宜矣。[震亨曰] 难产多见于郁闷安逸之人，富贵奉养之家。古方瘦胎饮，为湖阳公主作也。予妹苦于难产，其形肥而好坐，予思此与公主正相反也。彼奉养之人，其气必实，故耗其气使平则易产。今形肥则气虚，久坐则气不运，当补其母之气。以紫苏饮加补气药，十数帖服之，遂快产。

‖ 附方 ‖

旧三，新十五。**伤寒呃噫**枳壳半两，木香一钱，为末。每白汤服一钱，未知再服。本事方。**老幼腹胀**血气凝滞，用此宽肠顺气，名四炒丸。商州枳壳厚而绿背者，去穰，四两，分作四分：一两用苍术一两同炒，一两用萝卜子一两同炒，一两用干漆一两同炒，一两用茴香一两同炒黄。去四味，只取枳壳为末。以四味煎汁煮面糊，和丸梧子大。每食后，米饮下五十丸。王氏简易方。**消积顺气**治五积六聚，不拘男妇老小，但是气积，并皆治之。乃仙传方也。枳壳三斤去穰，每个入巴豆仁一个，合定扎煮，慢火水煮一日。汤减再加热汤，勿用冷水。待时足汁尽，去巴豆，切片晒干勿炒，为末。醋煮面糊丸梧子大。每服三四十丸，随病汤使。邵真人经验方。**顺气止痢**枳壳炒二两四钱。甘草六钱，为末。每沸汤服二钱。婴童百问。**疏导脚气**即上方。用木瓜汤服。直指方。**小儿秘涩**枳壳煨去穰、甘草各一钱，以水煎服。全幼心鉴。**肠风下血**不拘远年近日。博济方用枳壳烧黑存性五钱，羊胫炭为末三钱，五更空心米饮服。如人行五里，再一服，当日见效。简便方用枳壳一两，黄连五钱，水一钟，煎半钟，空心服。**痔疮肿痛**必效方用枳壳煨熟熨之，七枚立定。本事方用枳壳末入瓶中，水煎百沸，先熏后洗。**怀胎腹痛**枳壳三两麸炒，黄芩一两，每服五钱，水一盏半，煎一盏服。若胀满身重，加白术一两。活法机要。**产后肠出**不收。枳壳煎汤浸之。良久即入也。袖珍方。**小儿惊风**不惊丸：治小儿因惊气吐逆作搐。痰涎壅塞，手足掣疭，眼睛斜视。枳壳去穰麸炒、淡豆豉等分，为末。每服一字，甚者半钱。急惊，薄荷自然汁下。慢惊，荆芥汤入酒三五点下。日三服。陈文中小儿方。**牙齿疼痛**枳壳浸酒含漱。圣惠方。**风疹作痒**枳壳三两，麸炒为末。每服二钱，水一盏，煎六分，去滓温服。仍以汁涂。经验方。**小儿软疖**大枳壳一个去白，磨口平，以面糊抹边合疖上。自出脓血尽，更无痕也。危氏得效方。**利气明目**枳壳麸炒一两为末，点汤代茶。普济方。**下早成痞**伤寒阴证，下早成痞，心下满而不痛，按之虚软。枳壳、槟榔等分，为末。每服三钱，黄连汤调下。宣明方。**胁骨疼痛**因惊伤肝者，枳壳一两麸炒，桂枝生半两，为细末。每服二钱。姜枣汤下。本事方。

枳茹
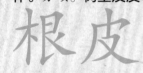
树皮也。或云：枳壳上刮下皮也。

‖ **主治** ‖

中风身直，不得屈伸反复，及口僻眼斜。刮皮一升，酒三升，渍一宿，每温服五合，酒尽再作。苏颂。树茎及皮：主水胀暴风，骨节疼急。弘景。

根皮

‖ **主治** ‖

浸酒，漱齿痛。甄权。煮汁服，治大便下血。末服，治野鸡病有血。藏器。

嫩叶

‖ **主治** ‖

煎汤代茶，去风。时珍。出茶谱。

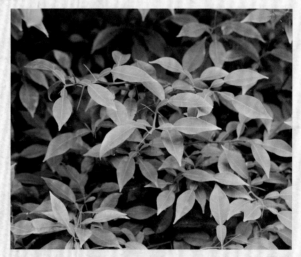

△酸橙

据《纲目彩图》《纲目图鉴》《汇编》《大辞典》《中华本草》等综合分析考证，本品为芸香科植物枸橘 *Poncirus trifoliata* (L.) Raf.。全国大部分地区有栽培。

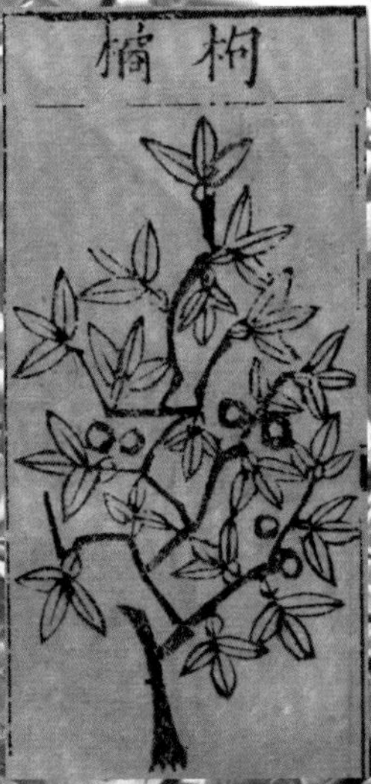

橘枸

枸橘

《纲目》

‖ 释名 ‖
臭橘。

‖ 集解 ‖

[时珍曰] 枸橘处处有之，树、叶并与橘同，但干多刺。三月开白花，青蕊不香。结实大如弹丸，形如枳实而壳薄，不香。人家多收种为藩篱，亦或收小实，伪充枳实及青橘皮售之，不可不辨。

叶

‖ 气味 ‖

辛，温，无毒。

▷ 枸橘（*Poncirus trifoliata*）

‖ 主治 ‖

下痢脓血后重，同萆薢等分炒存性研，每茶调二钱服。又治喉痹，消肿导毒。时珍。

‖ 附方 ‖

新一。**咽喉怪证**咽喉生疮，层层如叠，不痛，日久有窍出臭气，废饮食。用臭橘叶煎汤连服。必愈。夏子益奇病方。

刺

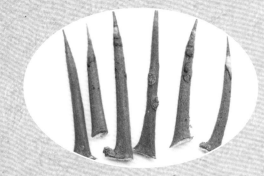

‖ 主治 ‖

风虫牙痛，每以一合煎汁含之。时珍。

橘核

‖ 主治 ‖

肠风下血不止。同樗根白皮等分炒研，每服一钱，皂荚子煎汤调服。时珍。

‖ 附方 ‖

新一。**白疹瘙痒**遍身者。小枸橘细切，麦麸炒黄为末。每服二钱，酒浸少时，饮酒，初以枸橘煎汤洗患处。救急方。

树皮

‖ 主治 ‖

中风强直，不得屈伸。细切一升，酒二升，浸一宿。每日温服半升。酒尽再作。时珍。

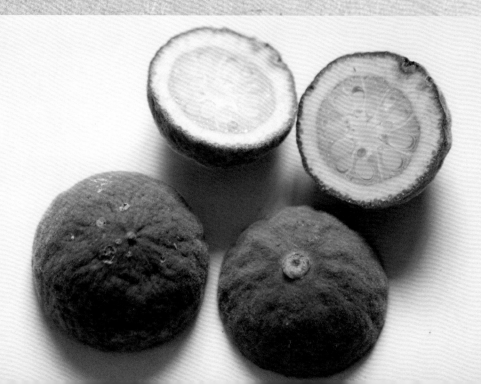

‖ 基原 ‖

《纲目图鉴》《纲目彩图》《大辞典》《中华本草》认为本品为茜草科植物栀子（山栀）*Gardenia jasminoides* Ellis 的成熟果实。分布于华东及四川、云南、贵州、福建等地。《药典》收载栀子药材为茜草科植物栀子的干燥成熟果实；9～11月果实成熟呈红黄色时采收，除去果梗和杂质，蒸至上气或置沸水中略烫，取出，干燥。

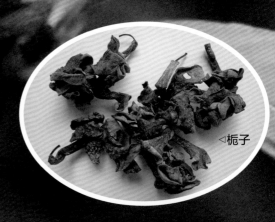

◁ 栀子

栀子

《本经》中品

纲目草全本图典 [第十六册]

2
1
6

栀子 *Gardenia jasminoides* ITS2 条形码主导单倍型序列：

```
1    CGCATCGCGT CGCCACCCCC CTCCCGCGGG GGCGGCGGAG ACTGGCCTCC CGTGCCCCGG GGCGCGGCCG GCCCAAATGA
81   GAGTTCCTCG GCGAGGGGCG TCACGACTGG TGGTGGTTGA GTCCCTCAAC TCGAGTCGTC GTCGTGCCGG CAAACCCCAG
161  CCGCGGTCCC GTGACCCCGA AGCTCCCGCG AGCCTCGACC G
```

▷栀子（山栀）（*Gardenia jasminoides*）

‖释名‖

木丹本经越桃别录鲜支纲目花名薝蔔。[时珍曰] 卮，酒器也。卮子象之，故名。俗作栀。司马相如赋云：鲜支黄烁。注云：鲜支即支子也。佛书称其花为薝蔔，谢灵运谓之林兰，曾端伯呼为禅友。或曰：薝蔔金色，非栀子也。

‖集解‖

[别录曰] 栀子生南阳川谷。九月采实，暴干。[弘景曰] 处处有之。亦两三种小异，以七棱者为良。经霜乃取，入染家用，于药甚稀。[颂曰] 今南方及西蜀州郡皆有之。木高七八尺。叶似李而厚硬，又似樗蒲子。二三月生白花，花皆六出。甚芬香，俗说即西域薝蔔也。夏秋结实如诃子状，生青熟黄，中仁深红。南人竞种以售利。史记·货殖传云：栀、茜千石，与千户侯等。言获利博也。入药用山栀子，方书所谓越桃也，皮薄而圆小，刻房七棱至九棱者为佳。其大而长者，雷敩炮炙论谓之伏尸栀子，入药无力。[时珍曰] 栀子叶如兔耳，厚而深绿，春荣秋瘁。入夏开花，大如酒杯，白瓣黄蕊，随即结实，薄皮细子有须，霜后收之。蜀中有红栀子，花烂红色，其实染物则赭红色。

‖修治‖

[敩曰] 凡使须要如雀脑，并须长有九路赤色者为上。先去皮须取仁，以甘草水浸一宿，漉出焙干，捣筛为末用。[震亨曰] 治上焦、中焦连壳用，下焦去壳，洗去黄浆，炒用。治血病，炒黑用。[好古曰] 去心胸中热，用仁；去肌表热，用皮。

‖气味‖

苦，寒，无毒。[别录曰] 大寒。[元素曰] 气薄味厚，轻清上行，气浮而味降，阳中阴也。[杲曰] 沉也，阴也。入手太阴肺经血分。丹书：栀子柔金。

‖ 主治 ‖

五内邪气，胃中热气，面赤酒疱齄鼻，白癞赤癞疮疡。本经。疗目赤热痛，胸心大小肠大热，心中烦闷。别录。去热毒风，除时疾热，解五种黄病，利五淋，通小便，解消渴，明目。主中恶，杀䗪虫毒。甄权。解玉支毒。弘景。羊踯躅也。主暗哑，紫癜风。孟诜。治心烦懊恼不得眠，脐下血滞而小便不利。元素。泻三焦火，清胃脘血，治热厥心痛，解热郁，行结气。震亨。治吐血衄血，血痢下血血淋，损伤瘀血，及伤寒劳复，热厥头痛，疝气，汤火伤。时珍。

‖ 发明 ‖

[元素曰] 栀子轻飘而象肺，色赤而象火，故能泻肺中之火。其用有四：心经客热，一也；除烦躁，二也；去上焦虚热，三也；治风，四也。[震亨曰] 栀子泻三焦之火，及痞块中火邪，最清胃脘之血。其性屈曲下行，能降火从小便中泄去。凡心痛稍久，不宜温散，反助火邪。故古方多用栀子以导热药，则邪易伏而病易退。[好古曰] 本草不言栀子能吐，仲景用为吐药。栀子本非吐药，为邪气在上，拒而不纳，食令上吐，则邪因以出，所谓其高者因而越之也。或用为利小便药，实非利小便，乃清肺也。肺清则化行，而膀胱津液之府，得此气化而出也。本草言治大小肠热，乃辛与庚合，又与丙合，又能泄戊，先入中州故也。仲景治烦躁用栀子豉汤，烦者气也，躁者血也。气主肺，血主肾，故用栀子以治肺烦，香豉以治肾躁。[杲曰] 仲景以栀子色赤味苦，入心而治烦；香豉色黑味咸，入肾而治躁。[宗奭曰] 仲景治伤寒发汗吐下后，虚烦不得眠；若剧者，必反覆颠倒，心中懊恼，栀子豉汤治之。因其虚，故不用大黄，有寒毒故也。栀子虽寒而无毒，治胃中热气，既亡血亡津液，腑脏无润养，内生虚热，非此物不可去也。又治心经留热，小便赤涩，用去皮栀子火煨、大黄、连翘、炙甘草等分末之，水煎三钱服，无不利也。[颂曰] 张仲景及古今名医治发黄，皆用栀子、茵陈、甘草、香豉四物作汤饮。又治大病后劳复，皆用栀子、鼠矢等汤，利小便而愈。其方极多，不可悉载。

‖ 附方 ‖

旧十，新十七。**鼻中衄血** 山栀子烧灰吹之。屡用有效。黎居士易简方。**小便不通** 栀子仁十四个，独头蒜一个，沧盐少许，捣贴脐及囊，良久即通。普济方。**血淋涩痛** 生山栀子末、滑石等分，葱汤下。经验良方。**下利鲜血** 栀子烧灰。水服一钱匕。食疗本草。**酒毒下血** 老山栀子仁焙研，每新汲水服一钱匕。圣惠方。**热毒血痢** 栀子十四枚，去皮捣末，蜜丸梧子大。每服三丸，日三服，大效。亦可水煎服。肘后方。**临产下痢** 栀子烧研，空心热酒服一匙，甚者不过五服。胜金方。**妇人胎肿** 属湿热。山栀子一合炒研。每服二三钱，米饮下。丸服亦可。丹溪方。**热水肿疾** 山栀子仁炒研，米饮服三钱。若上焦热者，连壳用。丹溪纂要。**霍乱转筋** 心腹胀满，未得吐下。栀子二七枚烧研，熟酒服之立愈。肘后方。**冷热腹痛**疗刺，不思饮食。山栀子、川乌头等分，生研为末，酒糊丸如梧子大。每服十五丸，生姜汤下。小腹痛，茴香汤下。博济方。**胃脘火痛**大山栀子七枚或九枚炒焦，水一盏，煎七分，入生姜汁饮之，立止。复发者，必不效。用玄明粉一钱服，立止。丹溪纂要。**五脏诸气**益少阴血。用栀子炒黑研末，生姜同煎，饮之甚捷。丹溪纂要。**五尸注病**冲发心胁刺痛，缠绵无时，栀子三七枚烧末，水服。肘后方。**热病食复**及交接后发动欲死，不能语。栀子三十枚，水三升，煎一升服，令微汗。梅师方。**小儿狂躁**蓄热在下，身热狂躁，昏迷不食。栀子仁七枚，豆豉五钱，水一盏，煎七分，服之。或吐或不吐，立效。阎孝忠集效方。**盘肠钓气**越桃仁半两，草乌头少许，同炒过。去草乌，入白芷一钱，为末。每服半钱，茴香葱白酒下。普济方。**赤眼肠秘**山栀子七个，钻孔煨熟，水一升，煎半升，去滓，入大黄末三钱，温服。普济方。**吃饭直出**栀子二十个，微炒去皮，水煎服。怪证奇方。**风痰头痛**不可忍。栀子末和蜜，浓傅舌上，吐即止。兵部手集。**鼻上酒齄**栀子炒研，黄蜡和丸弹子大。每服一丸，嚼细茶下。日二服。忌酒、麸、煎炙。许学士本事方。**火焰丹毒**栀子捣，和水涂之。梅师方。**火疮未起**栀子仁烧研，麻油和，封之。已成疮，烧白糖灰粉之。千金方。**眉中练癣**栀子烧研，和油傅之。保幼大全。**折伤肿痛**栀子、白面同捣，涂之甚效。集简方。**猘犬咬伤**栀子皮烧研、石硫黄等分，为末。傅之。日三。梅师方。**汤烫火烧**栀子末和鸡子清，浓扫之。救急方。

花

‖主治‖
悦颜色。千金翼面膏用之。时珍。

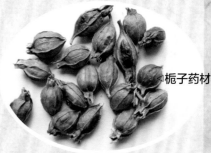

栀子药材

‖附录‖
木戟 [藏器曰] 生山中，叶如栀子。味辛温，无毒。主疟癖气在脏腑。

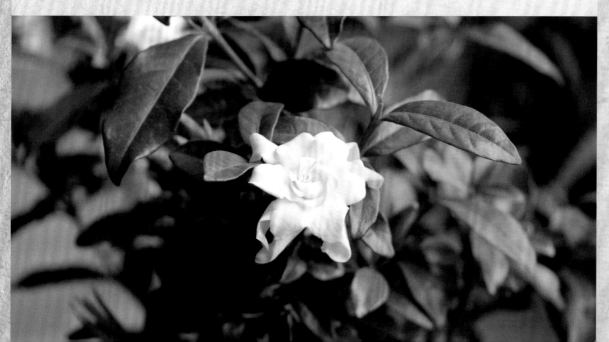

‖ 基原 ‖

据《纲目图鉴》《纲目彩图》《植物志》等综合分析考证，本品为鼠李科植物酸枣 *Ziziphus jujuba* Mill. var. *spinosa* (Bunge) Hu ex H. F. Chow。分布于西北及辽宁、内蒙古、山东、安徽、江苏等地。《药典》收载酸枣仁药材为鼠李科植物酸枣的干燥成熟种子；秋末冬初采收成熟果实，除去果肉和核壳，收集种子，晒干。

酸枣

《本经》上品

酸枣 *Ziziphus jujube* var. *spinosa* ITS2 条形码主导单倍型序列：

```
1    CACAACGTTG CCCCCCATCC CAACCTCGAC CTCGAGGCGA AGAGGGGGCG GATGCTGGCC TCCCGTGTGC CACGGTCCGC
81   GGCTGGCCGA AATACGGGTC CCCGGCGACG AGTGCCGCAG CAATCGGTGG TTGTCCAACC CTCGGCTCCC TGCTGCGTGC
161  GCGGATCGCT GTCGCGGCCC TACAGAGACC CCAATGCGCT GCCAATGCGG CGTCTCCAAC G
```

▷酸枣（*Ziziphus jujuba* var. *spinosa*）

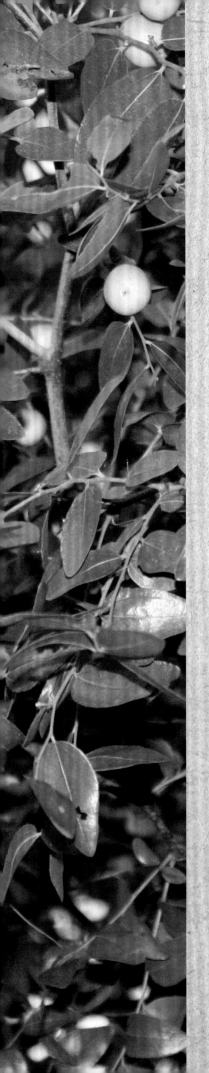

‖释名‖

樲尔雅山枣。

‖集解‖

[别录曰] 酸枣生河东川泽。八月采实，阴干，四十日成。[弘景曰] 今出东山间，云即山枣树。子似武昌枣而味极酸，东人啖之以醒睡，与经文疗不得眠正相反。[恭曰] 此即樲枣也。树大如大枣，实无常形，但大枣中味酸者是。今医以棘实为酸枣，大误矣。[藏器曰] 酸枣既是大枣中之酸，此即是真枣，何复名酸？既名酸，又云小。今枣中酸者未必即小，小者未必即酸。惟嵩阳子云：余家于滑台。今酸枣县，即滑之属邑也。其树高数丈，径围一二尺，木理极细，坚而且重，可为车轴及匙、箸等。其树皮亦细而硬，文似蛇鳞。其枣圆小而味酸，其核微圆而仁稍长，色赤如丹。此医之所重，居人不易得。今市人卖者，皆棘子也。又云：山枣树如棘，其子如生枣，其核如骨，其肉酸滑好食，山人以当果。[颂曰] 今近汴洛及西北州郡皆有之。野生多在坡坂及城垒间，似枣木而皮细，其木心赤色，茎叶俱青，花似枣花。八月结实，紫红色，似枣而圆小味酸。当月采实，取核中仁。孟子曰"养其樲棘"是也。嵩阳子言酸枣县所出为真。今之货者皆是棘实，用者尤宜详辨。[志曰] 酸枣即棘实，更非他物。若云是大枣味酸者，全非也。酸枣小而圆，其核中仁微扁；其大枣仁大而长，不相类也。[宗奭曰] 天下皆有之，但以土产宜与不宜尔。嵩阳子言酸枣木高大，今货者皆棘子，此说未尽。盖不知小则为棘，大则为酸枣。平地则易长，居崖堑则难生。故棘多生崖堑上，久不憔则成干，人方呼为酸枣，更不言棘，其实一本也。此物才及三尺，便开花结子。但科小者气味薄，木大者气味厚。今陕西临潼山野所出亦好，乃土地所宜也。后有白棘条。乃酸枣未长大时枝上棘也。及至长成，其实大，其刺亦少。故枣取大木，棘取小科，不必强分别焉。

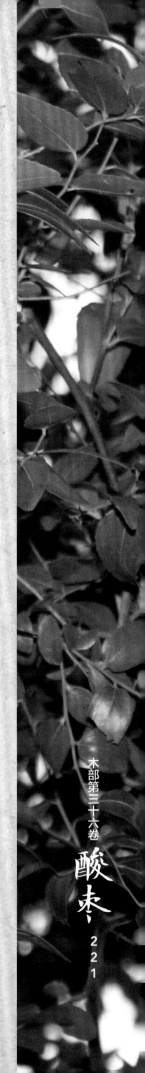

酸枣

‖**气味**‖

酸，平，无毒。[宗奭曰] 微热。[时珍曰] 仁：味甘，气平。[敩曰] 用仁，以叶拌蒸半日，去皮、尖。[之才曰] 恶防己。

‖**主治**‖

心腹寒热，邪结气聚，四肢酸痛湿痹。久服，安五脏，轻身延年。本经。烦心不得眠，脐上下痛，血转久泄，虚汗烦渴，补中，益肝气，坚筋骨，助阴气，能令人肥健。别录。筋骨风，炒仁研汤服。甄权。

‖**发明**‖

[恭曰] 本经用实疗不得眠，不言用仁，今方皆用仁。补中益肝，坚筋骨，助阴气，皆酸枣仁之

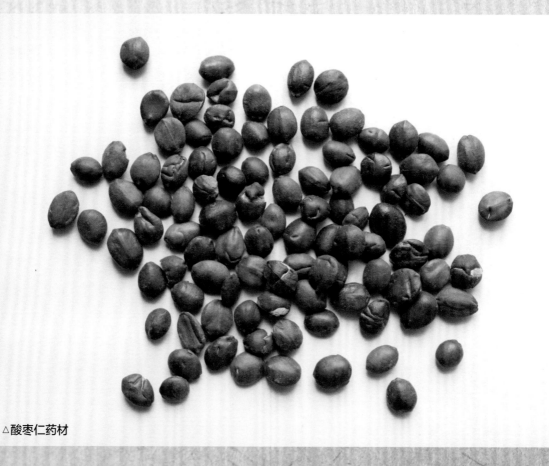

△酸枣仁药材

功也。[宗奭曰] 酸枣，经不言用仁，而今天下皆用之。[志曰] 按五代史后唐刊石药验云：酸枣仁，睡多生使，不得睡炒熟。陶云食之醒睡，而经云疗不得眠。盖其子肉味酸，食之使不思睡；核中仁服之，疗不得眠。正如麻黄发汗，根节止汗也。[时珍曰] 酸枣实味酸性收，故主肝病，寒热结气，酸痹久泄，脐下满痛之证。其仁甘而润，故熟用疗胆虚不得眠、烦渴虚汗之证。生用疗胆热好眠，皆足厥阴、少阳药也。今人专以为心家药，殊昧此理。

‖附方‖

旧五，新二，**胆风沉睡** 胆风毒气，虚实不调，昏沉多睡，用酸枣仁一两，生用，金挺蜡茶二两，以生姜汁涂，炙微焦，为散。每服二钱，水七分，煎六分，温服。简要济众方。**胆虚不眠** 心多惊悸。用酸枣仁一两炒香，捣为散。每服二钱，竹叶汤调下。和剂局方：加人参一两，辰砂半两，乳香二钱半，炼蜜丸服。**振悸不眠** 胡洽方酸枣仁汤：用酸枣仁二升，茯苓、白术、人参、甘草各二两，生姜六两，水八升，煮三升，分服。图经。**虚烦不眠** 深师方酸枣仁汤：用酸枣仁二升，蝭母、干姜、茯苓、芎𦬊各二两，甘草炙一两，以水一斗，先煮枣仁，减三升，乃同煮取三升，分服。图经本草。**骨蒸不眠** 心烦。用酸枣仁一两，水二盏研绞取汁，下粳米二合煮粥，候熟，下地黄汁一合再煮，匀食。太平圣惠方。**睡中汗出** 酸枣仁、人参、茯苓等分，为末。每服一钱，米饮下。简便方。**刺入肉中** 酸枣核烧末，水服，立出。外台秘要。

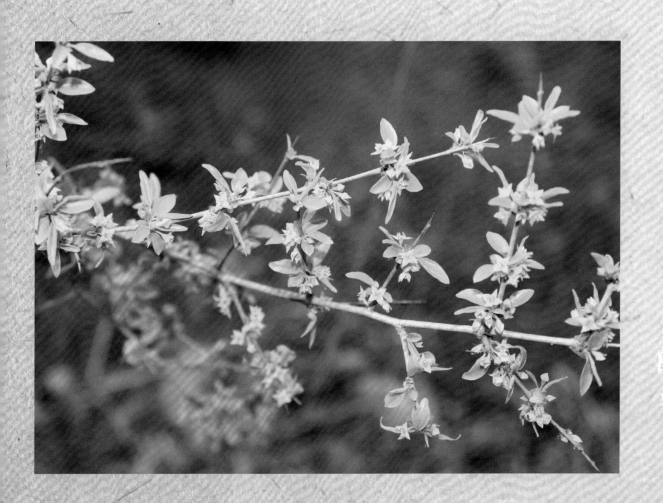

‖ 基原 ‖

据《纲目图鉴》《纲目彩图》等综合分析考证，本品为鼠李科植物酸枣 *Ziziphus jujuba* Mill. var. *spinosa* (Bunge) Hu ex H. F. Chow。分布参见本卷"酸枣"项下。

白棘

《本经》中品

李时珍
纲目

全本图典

【第十六册】

224

▷酸枣（*Ziziphus jujuba* var. *spinosa*）

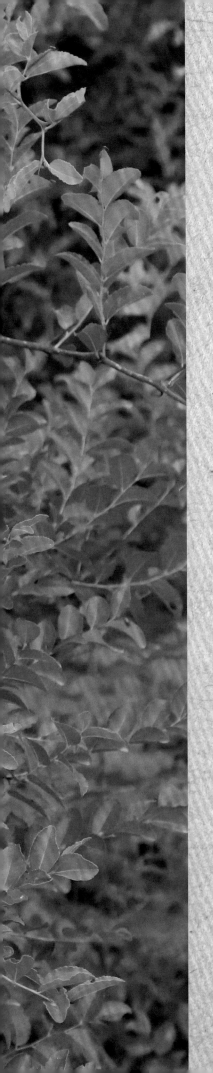

校正：并入别录棘刺花。

‖释名‖
棘刺别录 棘针别录 赤龙爪纲目 花名刺原别录 蒵莫别
录马胊音朐。[时珍曰] 独生而高者为枣，列生而低
者为棘。故重束为棗，平束为棘，二物观名即可辨
矣。束即刺字。蒵莫与大荠同名，非一物也。

‖集解‖
[别录曰] 白棘生雍州川谷，棘刺花生道旁，冬至后
一百二十日采之，四月采实。[当之曰] 白棘是酸枣
树针。今人用天门冬苗代之，非真也。[恭曰] 棘有
赤、白二种，白棘茎白如粉。子、叶与赤棘同，棘
中时复有之，亦为难得。其刺当用白者为佳。然刺
有钩、直二种：直者宜入补益，钩者宜疗疮肿。花
即其花，更无别物。天门冬一名颠棘，南人以代棘
针，非矣。[保升曰] 棘有赤、白二种。切韵云：
棘，小枣也。田野间皆有之，丛高三二尺，花、
叶、茎、实俱似枣也。[宗奭曰] 本文白棘一名棘
针、棘刺，如此分明。诸家强生疑惑，今不取之。
白棘乃是肥盛紫色，枝自有皱薄白膜先剥起者，故
白棘取白之义，不过如此。

白棘

‖气味‖
辛，寒，无毒。

‖主治‖
心腹痛，痈肿溃脓，止痛。决刺结。本经。疗丈夫
虚损，阴痿精自出，补肾气，益精髓。枣针：疗腰
痛。喉痹不通。别录。

‖附方‖
旧五，新七。**小便尿血**棘刺三升，水五升，煮二
升，分三服。外台秘要。**腹胁刺痛**因肾脏虚冷，不

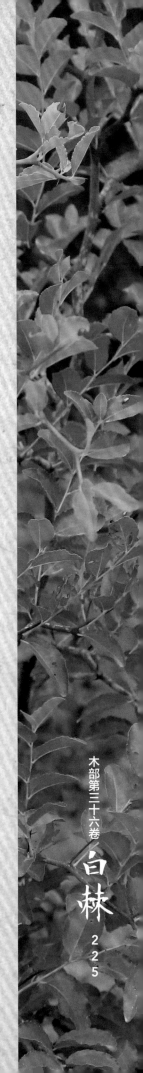

可忍者。棘针钩子一合焙，槟榔二钱半，水一盏，煎五分，入好酒半盏，更煎三五沸，分二服。圣惠方。**头风疼痛**倒钩棘针四十九个，烧存性，丁香一个，麝香一皂子，为末。随左右嗜鼻。圣惠方。**眼睫拳毛**赤龙爪倒钩棘也一百二十个，地龙二条，木贼一百二十节，木鳖子仁二个，炒，为末。摘去睫毛，每日以此嗜鼻三五次。普济方。**龋齿腐朽**棘针二百枚，即枣树刺朽落地者，水三升，煮一升，含漱。或烧沥，日涂之。后傅雄黄末，即愈。外台秘要。**小儿喉痹**棘针烧灰，水服半钱。圣惠方。**小儿口噤惊风不乳**。白棘烧末，水服一钱。圣惠方。**小儿丹毒**水煮棘根汁，洗之。千金方。**痈疽痔漏**方同上。**疔疮恶肿**棘针倒钩烂者三枚，丁香七枚，同入瓶烧存性，以月内孩子粪和涂，日三上之。又方：曲头棘刺三百枚，陈橘皮二两，水五升，煎一升半，分服。圣惠方。**诸肿有脓**棘针烧灰，水服一钱，一夜头出。千金方。**小儿诸疳**棘针、瓜蒂等分，为末。吹入鼻中，日三次。圣惠方。

枝

‖ **主治** ‖
烧油涂发，解垢腻。宗奭。
棘刺花别录。

‖ **气味** ‖
苦，平，无毒。

‖ **主治** ‖
金疮内漏。别录。

实

‖ **主治** ‖
心腹痿痹，除热，利小便。别录。

叶

‖ **主治** ‖
胫臁疮，捣傅之。亦可晒研，麻油调傅。时珍。

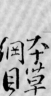

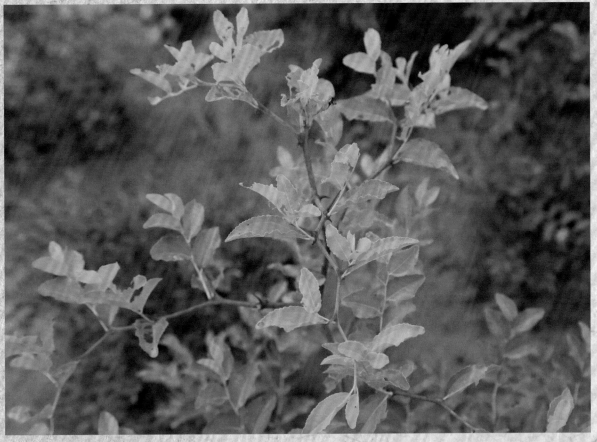

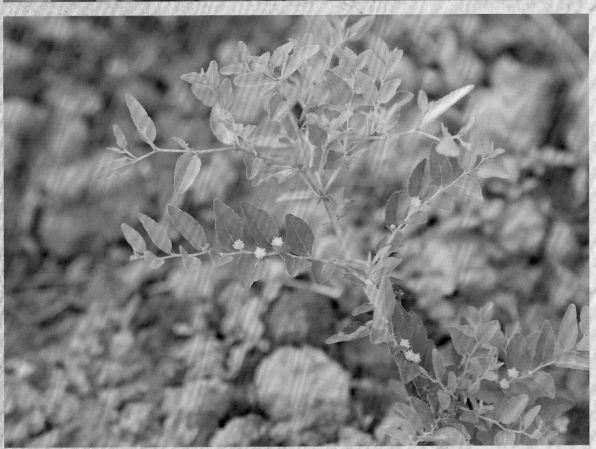

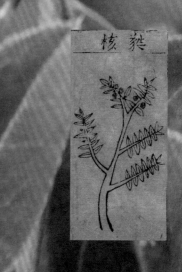

‖ **基原** ‖

据《中药志》《纲目图鉴》《纲目彩图》《植物志》
等综合分析考证，本品为蔷薇科植物（蕤核）单花扁核木
Prinsepia uniflora Batal.。分布于山西、陕西、甘肃、内蒙古、
河南等地。《药典》收载蕤仁药材为蔷薇科植物蕤核或齿叶
扁核木 *P. uniflora* Batal. var. *serrata* Rehd. 的干燥成熟果核；夏、
秋间采摘成熟果实，除去果肉，洗净，晒干。

蕤，儒谁切。《本经》上品

蕤核

‖ **释名** ‖

白桵音蕤。[时珍曰] 尔雅：棫，白桵，即此
也。其花实蕤蕤下垂，故谓之桵，后人作
蕤。柞木亦名棫而物异。

‖ **集解** ‖

[别录曰] 蕤核生函谷川谷及巴西。[弘景曰]
今出彭城。大如乌豆，形圆而扁，有文理，
状似胡桃核。今人皆合壳用，此应破取仁秤
之。[保升曰] 今出雍州。树生，叶细似枸杞
而狭长，花白。子附茎生，紫赤色，大如五
味子。茎多细刺。五月、六月熟。采实日
干。[颂曰] 今河东并州亦有之。木高五七
尺，茎间有刺。[时珍曰] 郭璞云：白桵，小
木也。丛生有刺，实如耳珰，紫赤可食。即
此也。

本
草
纲
目
全本图典
【第十六册】
228

蕤核 *Prinsepia uniflora* ITS2 条形码主导单倍型序列：

```
1    CATTTAGTTG CCCCCCCCCC TCGGCCTTCCT CGGGAATGCG GAGTATAGGG GGGGACGGAT GGTGGCCTCC CATGCGCTCT
81   GCTGTGTGGC TGGCATAAAT ACCAAGTCCC CAGGGACGGG CGCCGCTACA ATCGGTGGTT GCGAAACCTA TCGGTGGCAA
161  GTTGTGCGTC GCTCCTCGGG GGGGCTCGTG GGACTTTGCG CTTTGCTTCG GCGGTGCTTT CAACG
```

▷蕤核（单花扁核木）（*Prinsepia uniflora*）

仁

‖修治‖

[斅曰] 凡使蕤核仁，以汤浸去皮、尖，擘作两片。每四两，用芒硝一两，木通草七两，同水煮一伏时，取仁研膏入药。

‖气味‖

甘，温，无毒。[别录曰] 微寒。[普曰] 神农、雷公：甘，无毒。生平地，八月采之。

‖主治‖

心腹邪热结气，明目，目赤痛伤泪出，目肿眦烂。久服，轻身益气不饥。本经。强志，明耳目。吴普。破心下结痰痞气，齆鼻。别录。治鼻衄。甄权。生治足睡，熟治不眠。藏器。

‖发明‖

[弘景曰] 医方惟以疗眼，仙经以合守中丸也。[颂曰] 按刘禹锡传信方所著治眼法最奇。云：眼风痒，或生翳，或赤眦，一切皆主之。宣州黄连末、蕤核仁去皮研膏，等分和匀，取无虫干枣二枚，割下头，去核，以二物填满，却以割下头合定，用少薄绵裹之，以大茶碗盛，于银器中，文武火煎取一鸡子大，以绵滤罐收，点眼万万不失。前后试验数十人皆应，今医家亦多用得效也。

‖附方‖

新七。**春雪膏**治肝虚，风热上攻，眼目昏暗，痒痛隐涩，赤肿羞明，不能远视，迎风有泪，多见黑花，用蕤仁去皮，压去油，二两，脑子二钱半，研匀，生蜜六钱和收，点眼。和剂局方。**百点膏**治一切眼疾。蕤仁去油三钱，甘草、防风各六钱，黄连五钱，以三味熬取浓汁，次下蕤仁膏，日点。孙氏集效方。**拨云膏**取下翳膜。蕤仁去油五分，青盐一分，猪胰子五钱，共捣二千下如泥，罐收，点之。又方：蕤仁一两去油，入白蓬砂一钱，麝香二分，研匀收之。去翳，妙不可言。**飞血眼**蕤仁一两，去皮，细辛半两，苦竹叶三握洗，水二升，煎一升，滤汁，频温洗之。圣济总录。**赤烂眼**近效方用蕤仁四十九个去皮，胡粉煅如金色一鸡子大，研匀，入酥一杏仁许，龙脑三豆许，研匀，油纸裹收。每以麻子许，涂大小眦上，频用取效。经验良方用蕤仁、杏仁各一两，去皮研匀，入腻粉少许，为丸。每用热汤化洗。

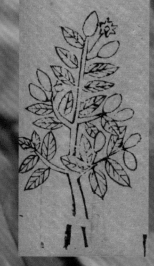
山茱萸

‖ 基原 ‖

据《纲目图鉴》《纲目彩图》《植物志》《大辞典》等综合分析考证，本品为山茱萸科植物山茱萸 *Cornus officinalis* Sieb. et Zucc.。分布于西北及山东、安徽、浙江、湖北、四川等地。《药典》收载山茱萸药材为山茱萸科植物山茱萸的干燥成熟果肉；秋末冬初果皮变红时采收果实，用文火烘或置沸水中略烫后，及时除去果核，干燥。

山茱萸

《本经》中品

‖释名‖

蜀酸枣本经**肉枣**纲目**魃实**别录**鸡足**吴普**鼠矢**吴普。[宗奭曰] 山茱萸与吴茱萸甚不相类，治疗大不同，未审何缘命此名也？[时珍曰] 本经一名蜀酸枣，今人呼为肉枣，皆象形也。

‖集解‖

[别录曰] 山茱萸生汉中山谷及琅琊、冤句、东海承县。九月、十月采实，阴干。[颂曰] 叶如梅，有刺。二月开花如杏。四月实如酸枣，赤色。五月采实。[弘景曰] 出近道诸山中大树。子初熟未干，赤色，如胡颓子，亦可啖；既干，皮甚薄，当合核用也。[颂曰] 今海州、兖州亦有之。木高丈余，叶似榆，花白色，雷敩炮炙论言一种雀儿苏，真相似，只是核八棱，不入药用。[时珍曰] 雀儿苏，即胡颓子也。

山茱萸 *Cornus officinalis* ITS2 条形码主导单倍型序列：

```
1    CACATCGCGT CGCCCCCCCC ACCACCCCAC CACACACTTC GGTGACGGTG GGCGGGGGGC GGACAGTGGC CCCCCGTGCG
81   CTCGCTCACA GCACAGTGTG CGGTCGGCCG AAAAAACGAG TCGCCGGCGA CGGACGTCAC GACAAGTGGT GGTTGAGACG
161  GAACCTTAAG CGTCCTGTCG TGCGTGCCGC AGTCGCCAGC GCGATGCTCG CGCGACCCTT AACGCGCCGT CACCGACGGT
241  GCCTCGACCG
```

实

‖修治‖

[敩曰] 凡使以酒润，去核取皮，一斤只取四两已来，缓火熬干方用。能壮元气，秘精。其核能滑精，不可服。

‖气味‖

酸，平，无毒。[别录曰] 微温。[普曰] 神农、黄帝、雷公、扁鹊：酸，无毒。岐伯：辛。[权曰] 咸、辛，大热。[好古曰] 阳中之阴。入足厥阴、少阴经气分。[之才曰] 蓼实为之使。恶桔梗、防风、防己。

‖主治‖

心下邪气寒热，温中，逐寒湿痹，去三虫。久服轻身。本经。肠胃风邪，寒热疝瘕，头风风气去来，鼻塞目黄，耳聋面疱，下气出汗，强阴益精，安五脏，通九窍，止小便利。久服，明目强力长年。别录。治脑骨痛，疗耳鸣，补肾气，兴阳道，坚阴茎，添精髓，止老人尿不节，治面上疮，能发汗，止月水不定。甄权。暖腰膝，助水脏，除一切风，逐一切气，破癥结，治酒齇。大明。温肝。元素。

▽山茱萸饮片

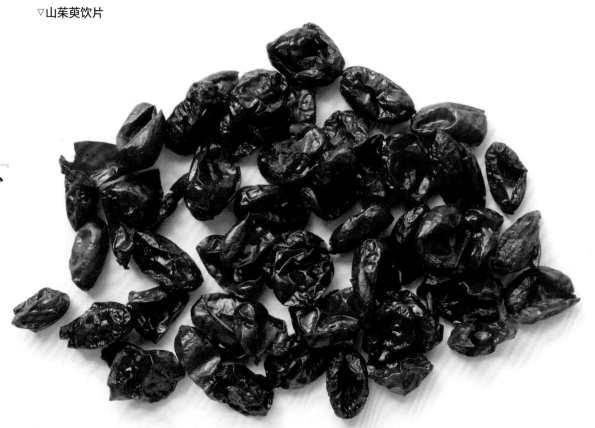

‖发明‖

[好古曰] 滑则气脱，涩剂所以收之。山茱萸止小便利，秘精气，取其味酸涩以收滑也。仲景八味丸用之为君，其性味可知矣。

‖附方‖

新一。草还丹益元阳，补元气，固元精，壮元神，乃延年续嗣之至药也。山茱萸酒浸取肉一斤，破故纸酒浸焙干半斤，当归四两，麝香一钱，为末，炼蜜丸梧子大。每服八十一丸，临卧盐酒下。吴旻扶寿方。

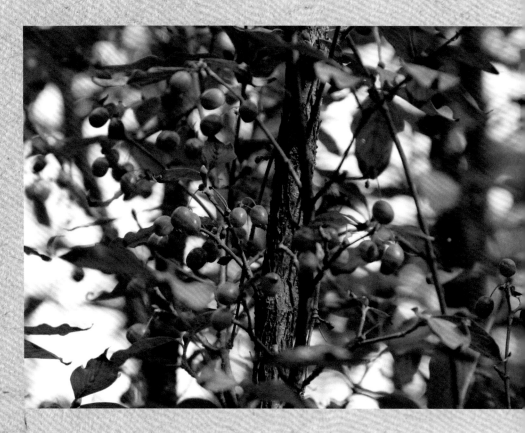

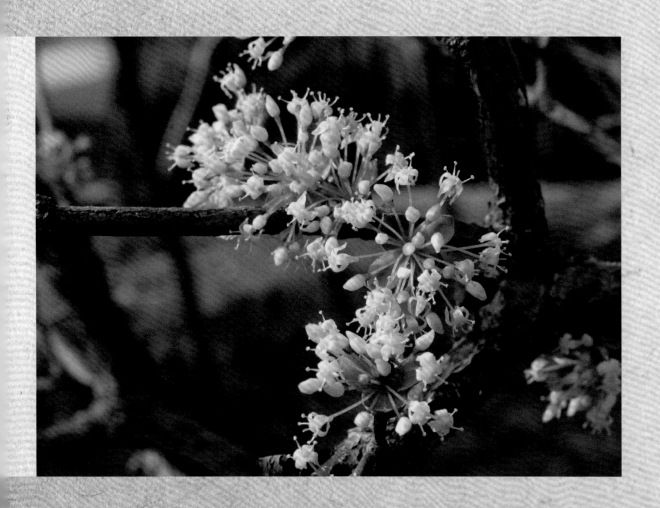

胡颓子

《拾遗》

纲目草

全本图典
〔第十六册〕

234

△胡颓子（ *Elaeagnus pungens* ）

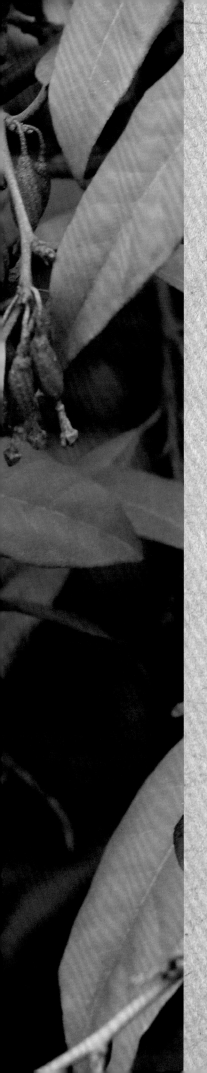

‖释名‖

蒲颓子纲目 **卢都子**纲目 **雀儿酥**炮炙 **半含春**纲目 **黄婆奶**。[时珍曰]陶弘景注山茱萸及樱桃,皆言似胡颓子凌冬不凋,亦应益人,陈藏器又于山茱萸下详著之,别无识者。今考访之,即雷敩炮炙论所谓雀儿酥也。雀儿喜食之。越人呼为蒲颓子。南人呼为卢都子。吴人呼为半含春,言早熟也。襄汉人呼为黄婆奶,象乳头也。刘绩霏雪录言安南有小果,红色,名卢都子,则卢都乃蛮语也。

‖集解‖

[藏器曰]胡颓子生平林间,树高丈余,冬不凋,叶阴白,冬花,春熟最早,小儿食之当果。又有一种大相似,冬凋春实夏熟,人呼为木半夏,无别功效。[时珍曰]胡颓即卢都子也。其树高六七尺,其枝柔软如蔓,其叶微似棠梨,长狭而尖,面青背白,俱有细点如星,老则星起如麸,经冬不凋。春前生花朵如丁香,蒂极细,倒垂,正月乃敷白花。结实小长,俨如山茱萸,上亦有细星斑点,生青熟红,立夏前采食,酸涩,核亦如山茱萸,但有八棱,软而不坚。核内白绵如丝,中有小仁。其木半夏,树、叶、花、实及星斑气味,并与卢都同;但枝强硬,叶微团而有尖,其实圆如樱桃而不长为异耳。立夏后始熟,故吴楚人呼为四月子,亦曰野樱桃,其核亦八棱,大抵是一类二种也。

子

‖气味‖

酸,平,无毒。[弘景曰]寒热病不可用。

‖主治‖

止水痢。藏器。

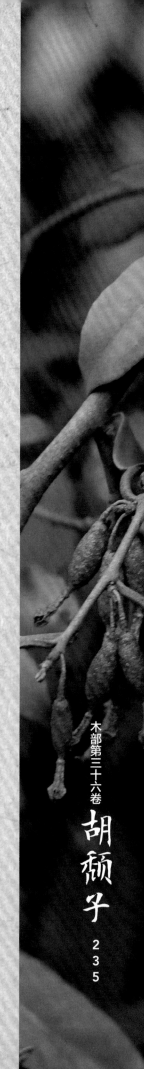

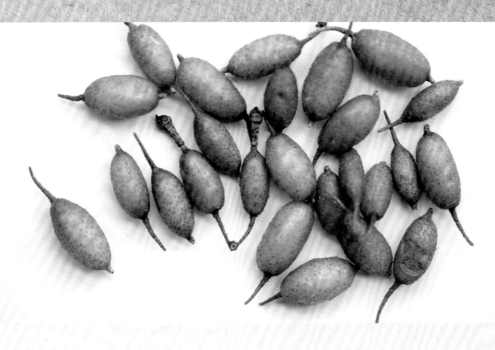

根

‖气味‖
同子。

‖主治‖
煎汤，洗恶疮疥并犬马病疮。藏器。吐血不止，煎水饮之；喉痹痛塞，煎酒灌之，皆效。时珍。

叶

‖气味‖
同子。

‖主治‖
肺虚短气喘咳剧者，取叶焙研，米饮服二钱，时珍。

‖发明‖
[时珍曰] 蒲颓叶治喘咳方，出中藏经，云甚者亦效如神。云有人患喘三十年，服之顿愈。甚者服药后，胸上生小隐疹作痒，则瘥也。虚甚，加人参等分，名清肺散。大抵皆取其酸涩，收敛肺气耗散之功耳。

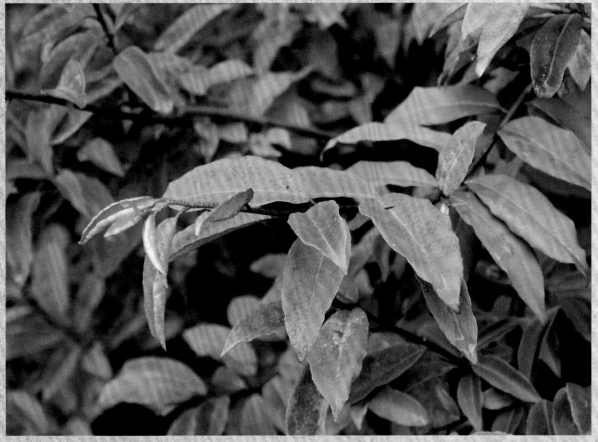

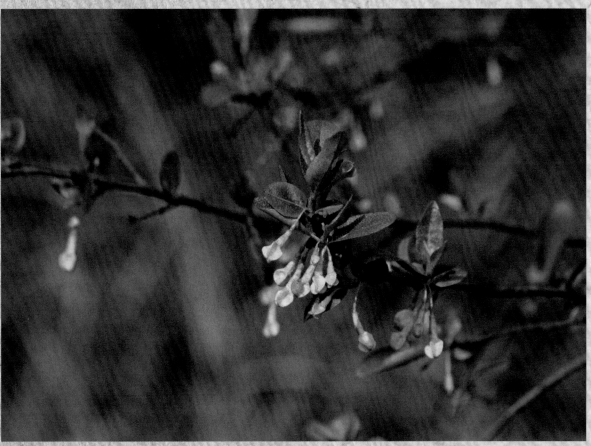

‖ **基原** ‖

据《纲目彩图》《药典图鉴》《中华本草》《中药志》等综合分析考证，本品为蔷薇科植物金樱子 *Rosa laevigata* Michx.。分布于华中、华南、华东及四川、贵州等地。《药典》收载金樱子药材为蔷薇科植物金樱子的干燥成熟果实；10～11月果实成熟变红时采收，干燥，除去毛刺。《药典》四部收载金樱藤药材为蔷薇科植物金樱子、小果蔷薇 *R. cymosa* Tratt. 或粉团蔷薇 *R. multiflora* Thunb. var. *cathayensis* Rehd. et Wils. 的干燥根。

金樱子

《蜀本草》

纲目草
全本图典
[第十六册]

▷金樱子（*Rosa laevigata*）

△金樱子饮片

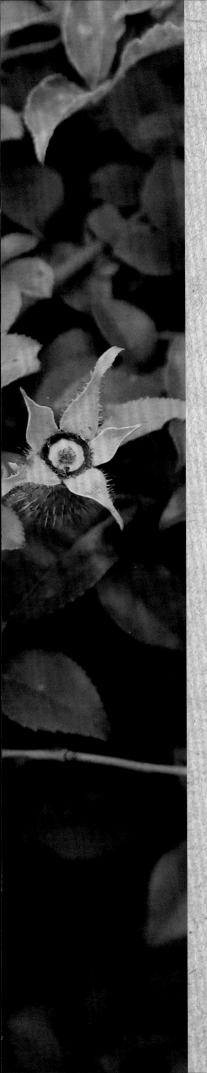

‖释名‖

刺梨子开宝 **山石榴**纲目 **山鸡头子**。[时珍曰] 金樱当作金罂，谓其子形如黄罂也。石榴、鸡头皆象形。又杜鹃花、小檗并名山石榴，非一物也。[敩曰] 林檎、向里子亦曰金樱子，与此同名而异物。

‖集解‖

[韩保升曰] 金樱子在处有之。花白，子形似榅桲而小，色黄有刺，方术多用之。[颂曰] 今南中州郡多有，而以江西、剑南、岭外者为胜。丛生郊野中，大类蔷薇，有刺，四月开白花。夏秋结实，亦有刺，黄赤色，形似小石榴，十一月、十二月采。江南、蜀中人熬作煎，酒服，云补治有殊效。宜州所供，云本草谓之营实。今校之，与营实殊别也。[时珍曰] 山林间甚多。花最白腻，其实大如指头，状如石榴而长。其核细碎而有白毛，如营实之核而味甚涩。

子

‖气味‖

酸，涩，平，无毒。

‖主治‖

脾泄下痢，止小便利，涩精气。久服，令人耐寒轻身。蜀本。

‖发明‖

[颂曰] 洪州、昌州皆煮其子作煎，寄馈人。服食家用煎和鸡头实粉为丸服，名水陆丹，益气补真最佳。[慎微曰] 沈存中笔谈云：金樱子止遗泄，取其温且涩也。世人待红熟时取汁熬膏，味甘，全断涩味，都全失本性，大误也。惟当取半黄者，干捣末用之。[宗奭曰] 九月、十月霜熟时采用。不尔，反令人利。[震亨曰] 经络隧道，以通畅为平和。而昧者取涩性为快，熬金樱为煎食之。自不作靖，咎将谁执？[时珍曰] 无故而服之，以取快欲则不可。若

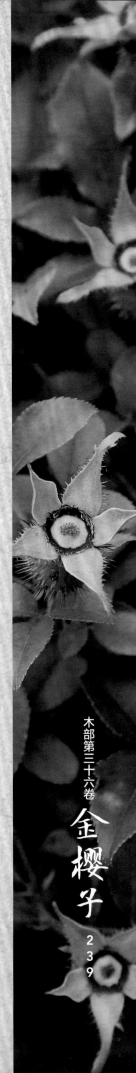

精气不固者服之，何咎之有。

‖附方‖

旧一，新二。**金樱子**煎霜后用竹夹子摘取，入木臼中杵去刺，擘去核。以水淘洗过，捣烂。入大锅，水煎，不得绝火。煎减半，滤过，仍煎似稀饧。每服一匙，用暖酒一盏调服。活血驻颜，其功不可备述。孙真人食忌。**补血益精**金樱子即山石榴，去刺及子，焙，四两，缩砂二两，为末。炼蜜和丸梧子大。每服五十丸，空心温酒服。奇效良方。**久痢不止**严紧绝妙方：罂粟壳醋炒、金樱花、叶及子等分，为末。蜜丸芡子大。每服五七丸，陈皮汤化下。普济方。

‖气味‖

同子。

‖主治‖

止冷热痢，杀寸白虫，和铁粉研匀，拔白发涂之，即生黑者。亦可染须。大明。

金樱子 *Rosa laevigata* ITS2 条形码主导单倍型序列：

```
1   CACGTCGTTG CCCCCCCCCA ACCCCCTCGG GAGTTGGATG GGACGGATGA TGGCCTCCCG TGTGCTCAGT CACGCGGTTG
81  GCATAAATAC CAAGTCCTCG GCGACCAACG CCACGACAAT CGGTGGTTGT CAAACCTCGG TTTCCTGTCG TGCGCGCGTG
161 TTGATCGAGT GCTTTCTTAA ATAATGCGTG TCGATCCGTC GATGCTTTCA ACG
```

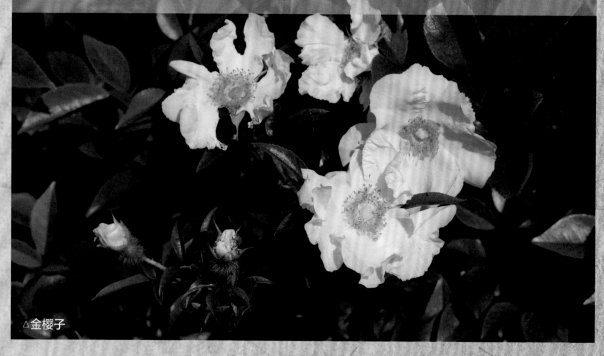

△金樱子

叶

‖ **主治** ‖

痈肿，嫩叶研烂，入少盐涂之，留头泄气。又金疮出血，五月五日采。同桑叶、苎叶等分，阴干研末傅之，血止口合，名军中一捻金。时珍。

东行根

‖ **气味** ‖

同子。

‖ **主治** ‖

寸白虫，剉二两，入糯米三十粒，水二升，煎五合，空心服，须臾泻下，神验。其皮炒用，止泻血及崩中带下。大明。止滑痢，煎醋服，化骨鲠。时珍。

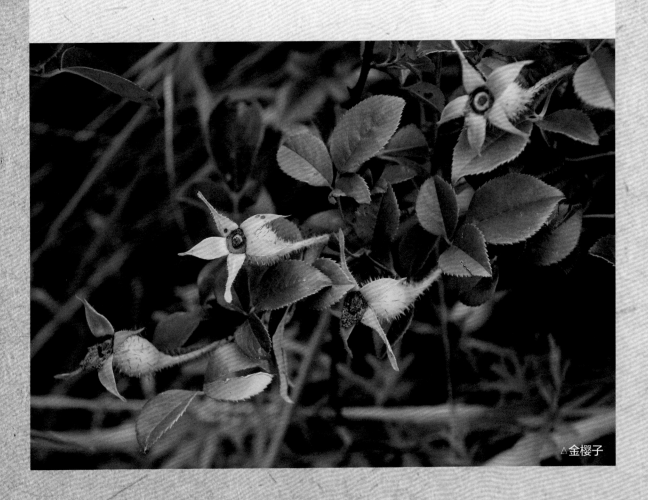

△金樱子

据《纲目图鉴》等综合分析考证，本品为蔷薇科植物郁李 *Prunus japonica* Thunb.。分布于华北、华东和中南等地。《纲目彩图》《中药志》《药典图鉴》《中药图鉴》认为还包括蔷薇科植物欧李 *P. Humilis* Bge.、长梗扁桃 *P. pedunculata* (Pall.) Maxin；欧李分布于东北及内蒙古、河北、山东、河南等地，长梗扁桃分布于内蒙古、宁夏等地。《中华本草》《大辞典》还收载有蔷薇科植物榆叶梅 *P. triloba* Lindl.。《药典》收载郁李仁药材为蔷薇科植物欧李、郁李或长柄扁桃的干燥成熟种子。前二种习称"小李仁"，后一种习称"大李仁"；夏、秋二季采收成熟果实，除去果肉和核壳，取出种子，干燥。

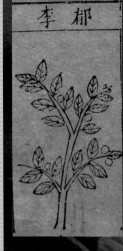

郁李

《本经》下品

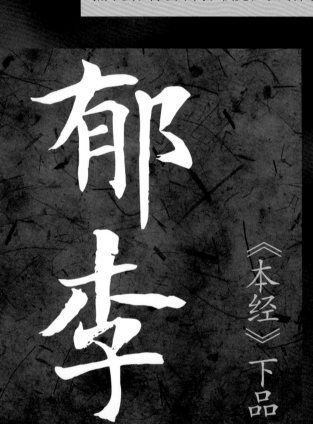

本草纲目

全本图典

［第十六册］

欧李 *Prunus humilis* psbA-trnH 条形码主导单倍型序列：

```
1    GACTTTGGTC TTAGTATATA CGAGTTCTTG AAAGTAAAGG AGCAATAATA AATTTCTTGT TATATCAAGA GGTTTGTTAT
81   TGCTCCTTTA CTATTTAGTA TTTTTTTTAT TTACTACTTA ACTTACTAT ATTGTTCTAT ATTTTTTTTT AGTTAATTTA
161  CTACAAAATT TAATTAAAAT ATTAAAAGTT TCAGTTTATT TTATGTTGTA TTTTATCTTA CAAGTAATGA TAAATGGTGT
241  AAATATTTGT AATAGTACAA GG
```

郁李 *Prunus japonica* psbA-trnH 条形码主导单倍型序列：

```
1    GACTTTGGTC TTAGTATATA CGAGTTCTTG AAAGTAAAGG AGCAATAATA AATTTCTTGT TATATCAAGA GGTTTGTTAT
81   TGCTCCTTTA CTATTTAGTA TTTTTTTTAT TTACTACTTA ACTTACTTT ACTTACTAT ATTGTTCTAT ATTTTTTTT
161  AGTTAATTTA CTACAAAATT TAATTAAAAT ATTAAAAGTT TCAGTTTATT TTATGTTGTA TTTTATCTTA CAAGTAATGA
241  TAAATGGTGT AAATATTTGT AATAGTACAA GG
```

长柄扁桃 *Prunus Pedunculata* psbA-trnH 条形码主导单倍型序列：

```
1    GACTTTGGTC TTAGTATATA CGAGTTCTTG AAAGTAAAGG AGCAATAATA AATTTCTTGT TATATCAAGA GGTTTGTTAT
81   TGCTCCTTTA CTATTTAGTA TTTTTTTTAT TTACTACTTA ACTTACTAT ATTGTTCTAT ATTTTTTTTT AGTTAATTTA
161  CTACAAAATT TAATTAAAAT ATTAAAAGTT TCAGTTTATT TTATGTTGTA TTTTATCTTA CAAGTAATGA TAAATGGTGT
241  AAATATTTGT AATAGTACAA GG
```

‖ **释名** ‖

蘡李 诗疏 **郁李、车下李** 别录 **爵李** 本经 **雀梅** 诗疏 **棠棣**。[时珍曰] 郁，山海经作栯，馥郁也。花、实俱香，故以名之。陆玑诗疏作蘡字，非也。尔雅棠棣即此。或以为唐棣，误矣。唐棣乃枎栘，白杨之类也。

‖ **集解** ‖

[别录曰] 郁李生高山川谷及丘陵上。五月、六月采根。[弘景曰] 山野处处有之。子熟赤色，亦可啖。[保升曰] 树高五六尺，叶、花及树并似大李；惟子小若樱桃，甘酸而香，有少涩味也。[禹锡曰] 按郭璞云：棠棣生山中，子如樱桃，可食。诗·小雅云：常棣之华，鄂不韡韡。陆玑注云：白棣树也，如李而小，正白，今官园种之，一名蘡李。又有赤棣树，亦似白棣，叶如刺榆叶而微圆，子正赤如郁李而小，五月始熟，关西、天水、陇西多有之。[宗奭曰] 郁李子如御李子，红熟堪啖，微涩，亦可蜜煎，陕西甚多。[时珍曰] 其花粉红色，实如小李。[颂曰] 今汴洛人家园圃植一种，枝茎作长条，花极繁密而多叶者，亦谓之郁李，不堪入药。

核仁

‖修治‖

[斅曰]先以汤浸，去皮、尖，用生蜜浸一宿，漉出阴干，研如膏用之。

‖气味‖

酸，平，无毒。[权曰]苦、辛、[元素曰]辛、苦，阴中之阳，脾经气分药也。

‖主治‖

大腹水肿，面目四肢浮肿，利小便水道。本经。肠中结气，关格不通。甄权。泄五脏，膀胱急痛，宣腰胯冷脓，消宿食下气。大明。破癖气，下四肢水，酒服四十九粒，能泻结气。孟诜。破血润燥。元素。专治大肠气滞，燥涩不通。李杲。研和龙脑，点赤眼。宗奭。

‖发明‖

[时珍曰]郁李仁甘苦润，其性降，故能下气利水。按宋史·钱乙传云：一乳妇因悸而病，既愈，目张不得瞑。乙曰：煮郁李酒饮之使醉，即愈。所以然者，目系内连肝胆，恐则气结，胆横不下。郁李能去结，随酒入胆，结去胆下，则目能瞑矣。此盖得肯綮之妙者也。[颂曰]必效方：疗癖。取车下李仁，汤润去皮及并仁者，与干面相拌，捣如饼。若干，入水少许，作面饼，大小一如病人掌。为二饼，微炙使黄，勿令至熟。空腹食一饼，当快利。如不利，更食一饼，或

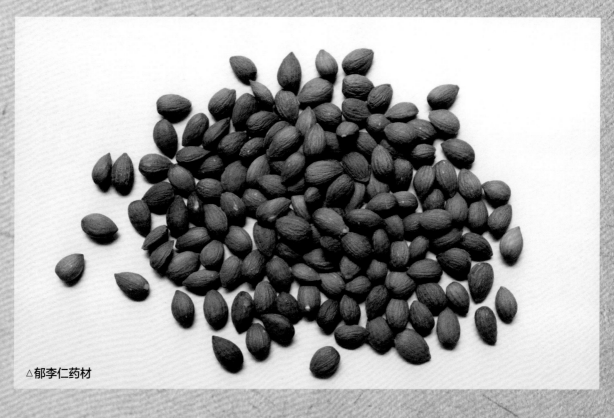
△郁李仁药材

饮热米汤，以利为度。利不止，以醋饭止之。利后当虚。若病未尽，一二日量力更进一服，以病尽为限。不得食酪及牛、马肉等。累试神验，但须量病轻重，以意加减，小儿亦可用。

‖附方‖

旧四，新二。**小儿多热**熟汤研郁李仁如杏酪，一日服二合。姚和众至宝方。**小儿闭结**襁褓小儿。大小便不通，并惊热痰实，欲得溏动者。大黄酒浸炒、郁李仁去皮研各一钱，滑石末一两，捣和丸黍米大。二岁小儿三丸，量人加减，白汤下。钱乙直诀。**肿满气急**不得卧。用郁李仁一大合捣末，和面作饼。吃入口即大便通，泄气便愈。杨氏产乳。**脚气浮肿**心腹满，大小便不通，气急喘息者。郁李仁十二分捣烂，水研绞汁，苡薏捣如粟大，三合，同煮粥食之。韦宙独行方。**卒心痛刺**郁李仁三七枚嚼烂，以新汲水或温汤下。须臾痛止，却呷薄荷盐汤。姚和众至宝方。**皮肤血汗**郁李仁去皮研一钱，鹅梨捣汁调下。圣济总录。

根

‖气味‖

酸，凉，无毒。

‖主治‖

齿龈肿，龋齿，坚齿。本经。去白虫。别录。治风虫牙痛，浓煎含漱。治小儿身热，作汤浴之。大明。宣结气，破积聚。甄权。

△郁李

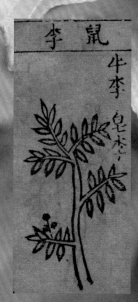

‖ 基原 ‖

据《纲目图鉴》《中华本草》《大辞典》等综合分析考证，本品为鼠李科植物冻绿 *Rhamnus utilis* Decne.。分布于华南、中南、西南及河北、山西、陕西等地。而《汇编》认为还包括同属植物乌苏里鼠李 *R. ussuriensis* J. Vass.。

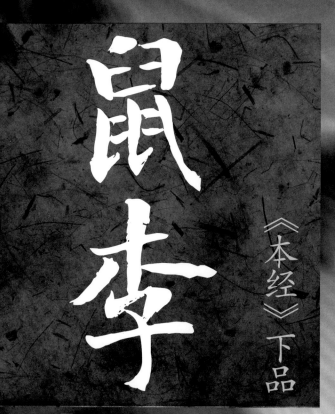

鼠李

《本经》下品

本草纲目
全本图典
[第十六册]

2
4
6

▷冻绿（*Rhamnus utilis*）

‖ 释名 ‖

楮李钱氏鼠梓别录山李子图经牛李别录皂李苏恭赵李苏恭牛皂子纲目乌槎子纲目乌巢子图经椑音卑。

[时珍曰] 鼠李方音为亦作楮李，未详名义。可以染绿，故俗称皂李及乌巢。巢、槎、赵，皆皂子之音讹也。一种苦楸，亦名鼠梓，与此不同。见梓下。

‖ 集解 ‖

[别录曰] 鼠李生田野，采无时。[颂曰] 即乌巢子也。今蜀川多有之，枝叶如李，其实若五味子，色鼞黑，其汁紫色，熟时采，日干用。皮采无时。

[宗奭曰] 即牛李也。木高七八尺，叶如李，但狭而

不泽。子于条上四边生，生时青，熟则紫黑色。至秋叶落，子尚在枝。是处皆有，今关陕及湖南、江南北甚多。[时珍曰]生道路边。其实附枝如穗。人采其嫩者，渍汁刷染绿色。

子

‖气味‖

苦，凉，微毒。

‖主治‖

寒热瘰疬疮。本经。水肿腹胀满。大明。下血及碎肉，除疝瘕积冷，九蒸酒渍，服三合，日再服。又捣傅牛马六畜疮中生虫。苏恭。痘疮黑陷及疥癣有虫。时珍。

‖发明‖

[时珍曰]牛李治痘疮黑陷及出不快，或触秽气黑陷。古昔无知之者，惟钱乙小儿直诀必胜膏用之。云牛李子即鼠李子，九月后采黑熟者，入砂盆擂烂，生绢拔汁，用银、石器熬成膏，瓷瓶收贮，常令透风。每服一皂子大，煎桃胶汤化下。如人行二十里，再进一服，其疮自然红活。入麝香少许尤妙。如无生者，以干者为末，水熬成膏。又九篇卫生方亦云：痘疮黑陷者，用牛李子一两炒研，桃胶半两。每服一钱，水七分，煎四分，温服。

‖附方‖

新二。诸疮寒热毒痹，及六畜虫疮。鼠李生捣傅之。圣惠方。齿䘌肿痛牛李煮汁，空腹饮一盏，仍频含漱。圣济录。

皮

‖气味‖

苦，微寒，无毒。[恭曰]皮、子俱有小毒。忌铁。

‖主治‖

身皮热毒。别录。风痹。大明。诸疮寒热。苏恭。口疮齲齿，及疳虫蚀人脊骨者，煮浓汁灌之，神良。孟诜。

‖发明‖

[颂曰]刘禹锡传信方：治大人口中疳疮、发背，刀斧所伤。用山李子根一名牛李子、蔷薇根野外者，各细切五升，水五大斗，煎半日，汁浓，即于银、铜器中盛之，重汤煎至一二升，待稠，瓷瓶收贮。每少少含咽，必瘥。忌酱、醋、油腻、热面及肉。如发背，以帛涂贴之，神效。襄州军事柳岸妻窦氏，患口疳十五年，齿尽落断，不可近，用此而愈。

‖ 基原 ‖

据《纲目彩图》《药典图鉴》《植物志》《汇编》等综合分析考证，本品为木犀科植物女贞 Ligustrum lucidum Ait.。分布于华东、中南、西南及河北、陕西、甘肃等地。《药典》收载女贞药材为木犀科植物女贞的干燥成熟果实。冬季果实成熟时采收，除去枝叶，稍蒸或置沸水中略烫后，干燥；或直接干燥。

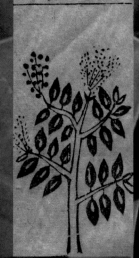
女贞

女贞

《本经》上品

纲目草本 全本图典【第十六册】

248

女贞 Ligustrum lucidum ITS2 条形码主导单倍型序列：

1　CGCATAGCGT CGCCCTCCAC CTCCGTCCTT AAACGGGTCG TAGGTGTTTG GGTTGGATAT TGGCATCCCG TGCATCTCGG

81　TGTGCGGTTG GCCTAAATGT GATTCGGCAT CGACGTATGT CTCGACAATT GGTGGTTGAA GACCTCAACT TTCGTTTTGT

161 CGTGCTAGAT TACGTTGCTT GGCTCGAATG CGTTGACCCC GACGGTGCTT TGCACTTCGA CAG

▷女贞（ *Ligustrum lucidum* ）

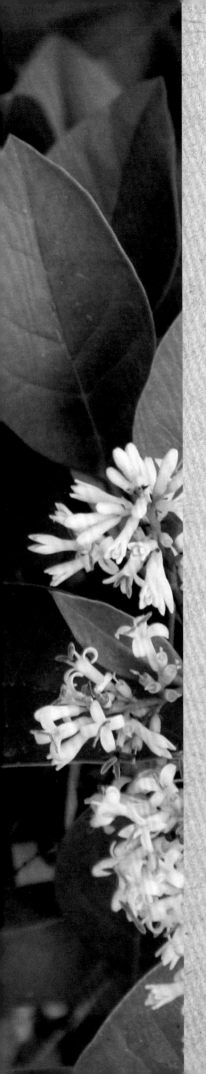

‖释名‖

贞木山海经**冬青**纲目**蜡树**。[时珍曰]此木凌冬青翠，有贞守之操，故以贞女状之。琴操载鲁有处女见女贞木而作歌者，即此也。苏彦颂序云：女贞之木，一名冬青。负霜葱翠，振柯凌风。故清士钦其质，而贞女慕其名。是矣。别有冬青与此同名。今方书所用冬青，皆此女贞也。近时以放蜡虫，故俗呼为蜡树。

‖集解‖

[别录曰]女贞实生武陵川谷。立冬采。[弘景曰]诸处时有。叶茂盛，凌冬不凋，皮青肉白，与秦皮为表里。其树以冬生可爱，仙方亦服食之。俗方不复用，人无识者。[恭曰]女贞叶似冬青树及枸骨。其实九月熟，黑似牛李子。陶言与秦皮为表里，误矣。秦皮叶细冬枯，女贞叶大冬茂，殊非类也。[颂曰]女贞处处有之。山海经云泰山多贞木是也。其叶似枸骨及冬青木，凌冬不凋。五月开细花，青白色。九月实成，似牛李子。或云即今冬青树也。而冬青木理肌白，文如象齿，实亦治病。岭南一种女贞，花极繁茂而深红色，与此殊异，不闻入药。[时珍曰]女贞、冬青、枸骨，三树也。女贞即今俗呼蜡树者，冬青即今俗呼冻青树者，枸骨即今俗呼猫儿刺者。东人因女贞茂盛，亦呼为冬青，与冬青同名异物，盖一类二种尔。二种皆因子自生，最易长。其叶厚而柔长，绿色，面青背淡。女贞叶长者四五寸，子黑色；冻青叶微团，子红色，为异。其花皆繁，子并累累满树，冬月鸜鹆喜食之，木肌皆白腻。今人不知女贞，但呼为蜡树。立夏前后取蜡虫之种子，裹置枝上。半月其虫化出，延缘枝上，造成白蜡，民间大获其利。详见虫部白蜡下。枸骨详本条。

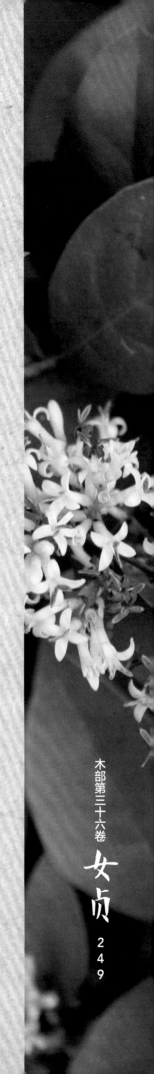

实

‖气味‖

苦，平，无毒。[时珍曰] 温。

‖主治‖

补中，安五脏，养精神，除百病。久服，肥健轻身不老。本经。强阴，健腰膝，变白发，明目。时珍。

‖发明‖

[时珍曰] 女贞实乃上品无毒妙药，而古方罕知用者，何哉？典术云：女贞木乃少阴之精，故冬不落叶。观此，则其益肾之功，尤可推矣。世传女贞丹方云：女贞实即冬青树子，去梗叶，酒浸一日夜，布袋擦去皮，晒干为末。待旱莲草出多，取数石捣汁熬浓，和丸梧子大。每夜酒送百丸。不旬日间，膂力加倍，老者即不夜起。又能变白发为黑色，强腰膝，起阴气。

‖附方‖

新二。**虚损百病**久服发白再黑，返老还童。用女贞实，十月上巳日收，阴干，用时以酒浸一日，蒸透晒干，一斤四两，旱莲草五月收，阴干，十两，为末；桑椹子三月收，阴干，十两，为末，炼蜜丸如梧子大。每服七八十丸，淡盐汤下。若四月收桑椹捣汁和药，七月收旱莲捣汁和药，即不用蜜矣。简便方。**风热赤眼**冬青子不以多少，捣汁熬膏，净瓶收固，埋地中七日。每用点眼。济急仙方。

▷女贞子药材

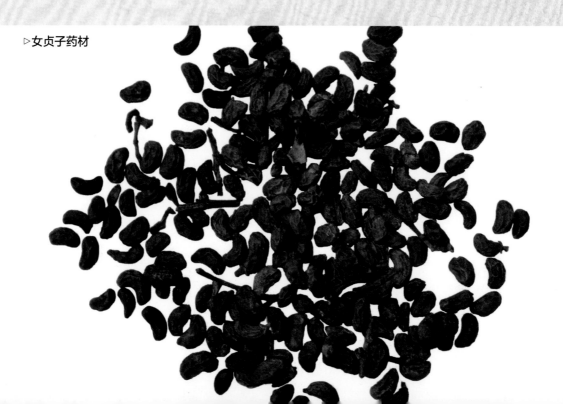

叶

‖**气味**‖

微苦，平，无毒。

‖**主治**‖

除风散血，消肿定痛，治头目昏痛。诸恶疮肿，胻疮溃烂久者，以水煮乘热贴之，频频换易，米醋煮亦可。口舌生疮，舌肿胀出，捣汁含浸吐涎。时珍。

‖**附方**‖

新三。**风热赤眼**普济方用冬青叶五斗捣汁，浸新砖数片，五日掘坑，架砖于内盖之，日久生霜，刮下，入脑子少许，点之。简便方用雅州黄连二两，冬青叶四两，水浸三日夜，熬成膏收，点眼。**一切眼疾**冬青叶研烂，入朴消贴之。海上方也。普济方。

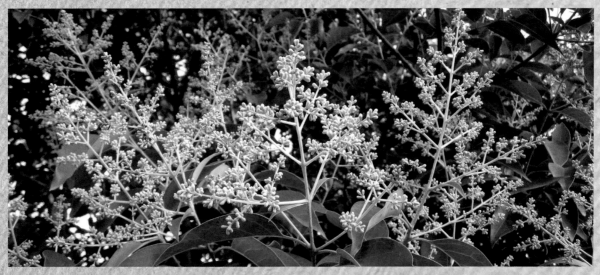

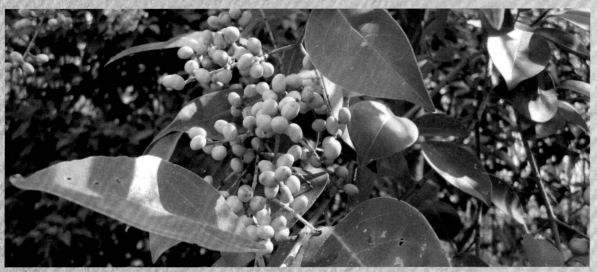

‖ 基原 ‖

据《纲目彩图》《植物志》《大辞典》《中华本草》等综合分析考证，本品为冬青科植物冬青 *Ilex chinensis* Sims。分布于我国北方各地。《药典》收载四季青药材为冬青科植物冬青的干燥叶；秋、冬二季采收，晒干。

冬青

《纲目》

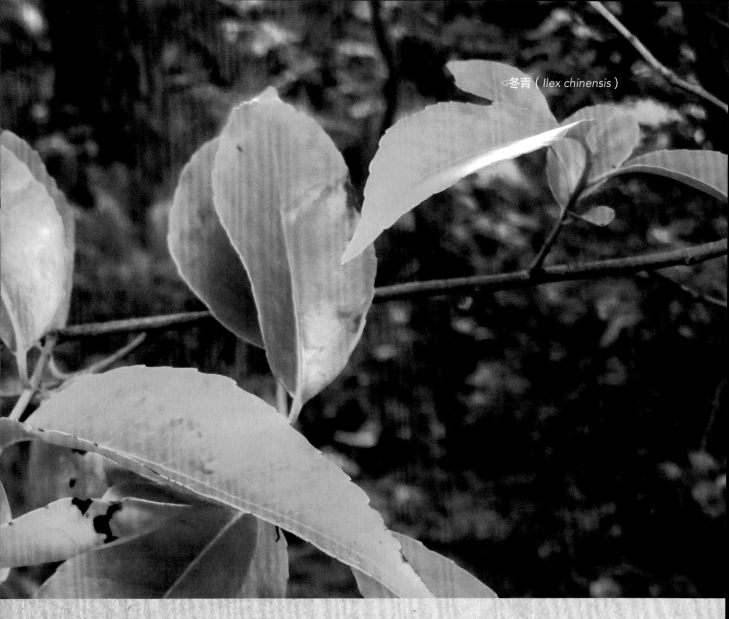
◁冬青（*Ilex chinensis*）

校正：原附女贞下，今分出。

‖释名‖

冻青。[藏器曰]冬月青翠，故名冬青。江东人呼为冻青。

‖集解‖

[藏器曰]冬青木肌白，有文作象齿笏。其叶堪染绯。李邕云：冬青出五台山，叶似椿，子赤如郁李，微酸性热。与此小异，当是两种冬青。[时珍曰]冻青亦女贞别种也，山中时有之。但以叶微团而子赤者为冻青，叶长而子黑者为女贞。按救荒本草云：冻青树高丈许，树似枸骨子树而极茂盛。又叶似栌子树叶而小，亦似椿叶微窄而头颇圆，不尖。五月开细白花，结子如豆大，红色。其嫩芽炸熟，水浸去苦味，淘洗，五味调之可食。

子及木皮

‖气味‖

甘、苦，凉，无毒。

‖主治‖

浸酒，去风虚，补益肌肤。皮之功同。藏器。

‖附方‖

新一。**痔疮**冬至日取冻青树子，盐酒浸一夜，九蒸九晒，瓶收。每日空心酒吞七十粒，卧时再服。集简方。

叶

‖主治‖

烧灰，入面膏，治皶瘰，灭瘢痕，殊效。苏颂。

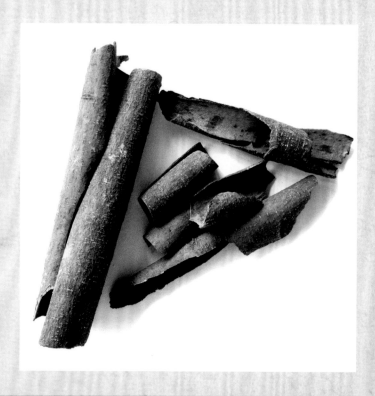

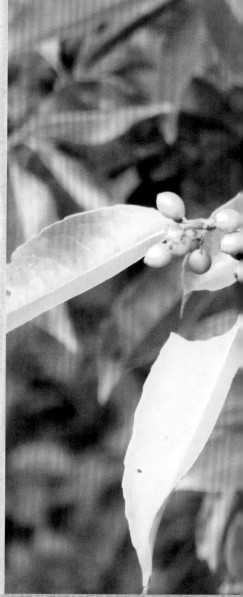

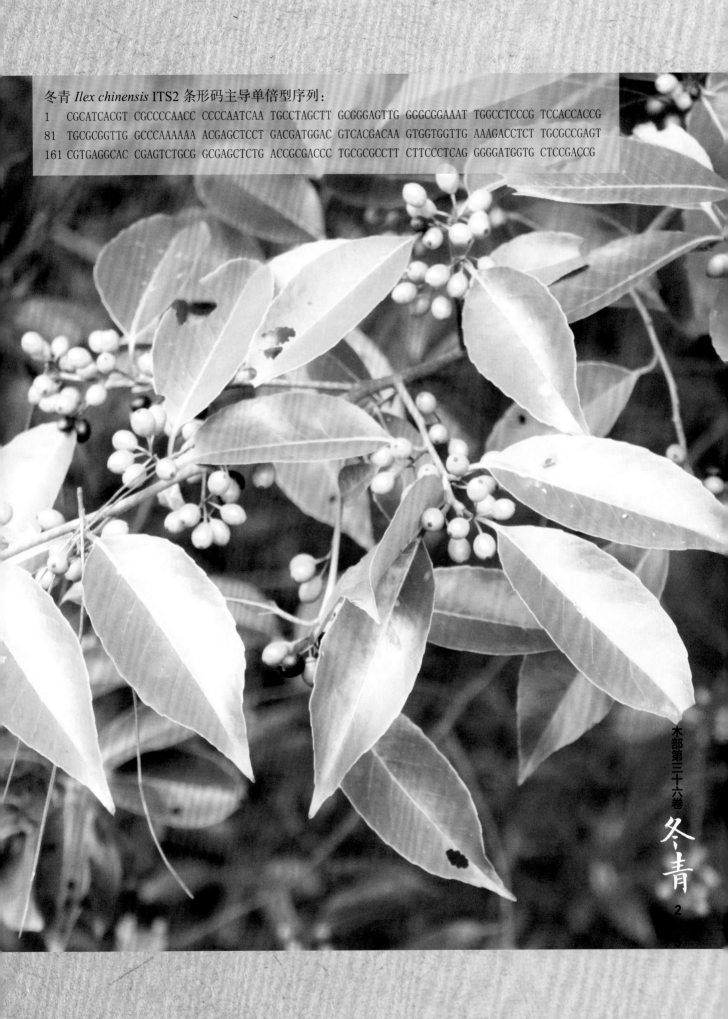

冬青 *Ilex chinensis* ITS2 条形码主导单倍型序列：

1　　CGCATCACGT CGCCCCAACC CCCCAATCAA TGCCTAGCTT GCGGGAGTTG GGGCGGAAAT TGGCCTCCCG TCCACCACCG

81　　TGCGCGGTTG GCCCAAAAAA ACGAGCTCCT GACGATGGAC GTACGACAA GTGGTGGTTG AAAGACCTCT TGCGCCGAGT

161　CGTGAGGCAC CGAGTCTGCG GCGAGCTCTG ACCGCGACCC TGCGCGCCTT CTTCCCTCAG GGGGATGGTG CTCCGACCG

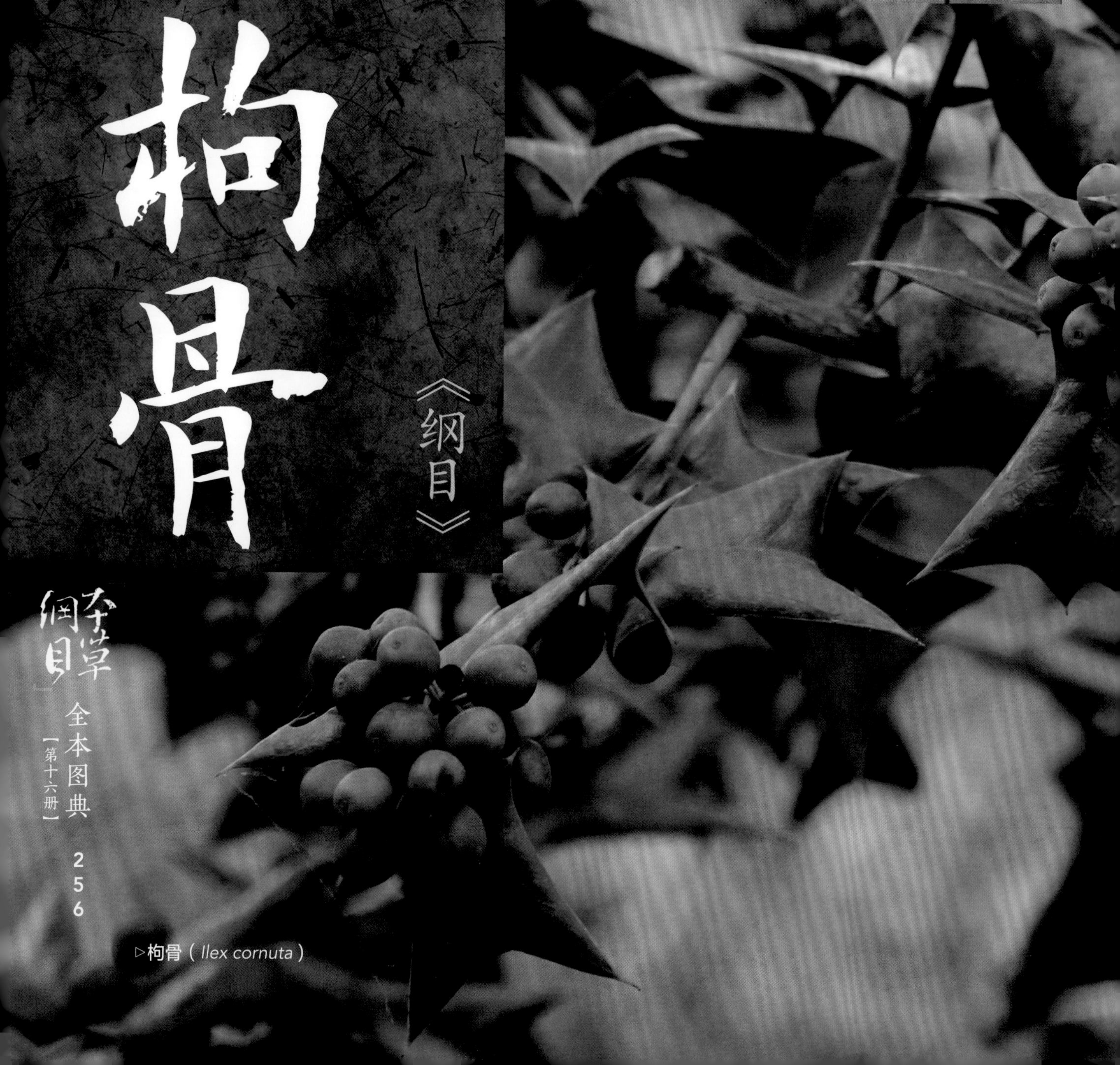

据《中华本草》《纲目图鉴》《汇编》等综合分析考证，本品为冬青科植物枸骨 *Ilex cornuta* Lindl. ex Paxt.。分布于甘肃、陕西、江苏、安徽、浙江等地。《药典》收载枸骨叶药材为冬青科植物枸骨的干燥叶；秋季采收，除去杂质，晒干

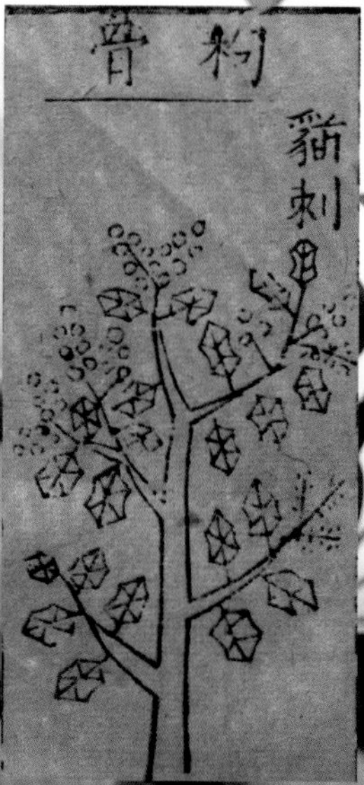

枸骨

《纲目》

▷枸骨（*Ilex cornuta*）

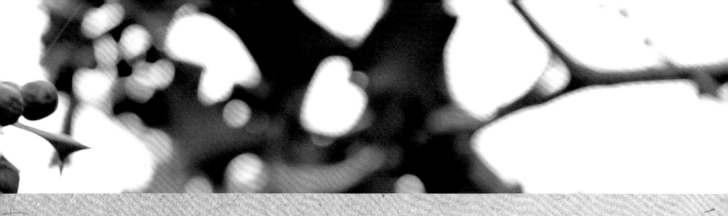

校正：原附女贞下，今分出。

‖ **释名** ‖
猫儿刺。[藏器曰] 此木肌白，如狗之骨。[时珍曰] 叶有五刺，如猫之形，故名。又卫矛亦名枸骨，与此同名。

‖ **集解** ‖
[藏器曰] 枸骨树如杜仲。诗云"南山有枸"是也。陆玑诗疏云：山木也。其状如栌，木理白滑，可为函板。有木蝱在叶中，卷之如子，羽化为蝱。[颂曰] 多生江浙间。南人取以旋盒器甚佳。[时珍曰] 狗骨树如女贞，肌理甚白。叶长二三寸，青翠而厚硬，有五刺角，四时不凋。五月开细白花。结实如女贞及菝葜子，九月熟时，绯红色，皮薄味甘，核有四瓣。人采其木皮煎膏，以粘鸟雀，谓之粘黐。

木皮

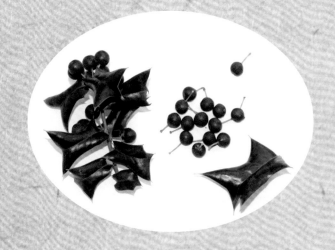

‖ **气味** ‖
微苦，凉，无毒。

‖ **主治** ‖
浸酒，补腰脚令健。藏器。

枝叶

‖ **气味** ‖
同皮。

‖ **主治** ‖
烧灰淋汁或煎膏，涂白风。藏器。

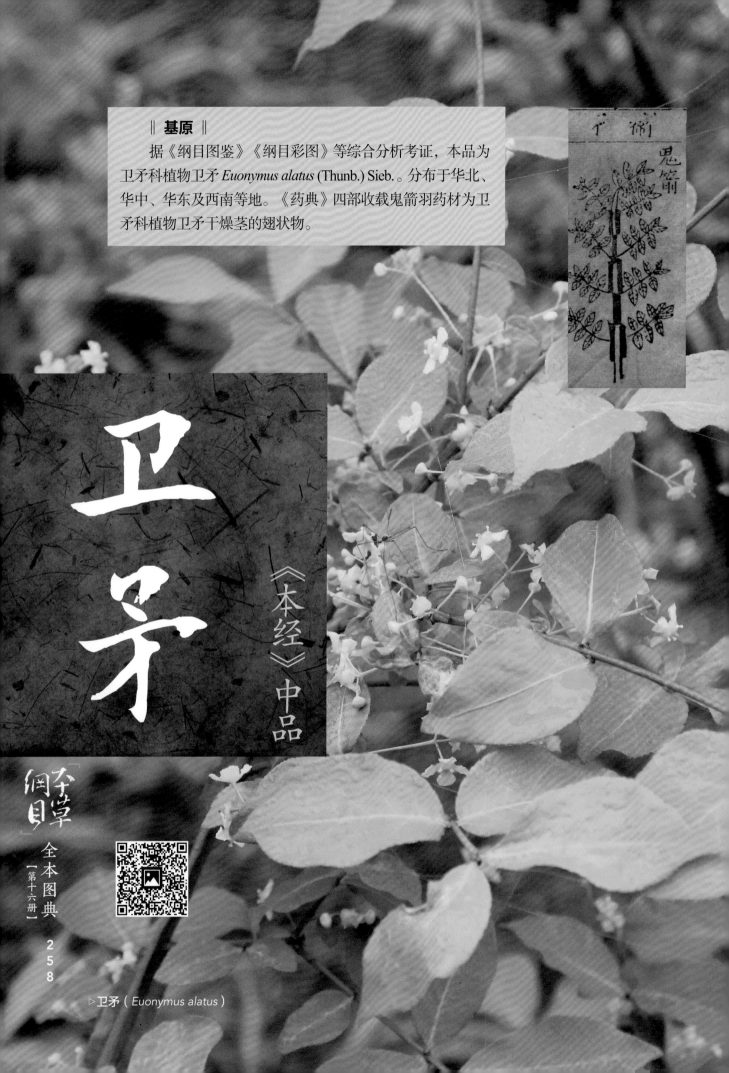

‖ **基原** ‖

据《纲目图鉴》《纲目彩图》等综合分析考证，本品为卫矛科植物卫矛 *Euonymus alatus* (Thunb.) Sieb. 。分布于华北、华中、华东及西南等地。《药典》四部收载鬼箭羽药材为卫矛科植物卫矛干燥茎的翅状物。

卫矛

《本经》中品

鬼箭

▷ 卫矛（*Euonymus alatus*）

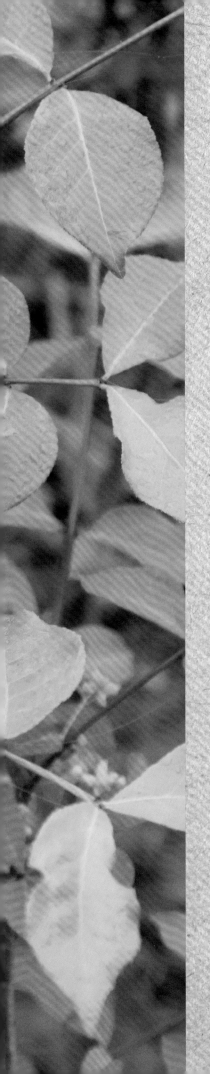

‖释名‖

鬼箭别录神箭。[时珍曰] 刘熙释名言齐人谓箭羽为卫。此物干有直羽，如箭羽、矛刃自卫之状，故名。张揖广雅谓之神箭，寇宗奭衍义言人家多燔之遣祟，则三名又或取此义也。

‖集解‖

[别录曰] 卫矛生霍山山谷。八月采，阴干。[普曰] 叶如桃，箭如羽，正月、二月、七月采，阴干。或生田野。[弘景曰] 山野处处有之。削取皮、羽入药，为用甚稀。[颂曰] 今江淮州郡亦或有之。三月以后生茎，茎长四五尺许。其干有三羽，状如箭翎羽。叶似山茶，青色。八月、十一月、十二月采条茎，阴干。其木亦名狗骨。[宗奭曰] 所在山谷皆有，平陆未尝见也。叶绝少。其茎黄褐色，若檗皮，三面如锋刃。人家多燔之遣祟，方药少用。[时珍曰] 鬼箭生山石间，小株成丛。春长嫩条，条上四面有羽如箭羽，视之若三羽尔。青叶状似野茶，对生，味酸涩。三四月开碎花，黄绿色。结实大如冬青子。山人不识，惟樵采之。[敩曰] 凡使勿用石茆，根头真相似，只是上叶不同，味各别耳。

‖修治‖

[敩曰] 采得只使箭头用，拭去赤毛，以酥拌缓炒，每一两，用酥二钱半。

‖气味‖

苦，寒，无毒。[普曰] 神农、黄帝：苦，无毒。[大明曰] 甘，涩。[权曰] 有小毒。

‖主治‖

女子崩中下血，腹满汗出，除邪，杀鬼毒蛊疰。本经。中恶腹痛，去白虫，消皮肤风毒肿，令阴中解。别录。疗妇人血气，大效。苏恭。破陈血，能落胎，主百邪鬼魅。甄权。通月经，破癥结，止血崩带下，杀腹脏虫及产后血咬腹痛。大明。

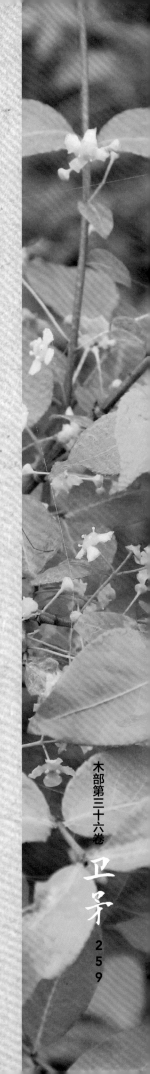

‖发明‖

[颂曰] 古方崔氏疗恶疰在心，痛不可忍，有鬼箭羽汤。姚僧坦集验方，疗卒暴心痛，或中恶气毒痛，大黄汤亦用之，并大方也。见外台秘要、千金诸书中。[时珍曰] 凡妇人产后血运血结，血聚于胸中，或偏于少腹，或连于胁肋者。四物汤四两，倍当归，加鬼箭、红花、玄胡索各一两，为末，煎服。

‖附方‖

新二。**产后败血**儿枕块硬，疼痛发歇，及新产乘虚，风寒内搏，恶露不快，脐腹坚胀。当归散：用当归炒、鬼箭去中心木、红蓝花各一两。每服三钱，酒一大盏，煎七分，食前温服。和剂局方。**鬼疟日发**鬼箭羽、鲮鲤甲烧灰各二钱半，为末。每以一字，发时嗜鼻。又法：鬼箭羽末一分，砒霜一钱，五灵脂一两，为末。发时冷水服一钱。并圣济总录。

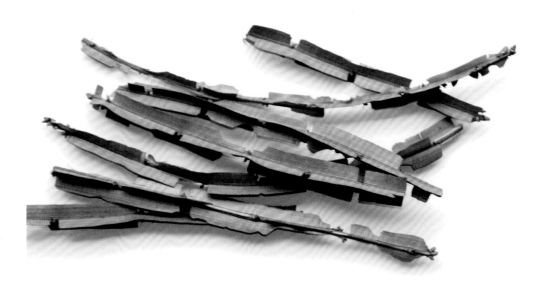

△鬼箭羽药材

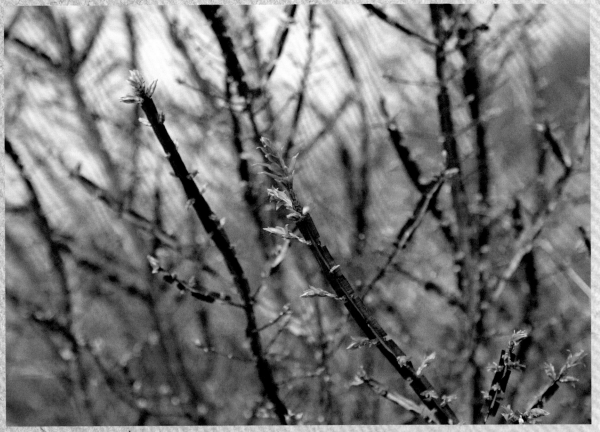

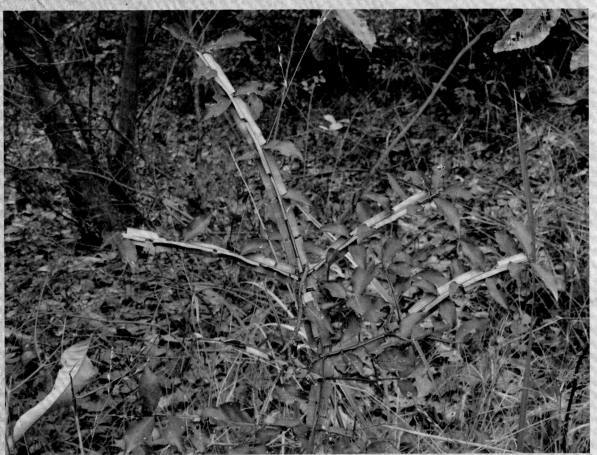

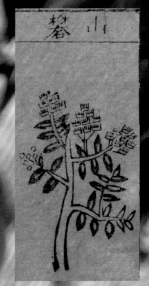

‖ **基原** ‖

　　据《纲目图鉴》《纲目彩图》等综合分析考证，本品为山矾科植物山矾 *Symplocos caudata* Wall.。分布于江西、浙江、湖北、湖南、四川、福建等地。

山矾 《纲目》

▷山矾（*Symplocos caudata*）

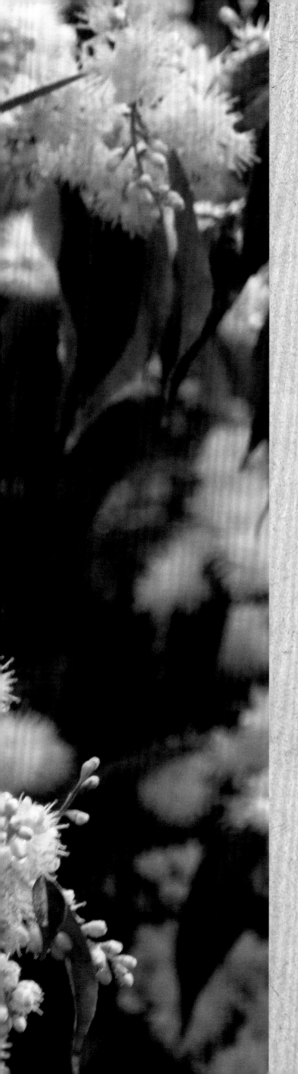

释名

芸香音云。棂花音定。柘花柘音郑。
玚花音畅。春桂俗七里香。[时珍曰]
芸，盛多也。老子曰"万物芸芸"是
也。此物山野丛生甚多，而花繁香
馥，故名。按周必大云：柘音阵，出
南史。荆俗讹柘为郑，呼为郑矾，而
江南又讹郑为玚也。黄庭坚云：江南
野中棂花极多。野人采叶烧灰，以染
紫为黝，不借矾而成。予因以易其名
为山矾。

集解

[时珍曰] 山矾生江、淮、湖、蜀野中
树者，大者株高丈许。其叶似栀子，
叶生不对节，光泽坚强，略有齿，凌
冬不凋。三月开花繁白，如雪六出，
黄蕊甚芬香。结子大如椒，青黑色，
熟则黄色，可食。其叶味涩，人取以
染黄及收豆腐，或杂入茗中。按沈括
笔谈云：古人藏书辟蠹用芸香，谓之
芸草，即今之七里香也。叶类豌豆，
作小丛生，啜嗅之极芬香。秋间叶上
微白如粉污，辟蠹殊验。又按苍颉解
诂云：芸香似邪蒿，可食，辟纸蠹。
许慎说文云：芸，似苜蓿。成公绥芸
香赋云：茎类秋竹，枝象青松。郭义
恭广志有芸香胶。杜阳编云：芸香，
草也，出于阗国。其香洁白如玉，入
土不朽。元载造芸晖堂，以此为屑涂
壁也。据此数说，则芸香非一种。沈
氏指为七里香者，不知何据？所云叶
类豌豆，啜嗅芬香，秋间有粉者，亦
与今之七里香不相类，状颇似乌药
叶，恐沈氏亦自臆度尔。曾端伯以七
里香为玉蕊花，未知的否。

叶

‖ **气味** ‖

酸，涩、微甘，无毒。

‖ **主治** ‖

久痢，止渴，杀蚤、蠹。用三十片，同老姜三片，浸水蒸热，洗烂弦风眼。时珍。

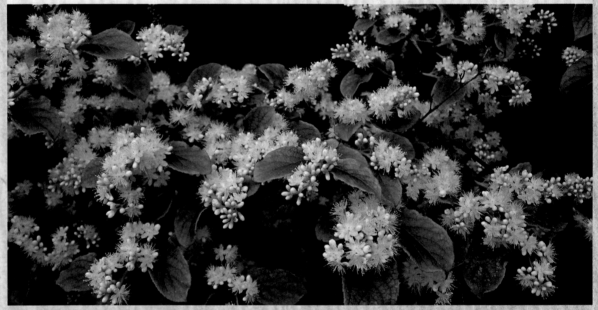

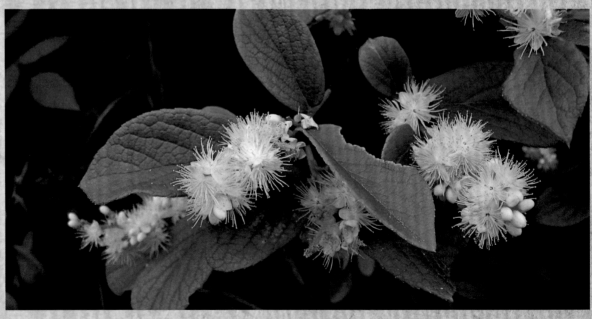

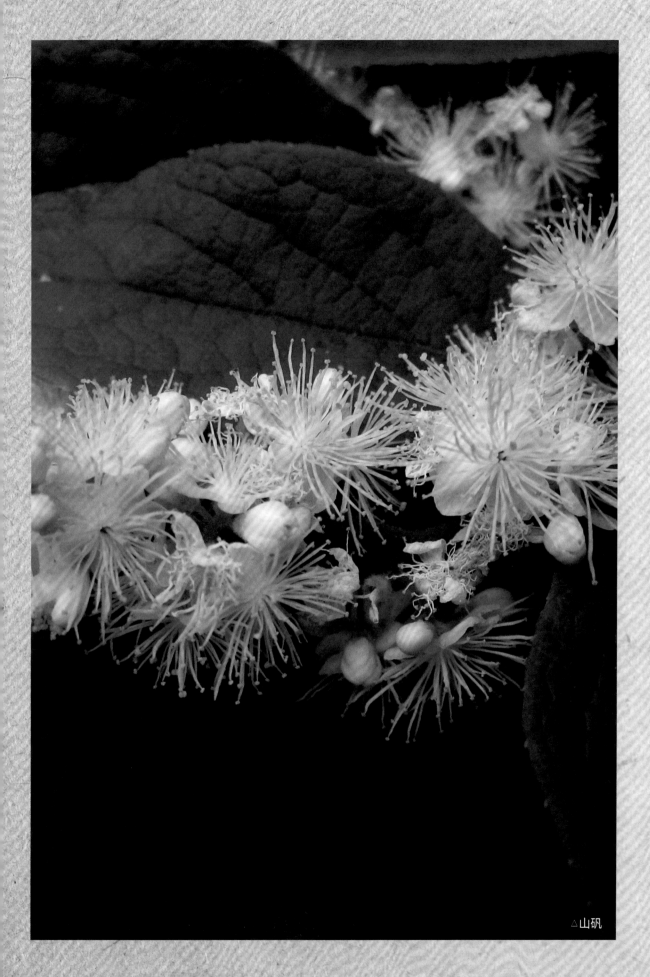

△山礬

椶木

《拾遗》

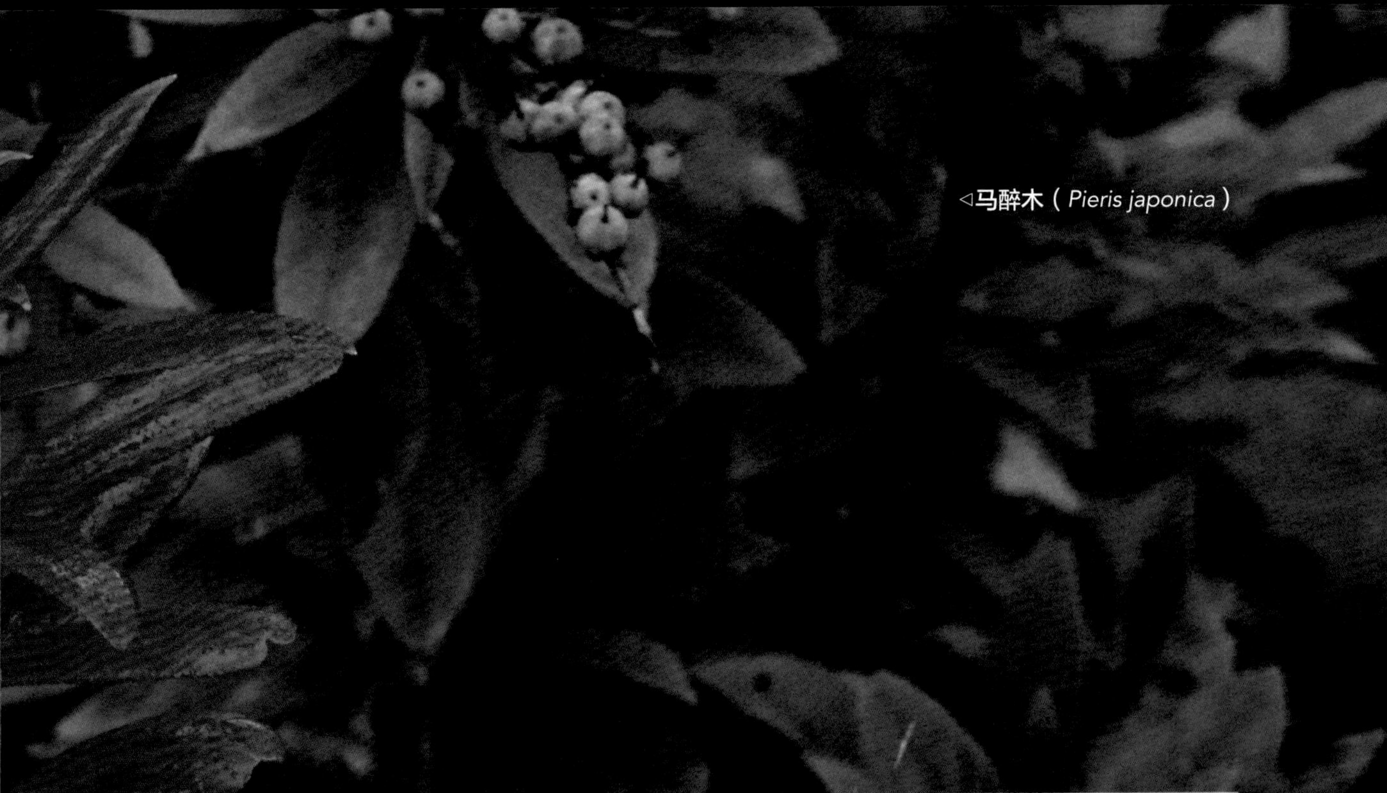

马醉木（*Pieris japonica*）

‖集解‖

［藏器曰］棂木生江东林箐间。树如石榴，叶细，高丈余。四月开花，白如雪。［时珍曰］此木今无识者，其状颇近山矾，恐古今称谓不同尔，姑附其后。

‖气味‖

苦，平，无毒。

‖主治‖

破产后血，煮汁服之。其叶煎汁洗疮癣，捣研封蛇伤。藏器。

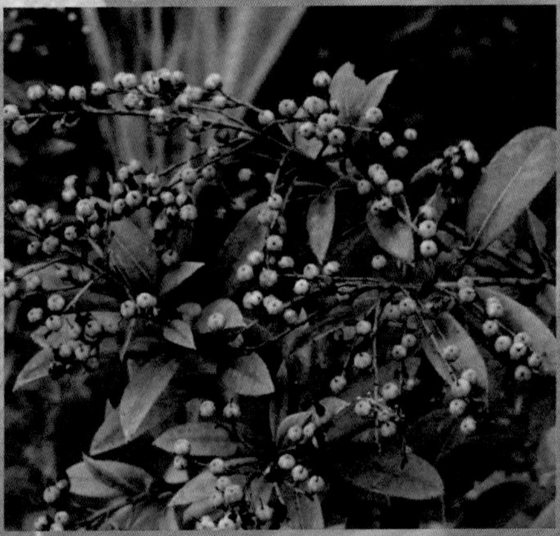

据《纲目彩图》《纲目图鉴》《汇编》等综合分析考证，本品为杜鹃花科植物乌饭树 *Vaccinium bracteatum* Thunb.。分布于江苏、浙江、安徽、江西、湖北、台湾等地。

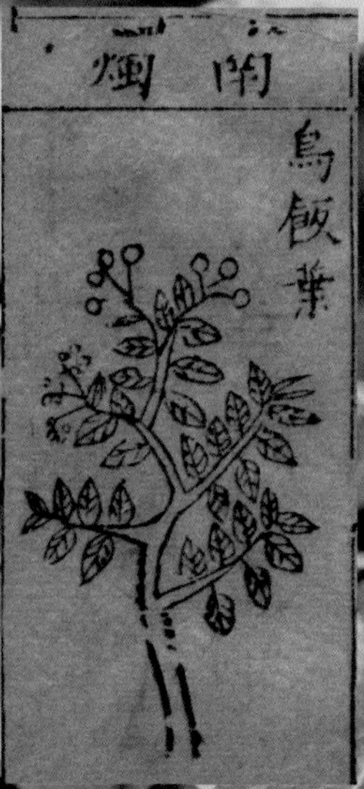

烛闪

乌饭叶

南烛

宋《开宝》

▷乌饭树（ *Vaccinium bracteatum* ）

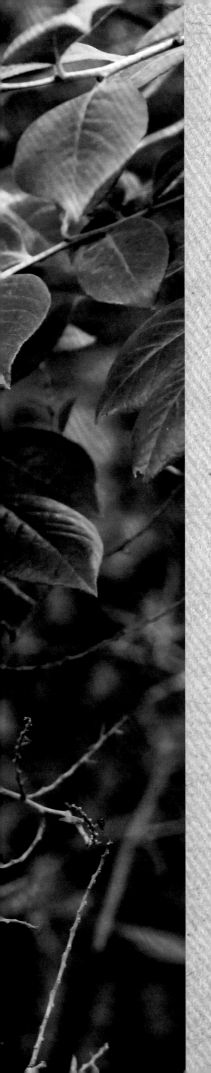

‖释名‖

南天烛图经**南烛草木**隐诀**男续**同上**染菽**同上**猴菽草**同上**草木之王**同上**惟那木**同上**牛筋**拾遗**乌饭草**日华**墨饭草**纲目**杨桐**纲目**赤者名文烛**。[时珍曰] 南烛诸名，多不可解。[藏器曰] 取汁渍米作乌饭，食之健如牛筋，故曰牛筋。

‖集解‖

[藏器曰] 南烛生高山，经冬不凋。[颂曰] 今惟江东州郡有之。株高三五尺。叶类苦楝而小，凌冬不凋。冬生红子作穗。人家多植庭除间，俗谓之南天烛。不拘时采枝叶用。陶隐居登真隐诀载太极真人青精干石镧饭法云：其种是木而似草，故号南烛草木。一名男续，一名猴药，一名后卓，一名惟那木，一名草木之王，凡有八名，各从其邦域所称，而正号是南烛也。生嵩高少室、抱犊、鸡头山，江左吴越至多。土人名曰猴菽，或曰染菽，粗与真名相仿佛也。此木至难长，初生三四年，状若菘菜之属，亦颇似栀子，二三十年乃成大株，故曰木而似草也。其子如茱萸，九月熟，酸美可食。叶不相对，似茗而圆厚，味小酢，冬夏常青。枝茎微紫，大者亦高四五丈，而甚肥脆，易摧折也。作饭之法，见谷部青精干石镧饭下。[时珍曰] 南烛，吴楚山中甚多。叶似山矾，光滑而味酸涩。三月开小白花。结实如朴树子成簇，生青，九月熟则紫色，内有细子，其味甘酸，小儿食之。按古今诗话云：即杨桐也。叶似冬青而小，临水生者尤茂。寒食采其叶，渍水染饭，色青而光，能资阳气。又沈括笔谈云：南烛草木，本草及传记所说多端，人少识者。北人多误以乌臼为之，全非矣。今人所谓南天烛是矣。茎如蒴藋有节，高三四尺，庐山有盈丈者。南方至多。叶微似楝而小，秋则实赤如丹。

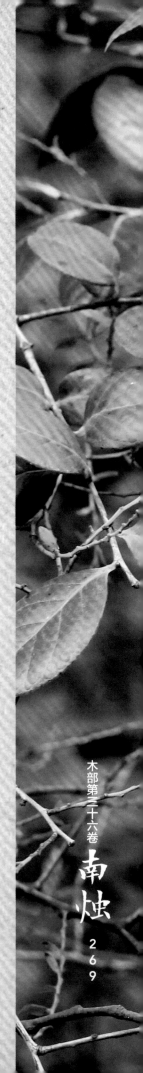

枝叶

‖气味‖

苦，平，无毒。[时珍曰] 酸、涩。

‖主治‖

止泄除睡，强筋益气力。久服，轻身长年，令人不饥，变白却老。藏器。

‖发明‖

[颂曰] 孙思邈千金月令方：南烛煎：益髭发及容颜，兼补暖。三月三日采叶并蕊子，入大净瓶中，干盛，以童子小便浸满瓶，固济其口，置闲处，经一周年取开。每用一匙温酒调服，一日二次，极有效验。上元宝经曰：服草木之王，气与神通；子食青烛之精，命不复殒。

‖附方‖

旧二。**一切风疾久服轻身明目，黑发驻颜。**用南烛树，春夏取枝叶，秋冬取根皮，细剉五斤，水五斗，慢火煎取二斗，去滓，净锅慢火煎如稀饴，瓷瓶盛之。每温酒服一匙，日三服。一方入童子小便同煎。圣惠方。**误吞铜铁**不下。用南烛根烧研，熟水调服一钱，即下。圣惠方。

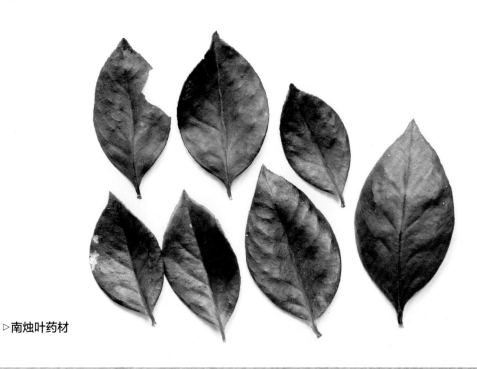

▷南烛叶药材

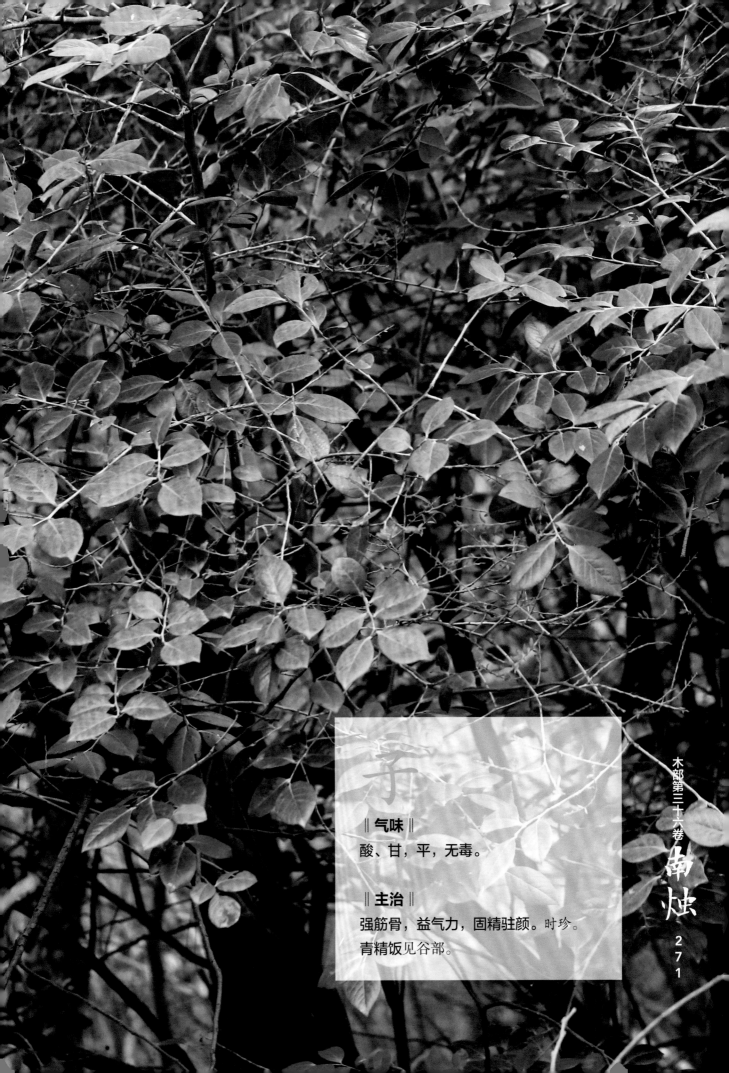

子

‖气味‖
酸、甘，平，无毒。

‖主治‖
强筋骨，益气力，固精驻颜。时珍。
青精饭见谷部。

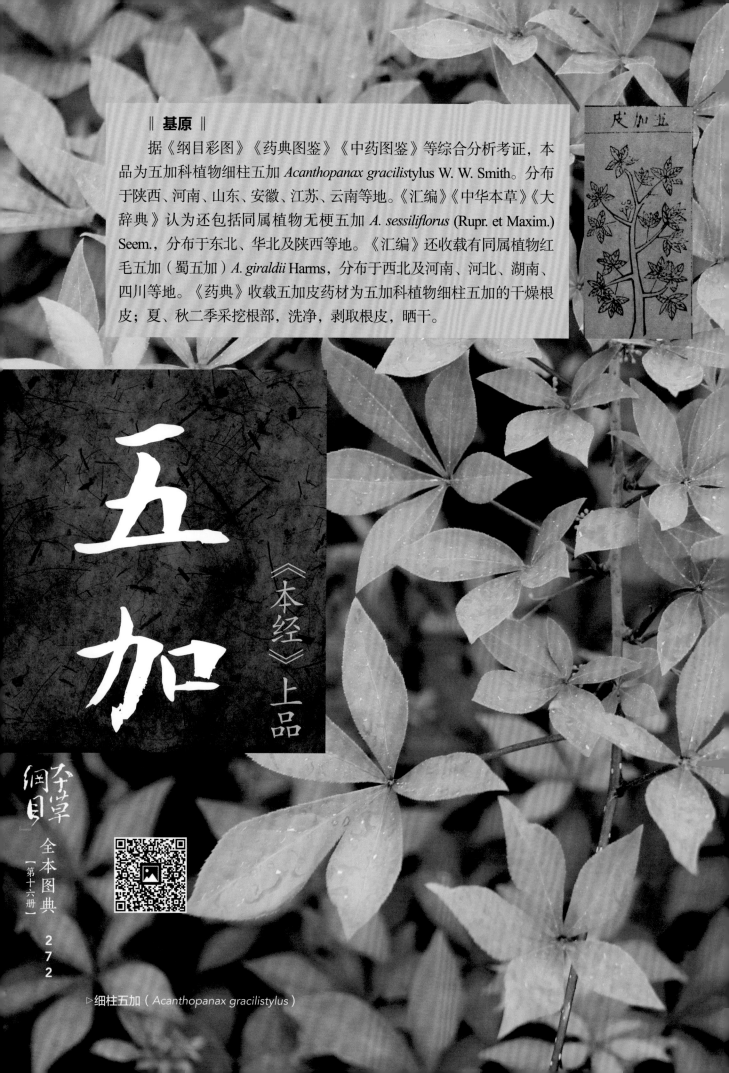

‖ **基原** ‖

据《纲目彩图》《药典图鉴》《中药图鉴》等综合分析考证，本品为五加科植物细柱五加 *Acanthopanax gracilis*tylus W. W. Smith。分布于陕西、河南、山东、安徽、江苏、云南等地。《汇编》《中华本草》《大辞典》认为还包括同属植物无梗五加 *A. sessiliflorus* (Rupr. et Maxim.) Seem.，分布于东北、华北及陕西等地。《汇编》还收载有同属植物红毛五加（蜀五加）*A. giraldii* Harms，分布于西北及河南、河北、湖南、四川等地。《药典》收载五加皮药材为五加科植物细柱五加的干燥根皮；夏、秋二季采挖根部，洗净，剥取根皮，晒干。

五加科

五加

《本经》上品

▷细柱五加（*Acanthopanax gracilistylus*）

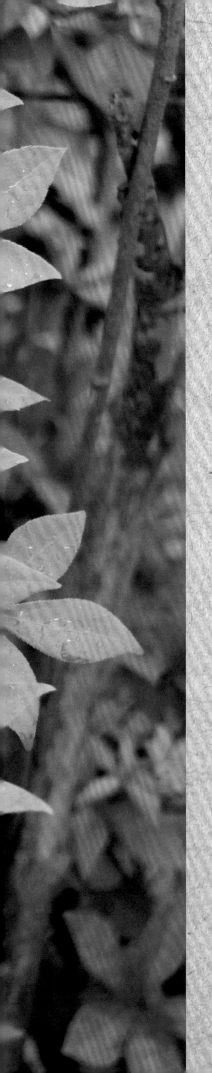

‖释名‖

五佳纲目**五花**炮炙论**文章草**纲目**白刺**纲目**追风使**图经**木骨**图经**金盐**仙经**豺漆**本经**豺节**别录。[时珍曰]此药以五叶交加者良，故名五加，又名五花。杨慎丹铅录作五佳，云一枝五叶者佳故也。蜀人呼为白刺。谯周巴蜀异物志名文章草。有赞云：文章作酒，能成其味。以金买草，不言其贵。是矣。本草豺漆、豺节之名，不知取何义也。[颂曰]蕲州人呼为木骨，吴中俗名追风使。

‖集解‖

[别录曰]五加皮五叶者良，生汉中及冤句。五月、七月采茎，十月采根，阴干。[弘景曰]近道处处有之，东间弥多。四叶者亦好。[颂曰]今江淮、湖南州郡皆有之。春生苗，茎、叶俱青，作丛。赤茎又似藤葛，高三五尺，上有黑刺。叶生五枚作簇者良。四叶、三叶者最多，为次。每一叶下生一刺。三四月开白花，结青子，至六月渐黑色。根若荆根，皮黄黑，肉白色，骨硬。一说今有数种：汴京、北地者，大片类秦皮、黄檗辈，平直如板而色白，绝无气味，疗风痛颇效，余无所用。吴中乃剥野椿根皮为五加，柔韧而无味，殊为乖失。今江淮所生者，根类地骨皮，轻脆芬香。其苗茎有刺类蔷薇，长者至丈余。叶五出，香气如橄榄。春时结实，如豆粒而扁，青色，得霜乃紫黑。俗但名为追风使，以渍酒疗风，乃不知其为真五加皮也。今江淮、吴中往往以为藩篱，正似蔷薇、金樱辈，而北间多不知用此种。[敩曰]五加皮树本是白楸树。其上有叶如蒲叶，三花者是雄，五花者是雌。阳人使阴，阴人使阳，剥皮阴干。[机曰]生南地者类草，故小；生北地者类木，故大。[时珍曰]春月于旧枝上抽条叶，山人采为蔬茹。正如枸杞生北方沙地者皆木类，南方坚地者如草类也。唐时惟取峡州者充贡。雷氏言叶如蒲者，非也。

根皮同茎。

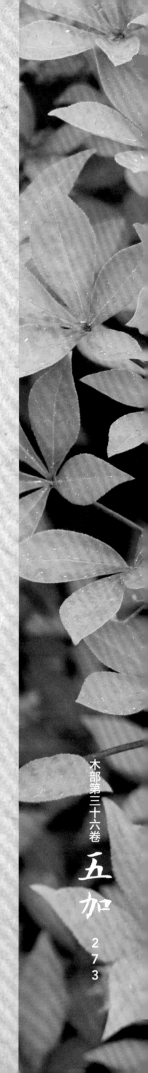

‖气味‖

辛，温，无毒。[之才曰] 远志为之使。恶玄参、蛇皮。

‖主治‖

心腹疝气腹痛，益气疗躄，小儿三岁不能行，疽疮阴蚀。本经。男子阴痿，囊下湿，小便余沥，女人阴痒及腰脊痛，两脚疼痹风弱，五缓虚羸，补中益精，坚筋骨，强志意。久服，轻身耐老。别录。破逐恶风血，四肢不遂，贼风伤人，软脚臀腰，主多年瘀血在皮肌，治痹湿内不足。甄权。明目下气，治中风骨节挛急，补五劳七伤。大明。酿酒饮，治风痹四肢挛急。苏颂。作末浸酒饮，治目僻眼𥉠。雷敩。叶：作蔬食，去皮肤风湿。大明。

‖发明‖

[弘景曰] 煮根茎酿酒饮，益人。道家用此作灰煮石，与地榆并有秘法。[慎微曰] 东华真人煮石经云：昔有西域真人王屋山人王常云：何以得长久？何不食石蓄金盐？母可以得长寿，何不食石用玉豉。玉豉，地榆也；金盐，五加也。皆是煮石而饵得长生之药也。昔孟绰子、董士固相与言云：宁得一把五加，不用金玉满车。宁得一斤地榆，不用明月宝珠。又昔鲁定公母服五加酒，以致不死，尸解而去。张子声、杨建始、王叔才、于世彦等，皆服此酒而房室不绝，得寿三百年。亦可为散以代汤茶。王君云：五加者，五车星之精也。水应五湖，人应五德，位应五方，物应五车。故青精入茎，则有东方之液；白气入节，则有西方之津；赤气入华，则有南方之光；玄精入根，则有北方之饴；黄烟入皮，则有戊己之灵。五神镇生，相转育成。饵之者真仙，服之者反婴。[时珍曰] 五加治风湿痿痹，壮筋骨，其功良深。仙家所述，虽若过情，盖奖辞多溢，亦常理尔。造酒之方：用五加根皮洗净，去骨、茎、叶，亦可以水煎汁，和曲酿米酒成，时时饮之。亦可煮酒饮。加远志为使更良。一方：加木瓜煮酒服。谈野翁试验方云：神仙煮酒法：用五加皮、地榆刮去粗皮各一斤，袋盛，入无灰好酒二斗中，大坛封固，安大锅内，文武火煮之。坛上安米一合，米熟为度。取出火毒，以渣晒干为丸。每旦服五十丸，药酒送

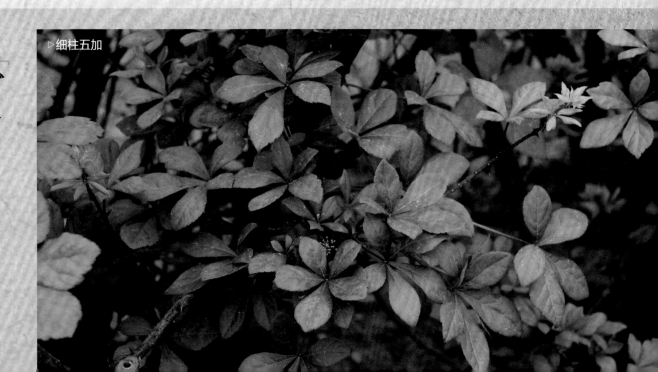

▷细柱五加

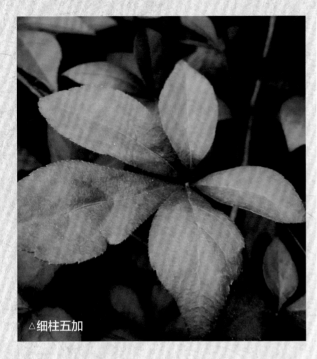
△细柱五加

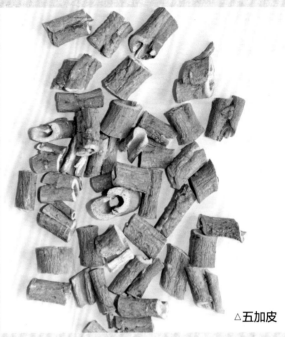
△五加皮

下，临卧再服。能去风湿，壮筋骨，顺气化痰，添精补髓。久服延年益老，功难尽述。王纶医论云：风病饮酒能生痰火，惟五加一味浸酒，日饮数杯，最有益。诸浸酒药，惟五加与酒相合，且味美也。

‖附方‖

旧二，新六。**虚劳不足**五加皮、枸杞根白皮各一斗，水一石五斗，煮汁七斗，分取四斗，浸曲一斗，以三斗拌饭，如常酿酒法，待熟任饮。千金方。**男妇脚气**骨节皮肤肿湿疼痛，服此进饮食，健气力，不忘事，名五加皮丸。五加皮四两，酒浸，远志去心四两，酒浸，并春秋三日，夏二日，冬四日，日干为末，以浸酒为糊，丸梧子大。每服四五十丸，空心温酒下。药酒坏，别用酒为糊。萨谦斋瑞竹堂方。**小儿行迟**三岁不能行者，用此便走。五加皮五钱，牛膝、木瓜二钱半，为末。每服五分，米饮入酒二三点调服。全幼心鉴。**妇人血劳**憔悴困倦，喘满虚烦，嗒嗒少气，发热多汗，口干舌涩，不思饮食，名血风劳。油煎散：用五加皮、牡丹皮、赤芍药、当归各一两，为末。每用一钱，水一盏，用青钱一文，蘸油入药，煎七分，温服。常服能肥妇人。太平惠民和剂局方。**五劳七伤**五月五日采五加茎，七月七日采叶，九月九日取根，治下筛。每酒服方寸匕，日三服。久服去风劳。千金。**目中息肉**五加皮不闻水声者，捣末一升，和酒二升，浸七日。一日服二次，禁醋。二七日遍身生疮，是毒出。不出，以生熟汤浴之，取疮愈。千金方。**服石毒发**或热噤，向冷地卧。五加皮二两，水四升，煮二升半，发时便服。外台秘要。**火牡丹毒**两脚起，赤如火烧。五加根、叶烧灰五两，取煅铁家槽中水和，涂之。杨氏产乳。

▷ 细柱五加

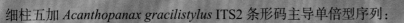

細柱五加 *Acanthopanax gracilistylus* ITS2 条形码主导单倍型序列：

```
1    CGCATCGCGT CGCCCCCCAA CCATGCACTC CCTCACGGGA GTCATGACTG AGGGGCGGAT ACTGGCCTCC CGTGTCTCAC
81   CGCGCGGTTG GCCCAAATGT GAGTCCTTGG CGACGGGCGT CACGACAAGT GGTGGTTGTA AAAAGCCCTC TTCTCCTGTC
161  GTGCGGTGGA CCGTCGCCAG CAAAAGCTCA TGTGACCCTT TTGTGCCGTC CTCGACGAGC ACTCCGACCG
```

枸杞 地骨皮

《本经》上品

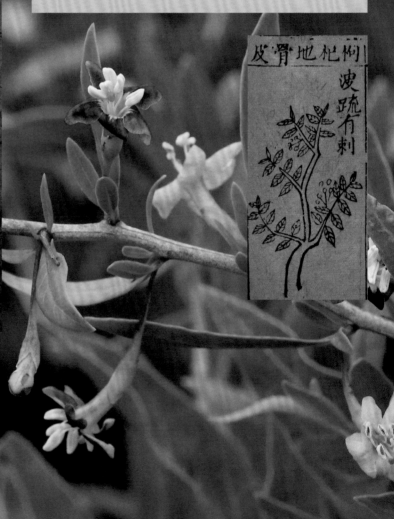

‖ 基原 ‖

据《中华本草》《药典图鉴》《中药图鉴》《大辞典》等综合分析考证，本品为茄科植物宁夏枸杞 *Lycium barbarum* L.。分布于宁夏、陕西、甘肃、青海、新疆、内蒙古等地。《纲目彩图》《纲目图鉴》《汇编》认为还包括同属植物枸杞 *L. chinense* Miller，全国大部分地区均有分布。《药典》收载枸杞子药材为茄科植物宁夏枸杞的干燥成熟果实；夏、秋二季果实呈红色时采收，热风烘干，除去果梗，或晾至皮皱后，晒干，除去果梗。收载地骨皮药材为茄科植物枸杞或宁夏枸杞的干燥根皮；春初或秋后采挖根部，洗净，剥取根皮，晒干。

△宁夏枸杞（ *Lycium barbarum* ）

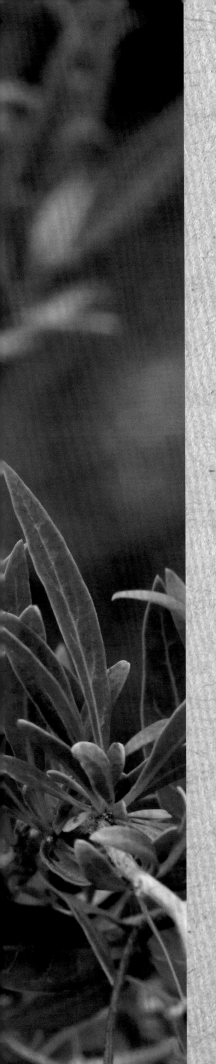

‖释名‖

枸槌尔雅音计。别录作枸忌。枸棘衍义苦杞诗疏甜菜图经天精抱朴地骨本经地节本经地仙日华却老别录羊乳别录仙人杖别录西王母杖。[时珍曰] 枸、杞二树名。此物棘如枸之刺，茎如杞之条，故兼名之。道书言千载枸杞，其形如犬，故得枸名，未审然否。[颂曰] 仙人杖有三种：一是枸杞；一是菜类，叶似苦苣；一是枯死竹竿之黑者也。

‖集解‖

[别录曰] 枸杞生常山平泽，及诸丘陵阪岸。[颂曰] 今处处有之。春生苗，叶如石榴叶而软薄堪食，俗呼为甜菜。其茎干高三五尺，作丛。六月、七月生小红紫花。随便结红实，形微长如枣核。其根名地骨。诗·小雅云：集于苞杞。陆玑诗疏云：一名苦杞。春生，作羹茹微苦。其茎似莓。其子秋熟，正赤。茎、叶及子服之，轻身益气。今人相传谓枸杞与枸棘二种相类。其实形长而枝无刺者，真枸杞也。圆而有刺者，枸棘也，不堪入药。马志注溲疏条云：溲疏有刺，枸杞无刺，以此为别，溲疏亦有巨骨之名，如枸杞之名地骨，当亦相类，用之宜辨。或云：溲疏以高大者为别，是不然也。今枸杞极有高大者，入药尤神良。[宗奭曰] 枸杞、枸棘，徒劳分别。凡杞未有无刺者，虽大至于成架，尚亦有棘。但此物小则刺多，大则刺少，正如酸枣与棘，其实一物也。[时珍曰] 古者枸杞、地骨取常山者为上，其他丘陵阪岸者皆可用。后世惟取陕西者良，而又以甘州者为绝品。今陕之兰州、灵州、九原以西枸杞，并是大树，其叶厚根粗。河西及甘州者，其子圆如樱桃，暴干紧小少核，干亦红润甘美，味如葡萄，可作果食，异于他处者。沈存中笔谈亦言：陕西极边生者高丈余，大可作柱。叶长数寸，无刺。根皮如厚朴。则入药大抵以河西者为上也。种树书言：收子及掘根种于肥壤中，待苗生，剪为蔬食，甚佳。

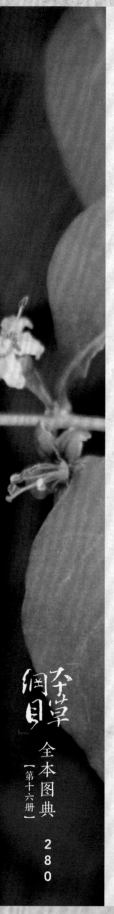
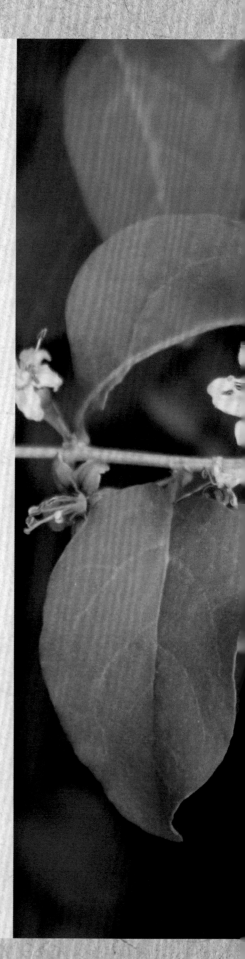

‖ 气味 ‖

枸杞: 苦，寒，无毒。 [别录曰] 根：大寒。子：微寒，无毒。冬采根，春、夏采叶，秋采茎、实。[权曰] 枸杞：甘，平。子、叶同。[宗奭曰] 枸杞当用梗皮，地骨当用根皮，子当用红实。其皮寒，根大寒，子微寒。今人多用其子为补肾药，是未曾考竟经意。当量其虚实冷热用之。[时珍曰] 今考本经止云枸杞，不指是根、茎、叶、子。别录乃增根大寒、子微寒字，似以枸杞为苗；甄氏药性论乃云枸杞甘、平，子、叶皆同，似以枸杞为根；寇氏衍义又以枸杞为梗皮，皆是臆说。按陶弘景言枸杞根实为服食家用。西河女子服枸杞法，根、茎、叶、花、实俱采用。则本经所列气味主治，盖通根、苗、花、实而言，初无分别也。后世以枸杞子为滋补药，地骨皮为退热药，始歧而二之。窃谓枸杞苗叶味苦甘而气凉，根味甘淡气寒，子味甘气平。气味既殊，则功用当别。此后人发前人未到之处者也。

‖ 主治 ‖

枸杞: 主五内邪气，热中消渴，周痹风湿。久服，坚筋骨，轻身不老，耐寒暑。 本经。下胸胁气，客热头痛，补内伤大劳嘘吸，强阴，利大小肠。别录。补精气诸不足，易颜色，变白，明目安神，令人长寿。甄权。

‖ 发明 ‖

[时珍曰] 此乃通指枸杞根、苗、花、实并用之功也。其单用之功，今列于下。

苗

‖ **气味** ‖

苦，寒。[权曰] 甘，平，[时珍曰] 甘，凉。伏砒、砂。

‖ **主治** ‖

除烦益志，补五劳七伤，壮心气，去皮肤骨节间风，消热毒，散疮肿。大明。和羊肉作羹，益人，除风明目。作饮代茶，止渴，消热烦，益阳事，解面毒，与乳酪相恶。汁注目中，去风障赤膜昏痛。甄权。去上焦心肺客热。时珍。

地骨皮

‖修治‖

[敩曰] 凡使根，掘得以东流水浸，刷去土，捶去心，以熟甘草汤浸一宿，焙干用。

‖气味‖

苦，寒。[别录曰] 大寒。[权曰] 甘，平。[时珍曰] 甘，淡，寒。[杲曰] 苦，平，寒。升也，阴也。[好古曰] 入足少阴、手少阳经。制硫黄、丹砂。

‖主治‖

细剉，拌面煮熟，吞之，去肾家风，益精气。甄权。去骨热消渴。孟诜。解骨蒸肌热消渴，风湿痹，坚筋骨，凉血。元素。治在表无定之风邪，传尸有汗之骨蒸。李杲。泻肾火，降肺中伏火，去胞中火。退热，补正气。好古。治上膈吐血。煎汤嗽口，止齿血，治骨槽风。吴瑞。治金疮神验。陈承。去下焦肝肾虚热。时珍。

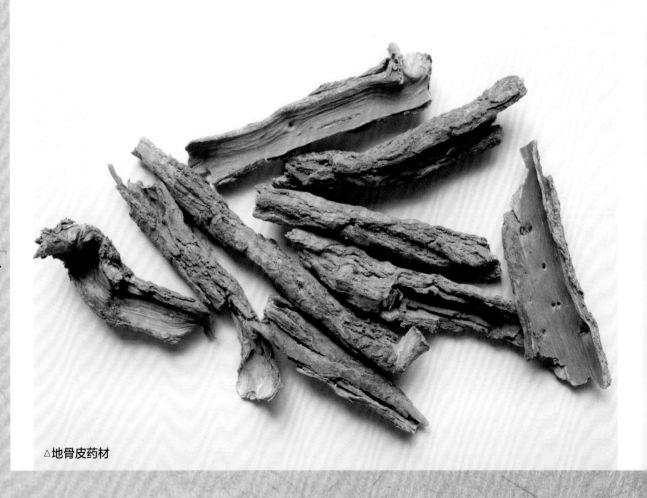

△地骨皮药材

枸杞子

‖修治‖

[时珍曰]凡用拣净枝梗，取鲜明者洗净，酒润一夜，捣烂入药。

‖气味‖

苦，寒。[权曰]甘，平。

‖主治‖

坚筋骨，耐老，除风，去虚劳。补精气。孟诜。主心病嗌干心痛，渴而引饮，肾病消中。好古。滋肾润肺。榨油点灯，明目。时珍。

‖发明‖

[弘景曰]枸杞叶作羹，小苦。俗谚云：去家千里，勿食萝摩、枸杞。此言二物补益精气，强盛阴道也。枸杞根实为服食家用，其说甚美，名为仙人之杖，远有旨乎？[颂曰]茎、叶及子，服之轻身益气。淮南枕中记载西河女子服枸杞法：正月上寅采根，二月上卯治服之；三月上辰采茎，四月上巳治服之；五月上午采其叶，六月上未治服之；七月上申采花，八月上酉治服之；九月上戌采子，十月上亥治服之；十一月上子采根，十二月上丑治服之。又有花、实、根、茎、叶作煎，或单榨子汁煎膏服之者，其功并同。世传蓬莱县南丘村多枸杞，高者一二丈，其根盘结甚固。其乡人多寿考，亦饮食其水土之气使然。又润州开元寺大井旁生枸杞，岁久，土人目为枸杞井，云饮其水甚益人也。[敩曰]其根似物形状者为上。[时珍曰]按刘禹锡枸杞井诗云：僧房药树依寒井，井有清泉药有灵。翠黛叶生笼石甃，殷红子熟照铜瓶。枝繁本是仙人杖，根老能成瑞犬形。上品功能甘露味，还知一勺可延龄。又续仙传云：朱孺子见溪侧二花犬，逐入于枸杞丛下。掘之得根，形如二犬。烹而食之，忽觉身轻。周密浩然斋日抄云：宋徽宗时，顺州筑城，得枸杞于土中，其形如獒状，驰献阙下，乃仙家所谓千岁枸杞，其形如犬者。据前数说，则枸杞之滋益不独子，而根亦不止于退热而已。但根、苗、子之气味稍殊，而主治亦未必无别。盖其苗乃天精，苦甘而凉，上焦心肺客热者宜之；根乃地骨，甘淡而寒，下焦肝肾虚热者宜之。此皆三焦气分之药，所谓热淫于内，泻以甘寒也。至于子则甘平而润，性滋而补，不能退热，止能补肾润肺，生精益气。此乃平补之药，所谓精不足者，补之以味也。分而用之，则各有所主；兼而用之，则一举两得。世人但知用黄芩、黄连，苦寒以治上焦之火；黄檗、知母，苦寒以治下焦阴火。谓之补阴降火，久服致伤元气。而不知枸杞、地骨甘寒平补，使精气

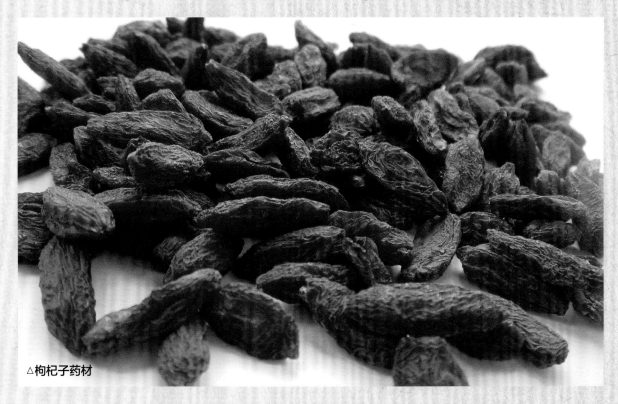
△枸杞子药材

充而邪火自退之妙，惜哉！予尝以青蒿佐地骨退热，屡有殊功，人所未喻者。兵部尚书刘松石，讳天和，麻城人。所集保寿堂方载地仙丹云：昔有异人赤脚张，传此方于猗氏县一老人，服之寿百余，行走如飞，发白反黑，齿落更生，阳事强健。此药性平，常服能除邪热，明目轻身。春采枸杞叶，名天精草；夏采花，名长生草；秋采子，名枸杞子；冬采根，名地骨皮，并阴干，用无灰酒浸一夜，晒露四十九昼夜，取日精月华气，待干为末，炼蜜丸如弹子大。每早晚各用一丸细嚼，以隔夜百沸汤下。此药采无刺味甜者，其有刺者服之无益。

‖附方‖

旧十，新十九。**枸杞煎**治虚劳，退虚热，轻身益气，令一切痈疽永不发。用枸杞三十斤，春夏用茎、叶，秋冬用根、实，以水一石，煮取五斗，以滓再煮取五斗，澄清去滓，再煎取二斗，入锅煎如饧收之。每早酒服一合。千金方。**金髓煎**枸杞子逐日摘红熟者，不拘多少，以无灰酒浸之，蜡纸封固，勿令泄气。两月足，取入沙盆中擂烂，滤取汁，同浸酒入银锅内，慢火熬之。不住手搅，恐粘住不匀。候成膏如饧，净瓶密收。每早温酒服二大匙，夜卧再服。百日身轻气壮，积年不辍，可以羽化也。经验方。**枸杞酒**外台秘要云：补虚，去劳热，长肌肉，益颜色，肥健人，治肝虚冲感下泪。用生枸杞子五升捣破，绢袋盛，浸好酒二斗中，密封勿泄气，二七日。服之任性，勿醉。经验方枸杞酒：变白，耐老轻身。用枸杞子二升，十月壬癸日，面东采之，以好酒二升，瓷瓶内浸三七日。乃添生地黄汁三升，搅匀密封。至立春前三十日，开瓶。每空心暖饮一盏，至立春后髭发却黑。勿食芜荑、葱、蒜。**四神丸**治肾经虚损，眼目昏花，或云翳遮睛。甘州枸杞子一升，好酒润透。分作四分：四两用蜀椒一两炒，四两用小茴香

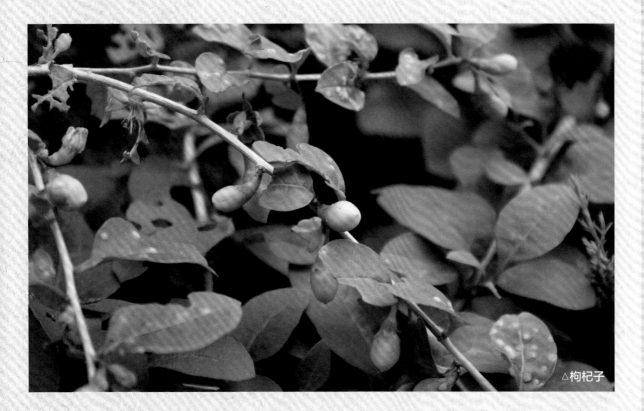
△枸杞子

一两炒，四两用脂麻一两炒，四两用川楝肉一两炒。拣出枸杞，加熟地黄、白术、白茯苓各一两，为末，炼蜜丸，日服。瑞竹堂方。**肝虚下泪**枸杞子二升，绢袋盛，浸一斗酒中，密封三七日，饮之。龙木论。**目赤生翳**枸杞子捣汁，日点三五次，神验。肘后方。**面黯皯疱**枸杞子十斤，生地黄三斤，为末。每服方寸匕，温酒下，日三服。久见童颜。圣惠方。**注夏虚病**枸杞子、五味子研细，滚水泡，封三日，代茶饮效。摄生方。**地骨酒**壮筋骨，补精髓，延年耐老。枸杞根、生地黄、甘菊花各一斤，捣碎，以水一石，煮取汁五斗，炊糯米五斗，细曲拌匀，入瓮如常封酿。待熟澄清，日饮三盏。圣济总录。**虚劳客热**枸杞根为末，白汤调服。有痼疾人勿服。千金方。**骨蒸烦热**及一切虚劳烦热，大病后烦热，并用地仙散：地骨皮二两，防风一两，甘草炙半两。每用五钱，生姜五片，水煎服。济生方。**热劳如燎**地骨皮二两，柴胡一两，为末。每服二钱，麦门冬汤下。圣济总录。**虚劳苦渴**骨节烦热，或寒。用枸杞根白皮切五升，麦门冬三升，小麦二升，水二斗，煮至麦熟，去滓。每服一升，口渴即饮。千金方。**肾虚腰痛**枸杞根、杜仲、萆薢各一斤，好酒三斗渍之，罂中密封，锅中煮一日。饮之任意。千金方。**吐血不止**枸杞根、子、皮为散，水煎。日日饮之。圣济总录。**小便出血**新地骨皮洗净，捣自然汁，无汁则以水煎汁。每服一盏，入酒少许，食前温服。简便方。**带下脉数**枸杞根一斤，生地黄五斤，酒一斗，煮五升。日日服之。千金方。**天行赤目**暴肿。地骨皮三斤，水三斗，煮三升，去滓，入盐一两，取二升。频频洗点。陇上谢道人天竺经。**风虫牙痛**枸杞根白皮，煎醋漱之，虫即出。亦可煎水饮。肘后方。**口舌糜烂**地骨皮汤：治膀胱移热于小肠，上为口糜，生疮溃烂，心胃壅热，水谷不下。用柴胡、地骨皮各三钱，水煎服之。东垣兰室秘藏。**小儿耳疳**生于耳后，肾疳也。地骨皮一味，煎汤洗之。仍以香油调末搽之。高文虎蓼州闲录。**气瘘疳疮**多年不愈者。应效散又名托里散：用地骨皮冬月者，为末。每用纸捻蘸入疮内。频用，自然生肉。更以米饮服二钱，一日三服。外科精义。**男子下疳**先以浆水洗之，后搽地骨皮末。生肌止痛。卫生宝鉴。**妇人阴肿**或生疮。枸杞根煎水，频洗。永类方。**十三种疗**春三月上建日采叶，名天精；夏三月上建日采枝，名枸杞；秋三月上建日采子，名却老；冬三月上建日采根，名地骨，并暴干为末。如不得依法采，但得一种亦可。用绯缯一片裹药。牛黄一梧子大，及钩棘针三七枚，赤小豆七粒，为末。先于缯上铺乱发一鸡子大，乃铺牛黄等末，卷作团，以发束定，熨斗中炒令沸，沸定，刮捣为末。以一方寸匕，合前枸杞末二匕，空心酒服二钱半，日再服。千金方。**痈疽恶疮**脓血不止。地骨皮不拘多少，洗净，刮去粗皮，取细白穰。以粗皮同骨煎汤洗，令脓血尽。以细穰贴之，立效。有一朝士，腹胁间病疽经岁。或以地骨皮煎汤淋洗，出血一二升。家人惧，欲止之。病者曰：疽似少快。更淋之，用五升许，血渐淡乃止。以细穰贴之，次日结痂愈。唐慎微本草。**瘭疽出汗**着手、足、肩、背，累累如赤豆。用枸杞根、葵根叶煮汁，煎如饴。随意服之。千金方。**足趾鸡眼**作痛作疮。地骨皮同红花研细傅之，次日即愈。闺阁事宜。**火赫毒疮**此患急防毒气入心腹。枸杞叶捣汁服，立瘥。肘后方。**目涩有翳**枸杞叶二两，车前叶二两，挼汁，以桑叶裹，悬阴地一夜。取汁点之，不过三五度。十便良方。**五劳七伤**庶事衰弱。枸杞叶半斤切，粳米二合，豉汁和，煮作粥。日日食之良。经验方。**澡浴除病**正月一日，二月二日，三月三日，四月四日，以至十二月十二日，皆用枸杞叶煎汤洗澡。令人光泽，百病不生。洞天保生录。

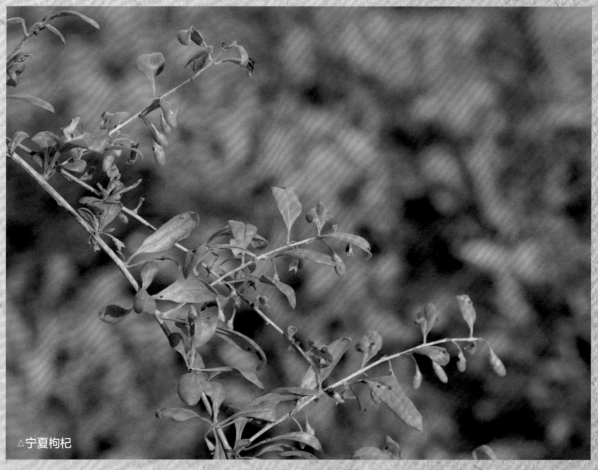

△宁夏枸杞

枸杞 *Lycium chinense* ITS2 条形码主导单倍型序列：

1 　CGCATCGCGT CGCCCCCGCG CACCGCGCTC GCGGTCGCGG GGCGGAAACT GGCCTCCCGT GCGCCTCGCG CTCGCGGCTG
81　GCCTAAATGC GAGTCCACGT CGACGGACGT CACGGCAAGT GGTGGTTGTA ACCCAACTCT CGAAGTGTCG TGGCTATGCC
161 CCGTCGCGCG TTTGGCCTCC CAGACCCTTC TCGCGCTCAG GCGCTCCGAC CG

宁夏枸杞 *Lycium barbarum* ITS2 条形码主导单倍型序列：

1 　CGCATCGCGT CGCCCCCCGC GCACCGCGCC CATGCTCTGG GTCGCGGTGG TGTCGCGGGG CGGATACTGG CCTCCCGTGC
81　GCCTCGCGCT CGCGGCCGGC CTAAATGCGA GTCCACGTCG ACGGACGTCA CGGCAAGTGG TGGTTGTAAC CCAACTCTCG
161 AAGTGTCGTG GCCATACCCC GTCGCGCGTT TGGCCTCCCG GACCCTTCTT GCGCTTAGGC GCTCCGACCG

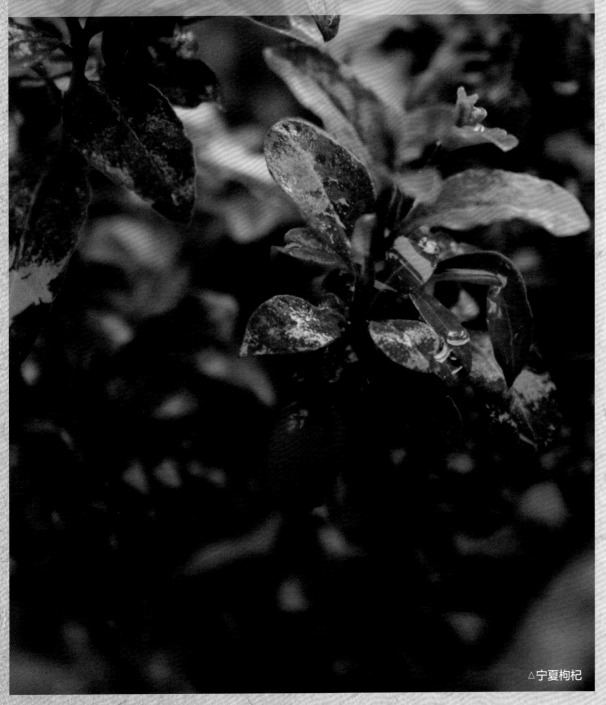

△宁夏枸杞

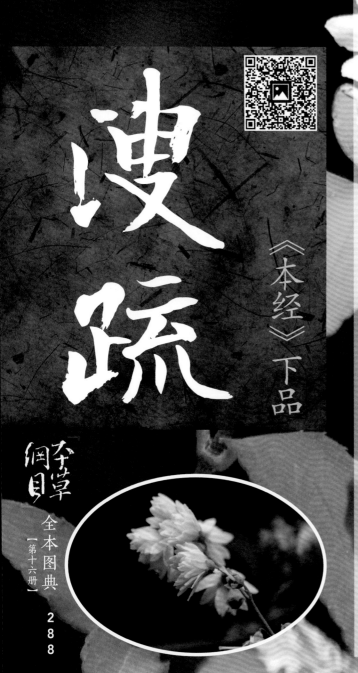

‖ 基原 ‖

据《纲目图鉴》《纲目彩图》《大辞典》《中华本草》等综合分析考证，本品为虎耳草科植物溲疏 Deutzia scabra Thunb. 。分布于华北及江苏、浙江、安徽、江西、贵州等地。

溲疏

《本经》下品

纲目
孕草

全本图典

【第十六册】

288

▷ 溲疏（ Deutzia scabra ）

‖ 释名 ‖

巨骨别录。

‖ 集解 ‖

[别录曰] 溲疏生熊耳川谷，及田野故丘墟地。四月采。[当之曰] 溲疏一名杨栌，一名牡荆，一名空疏。皮白中空，时时有节。子似枸杞子，冬月熟，赤色，味甘苦。末代乃无识者。此非人篱垣之杨栌也。[恭曰] 溲疏形似空疏，树高丈许，白皮。其子八九月熟，赤色，似枸杞，必两两相对，味苦，与空疏不同。空疏即杨栌，其子为荚，不似溲疏。[志曰] 溲疏、枸杞虽则相似，然溲疏有刺，枸杞无刺，以此为别。[颂曰] 溲疏亦有巨骨之名，如枸杞之名地骨，当亦相类。方书鲜用，宜细辨之。[机曰] 按李当之但言溲疏子似枸杞子，不曾言树相似。马志因其子相似，遂谓树亦相似，以有刺、无刺为别。苏颂又因巨骨、地骨之名，疑其相类。殊不知枸杞未尝无刺，但小则刺多，大则刺少耳。本草中异物同名甚多，况一骨字之同耶？以此为言，尤见穿凿。汪机所断似矣，而自亦不能的指为何物也。

‖ 气味 ‖

辛，寒，无毒。[别录曰] 苦，微寒。[之才曰] 漏卢为之使。

‖ 主治 ‖

皮肤中热，除邪气，止遗溺，利水道。本经。除胃中热，下气，可作浴汤。别录。[时珍曰] 按孙真人千金方，治妇人下焦三十六疾，承泽丸中用之。

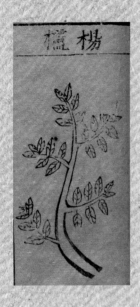

‖ 基原 ‖

据《纲目图鉴》《植物志》等综合分析考证，本品为忍冬科植物水马桑 *Weigela japonica* Thunb. var. *sinica* (Rehd.) Bailey。分布于安徽、浙江、江西、福建、湖北、湖南等地。

‖ 集解 ‖

[恭曰] 杨栌一名空疏，所在皆有，生篱垣间，其子为荚。

叶

‖ 气味 ‖

苦，寒，有毒。

‖ 主治 ‖

疽瘘恶疮，水煮汁洗之，立瘥。唐本。

木耳见菜部。

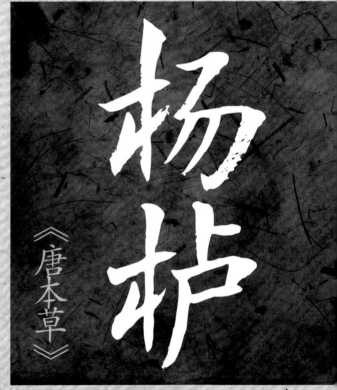

杨栌

《唐本草》

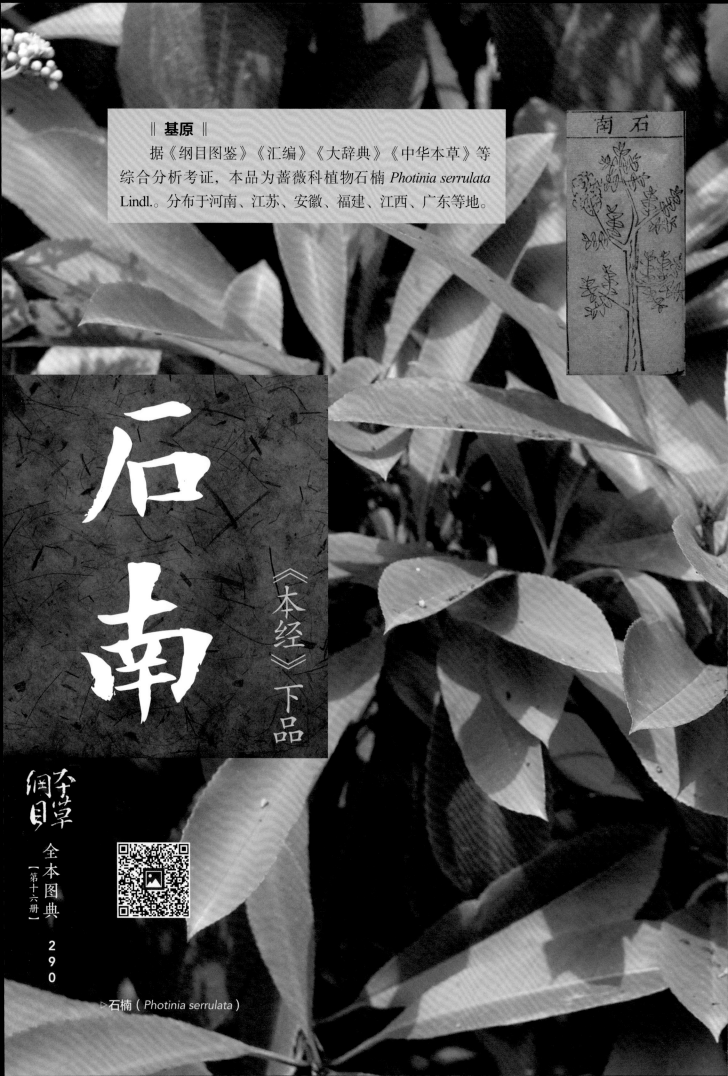

‖ 基原 ‖

据《纲目图鉴》《汇编》《大辞典》《中华本草》等
综合分析考证，本品为蔷薇科植物石楠 *Photinia serrulata*
Lindl.。分布于河南、江苏、安徽、福建、江西、广东等地。

石 南

《本经》下品

李时珍
纲目草

全本图典
[第十六册]

▷石楠（*Photinia serrulata*）

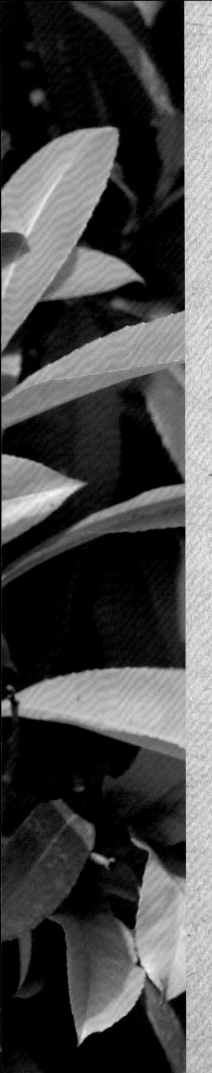

‖释名‖

风药。[时珍曰] 生于石间向阳之处，故名石南。桂阳呼为风药，充茗及浸酒饮能愈头风，故名。按范石湖集云：修江出栾茶，治头风。今南人无所谓栾茶者，岂即此物耶？

‖集解‖

[别录曰] 石南生华阴山谷，三月、四月采叶，八月采实，阴干。[弘景曰] 今东间皆有之，叶如枇杷叶，方用亦稀。[恭曰] 叶似莴草，凌冬不凋。关中者叶细为好。江山以南者，叶长大如枇杷叶，无气味，殊不任用。[保升曰] 终南斜谷有石处甚饶。今市人以石韦为之，误矣。[颂曰] 今南北皆有之。生于石上，株极有高大者。江湖间出者，叶如枇杷，上有小刺，凌冬不凋。春生白花成簇。秋结细红实。关陇间出者，叶似莽草，青黄色，背有紫点，雨多则并生，长及二三寸。根横，细紫色。无花实，叶至茂密。南北人多移植亭院间，阴翳可爱，不透日气。入药以关中叶细者为良。魏王花木志云：南方石南树野生。二月开花，连着实。实如燕覆子，八月熟。民采取核，和鱼羹尤美。今无用者。[宗奭曰] 石南叶似枇杷叶之小者，而背无毛，光而不皱。正二月间开花。冬有二叶为花苞，苞既开，中有十五余花，大小如椿花，甚细碎。每一苞约弹许大，成一球。一花六叶，一朵有七八球，淡白绿色，叶末微淡赤色。花既开，蕊满花，但见蕊不见花。花才罢，去年绿叶尽脱落，渐生新叶。京洛、河北、河东、山东颇少，人故少用。湖南北、江西、二浙甚多，故人多用。

叶

‖气味‖

辛、苦，平，有毒。[之才曰]五加皮为使。恶小蓟。

‖主治‖

养肾气，内伤阴衰，利筋骨皮毛。本经。疗脚弱五脏邪气，除热。女子不可久服，令思男。别录。能添肾气，治软脚烦闷疼，杀虫，逐诸风。甄权。浸酒饮，治头风。时珍。

‖发明‖

[恭曰]石南叶为疗风邪丸散之要，今医家不复用其实矣。[权曰]虽能养肾，亦令人阴痿。[时珍曰]古方为治风痹肾弱要药。今人绝不知用，识者亦少，盖由甄氏药性论有令阴痿之说也。殊不知服此药者，能令肾强，嗜欲之人藉此放恣，以致痿弱。归咎于药，良可慨也。毛文锡茶谱云：湘人四月采杨桐草，捣汁浸米蒸，作为饭食；必采石南芽为茶饮，乃去风也。暑月尤宜。杨桐即南烛也。

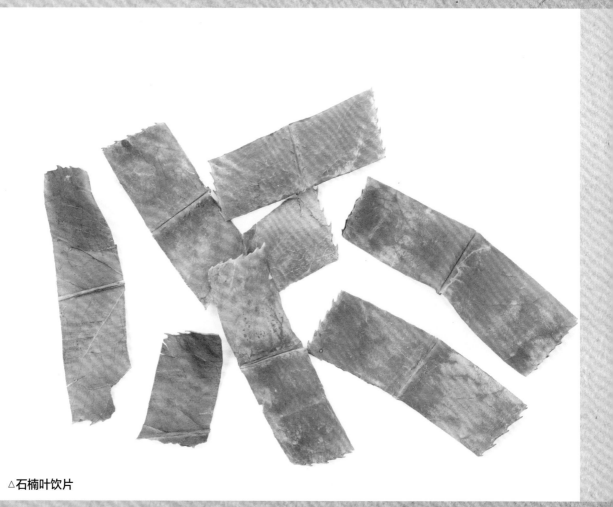

△石楠叶饮片

‖附方‖

新三。**鼠瘘不合**石南、生地黄、茯苓、黄连、雌黄等分，为散。日再傅之。肘后方。**小儿通睛**小儿误跌，或打着头脑受惊，肝系受风，致瞳人不正，观东则见西，观西则见东。宜石南散，吹鼻通顶。石南一两，藜芦三分，瓜丁五七个，为末。每吹少许入鼻，一日三度。内服牛黄平肝药。普济方。**乳石发动烦热**。石南叶为末。新汲水服一钱。圣惠方。

实一名鬼目。

‖主治‖

杀虫毒，破积聚，逐风痹。本经。

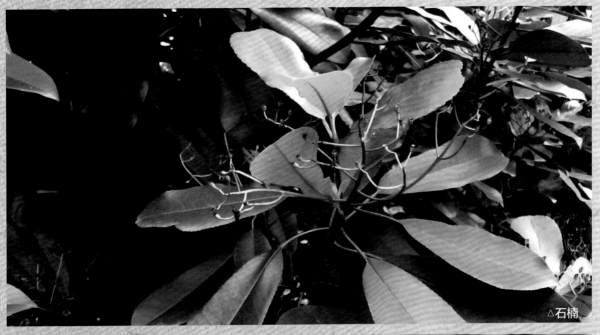

△石楠

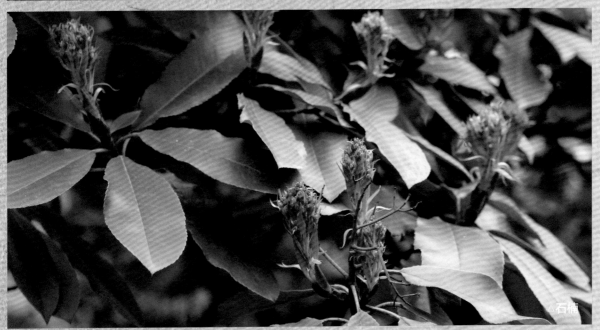

△石楠

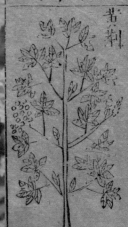

‖ 基原 ‖

据《纲目彩图》《纲目图鉴》《药典图鉴》《中华本草》等综合分析考证，本品为马鞭草科植物牡荆 *Yitex negundo* L. var. *cannahifolia* (Sieb. et Zucc.) Hand.-Mazz.。分布于江苏、安徽、福建、湖南、广西、贵州等地。《药典》收载牡荆叶药材为马鞭草科植物牡荆的新鲜叶；夏、秋二季叶茂盛时采收，除去茎枝。《药典》四部收载黄荆子药材为马鞭草科植物黄荆 *V. negundo* Linnaeus 或牡荆的干燥成熟果实。

牡荆

《别录》上品

▷牡荆（*Yitex negundo* var. *cannahifolia*）

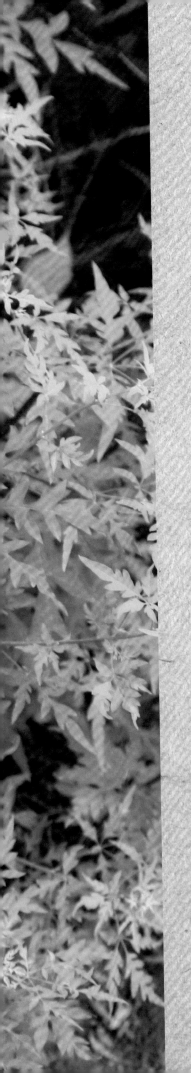

校正：并入别录有名未用荆茎。

‖释名‖

黄荆图经**小荆**本经**楚**。[弘景曰]既是牡荆，不应有子。小荆应是牡荆。牡荆子大于蔓荆子，而反呼小荆，恐以树形为言。不知蔓荆树亦高大也。[恭曰]牡荆作树，不为蔓生，故称为牡，非无实之谓也。蔓荆子大，牡荆子小，故呼小荆。[时珍曰]古者刑杖以荆，故字从刑。其生成丛而疏爽，故又谓之楚，从林从疋，疋即疏字也，济楚之义取此。荆楚之地，因多产此而名也。

‖集解‖

[别录曰]牡荆实生河间、南阳、冤句山谷，或平寿、都乡高岸上及田野中。八月、九月采实，阴干。[弘景曰]论蔓荆即应是今作杖棰之荆。其子殊细，正如小麻子，色青黄。牡荆乃出北方，如乌豆大，正圆黑。仙术多用牡荆，今人都无识者。李当之药录言：溲疏一名杨栌，一名牡荆，理白中虚，断植即生。按今溲疏主疗与牡荆都不同，形类乖异。而仙方用牡荆，云能通神见鬼，非惟其实，枝叶并好。又云：荆树必枝叶相对者是牡荆，不对者即非牡荆也。并莫详虚实，更须博访。[恭曰]牡荆即作棰杖者，所在皆有之。实细黄色，茎劲作树生。汉书·郊祀志以牡荆茎为幡竿，则明知非蔓荆也。有青、赤二种，以青者为佳。今人相承多以牡荆为蔓荆，此极误也。[颂曰]牡荆，今眉州、蜀州及近汴京亦有之，俗名黄荆是也。枝茎坚劲，作科不作蔓，叶如蓖麻，更疏瘦。花红作穗。实细而黄，如麻子大。或云即小荆也。按陶隐居登真隐诀云：荆木之叶、华，通神见鬼精。注云：荆有三种。荆木即今作棰杖者，叶香，亦有花、子，子不入药。方术则用牡荆，其子入药，北人无识其木者。天监三年，天子将合神仙饭。奉敕论牡荆曰：荆，花白多子，子粗者。历历疏生，不过三两茎，多不能圆，或扁或异，或多似竹节。叶与余荆不殊。蜂多采牡荆，牡荆汁冷而甜。余荆被烧，则烟火气苦。牡荆体慢质实，烟火不入其中，主治心风第一。于时远近寻觅，遂不值也。[保升曰]陶氏不惟不别蔓荆，亦不识牡荆。蔓荆蔓生，牡荆树生，理自明矣。[时珍曰]牡

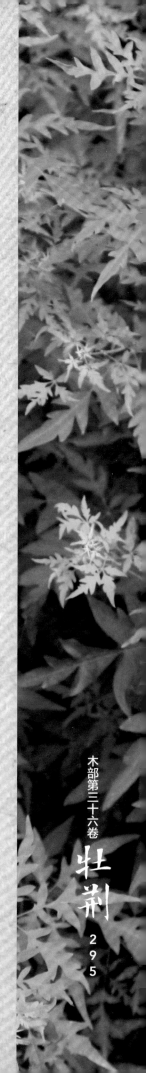

荆处处山野多有，樵采为薪。年久不樵者，其树大如碗也。其木心方，其枝对生，一枝五叶或七叶。叶如榆叶，长而尖，有锯齿。五月杪间开花成穗，红紫色。其子大如胡荽子，而有白膜皮裹之。苏颂云叶似蓖麻者，误矣。有青、赤二种：青者为荆，赤者为梏。嫩条皆可为筥囤。古者贫妇以荆为钗，即此二木也。按裴渊广州记云：荆有三种，金荆可作枕，紫荆可作床，白荆可作履。与他处牡荆、蔓荆全异。宁浦有牡荆，指病自愈。节不相当者，月晕时刻之，与病人身齐等，置床下，病虽危亦无害也。杜宝拾遗录云：南方林邑诸地，在海中。山中多金荆，大者十围，盘屈瘤癜，文如美锦，色如真金。工人用之，贵如沉、檀。此皆荆之别类也。春秋运斗枢云：玉衡星散而为荆。

实

‖气味‖

苦，温，无毒。[时珍曰] 辛，温。[之才曰] 防己为之使，畏石膏。

‖主治‖

除骨间寒热，通利胃气，止咳逆，下气。别录。得柏实、青葙、术，疗风。之才。炒焦为末，饮服，治心痛及妇人白带。震亨。用半升炒熟，入酒一盏，煎一沸，热服，治小肠疝气甚效。浸酒饮，治耳聋。时珍。

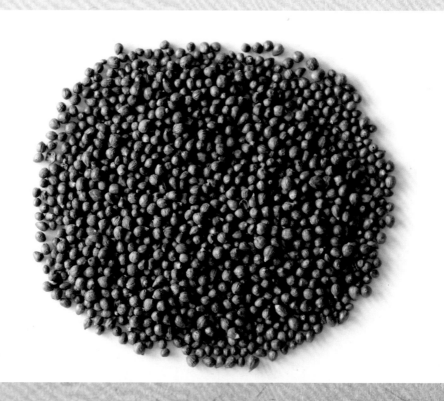

△黄荆子药材

‖**附方**‖
新一。**湿痰白浊**牡荆子炒为末。每酒服二钱。集简方。

叶

‖**气味**‖
苦，寒，无毒。

‖**主治**‖
久痢，霍乱转筋，血淋，下部疮，湿𩨺薄脚，主脚气肿满。别录。

‖**发明**‖
崔元亮海上集验方治腰脚风湿痛蒸法：用荆叶不限多少，蒸，置大瓮中，其下着火温之。以病人置叶中，须臾当汗出。蒸时常旋旋吃饭，稍倦即止。便以被盖避风，仍进葱豉酒及豆酒亦可，以瘥为度。[时珍曰] 蒸法虽妙，止宜施之野人。李仲南永类方云：治脚气诸病，用荆茎于坛中烧烟，熏涌泉穴及痛处，使汗出则愈。此法贵贱皆可用者。又谈野翁试验方：治毒蛇、望板归螫伤，满身洪肿发泡。用黄荆嫩头捣汁涂泡上，渣盦咬处，即消。此法乃出于葛洪肘后方治诸蛇，以荆叶捣烂袋盛，薄于肿上者也。物类相感志云：荆叶逼蚊。

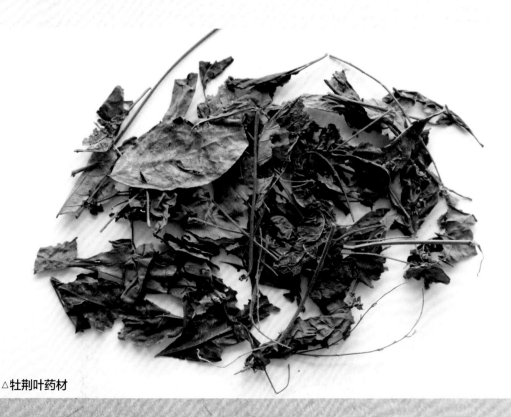

△牡荆叶药材

‖ 附方 ‖

旧一，新一。**九窍出血**荆叶捣汁，酒和，服二合。千金方。**小便尿血**荆叶汁，酒服二合。千金方。

根

‖ 气味 ‖

甘、苦，平，无毒。[时珍曰]苦、微辛。

‖ 主治 ‖

水煮服，治心风头风，肢体诸风，解肌发汗。别录。

‖ 发明 ‖

[时珍曰]牡荆苦能降，辛温能散；降则化痰，散则祛风，故风痰之病宜之。其解肌发汗之功，世无知者。按王氏奇方云：一人病风数年。予以七叶黄荆根皮、五加根皮、接骨草等分，煎汤日服，遂愈。盖得此意也。

荆茎 [别录有名未用云]八月、十月采，阴干。[藏器曰]即今荆杖也。煮汁堪染。

‖ 主治 ‖

灼烂。别录。治灼疮发热疮，有效。藏器。同荆芥、荜拨煎水，漱风牙痛。时珍。

‖ 附方 ‖

新一。**青盲内障**春初取黄荆嫩头，九蒸九暴，半斤，用乌鸡一只，以米饲五日，安净板上，饲以大麻子，二三日，收粪干，入瓶内熬黄，和荆头为末，炼蜜丸梧子大。每服十五丸至二十丸，陈米饮下，日二。圣济总录。

荆沥

‖ 修治 ‖

[时珍曰]取法：用新采荆茎，截尺五长，架于两砖上，中间烧火炙之，两头以器承取，热服，或入药中。又法：截三四寸长，束入瓶中，仍以一瓶合住固，外以糠火煨烧，其汁沥入下瓶中，亦妙。

‖ 气味 ‖

甘，平，无毒。

‖ 主治 ‖

饮之，去心闷烦热，头风旋运目眩，心头漾漾欲吐，卒失音，小儿心热惊痫，止消渴，除痰唾，令人不睡。藏器。除风热，开经络，导痰涎，行血气，解热痢。时珍。

‖ 发明 ‖

[时珍曰] 荆沥气平味甘，化痰去风为妙药。故孙思邈千金翼云：凡患风人多热，常宜以竹沥、荆沥、姜汁各五合，和匀热服，以瘥为度。陶弘景亦云：牡荆汁治心风为第一。延年秘录云：热多用竹沥，寒多用荆沥。[震亨曰] 二汁同功，并以姜汁助送，则不凝滞。但气虚不能食者，用竹沥；气实能食者，用荆沥。

‖ 附方 ‖

旧六，新一。**中风口噤**荆沥，每服一升。范汪方。**头风头痛**荆沥，日日服之。集验方。**喉痹疮肿**荆沥细细咽之。或以荆一握，水煎服之。千金翼。**目中卒痛**烧荆木，取黄汁点之。肘后方。**心虚惊悸**羸瘦者。荆沥二升，火煎至一升六合，分作四服，日三夜一。小品方。**赤白下痢**五六年者。荆沥。每日服五合。外台秘要。**湿病疮癣**荆木烧取汁，日涂之。深师方。

牡荆 *Vitex negundo* var. *cannabifolia* ITS2 条形码主导单倍型序列：

```
1    CGCATCGCGT CGCCCCCCCT CCTGCGCATC GCGCTCGCGA TGGGGGGGCG GAGACTGGCC TCCCGTGCCC CTCGGCGCGG
81   CTGGCCCAAA TGCGATCCCT CGGCGACGCA CGTCACGACC AGTGGTGGTT GATCTCAACT CGCGTGCTGT CGTGCGGCGC
161  GGCGTCGTCC GCAGTGGAGT CAACGATGAC CCAACGGCGC ATTGCGCCTT CGACCG
```

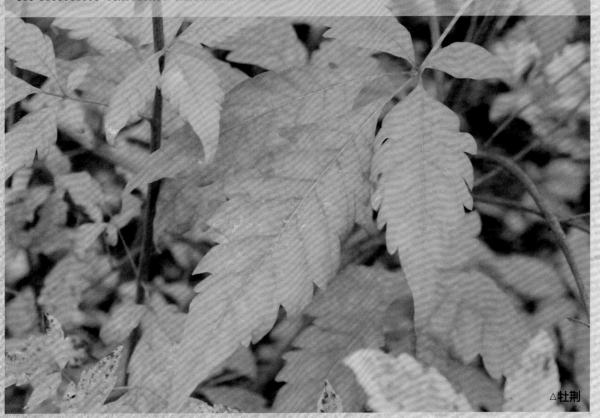

△牡荆

据《纲目图鉴》《纲目彩图》等综合分析考证，本品为马鞭草科植物蔓荆 *Vitex trifolia* Linn.。分布于福建、台湾、广东、云南、广西等地。《纲目彩图》《药典图鉴》《中药图鉴》《汇编》《中华本草》认为还包括同属植物单叶蔓荆 *V. trifolia* Linn. var. *simplicifolia* Cham.，分布于山东、江苏、浙江、江西、福建、台湾等地。《药典》收载蔓荆子药材为马鞭草科植物单叶蔓荆或蔓荆的干燥成熟果实；秋季果实成熟时采收，除去杂质，晒干。《药典》四部收载蔓荆叶药材为马鞭草科植物蔓荆的干燥叶，收载蔓荆子根药材为马鞭草科植物单叶蔓荆或蔓荆的干燥根。

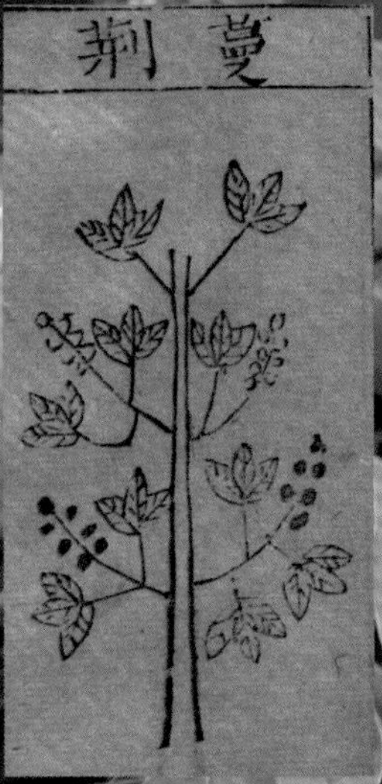

荆蔓

蔓荆

《本经》上品

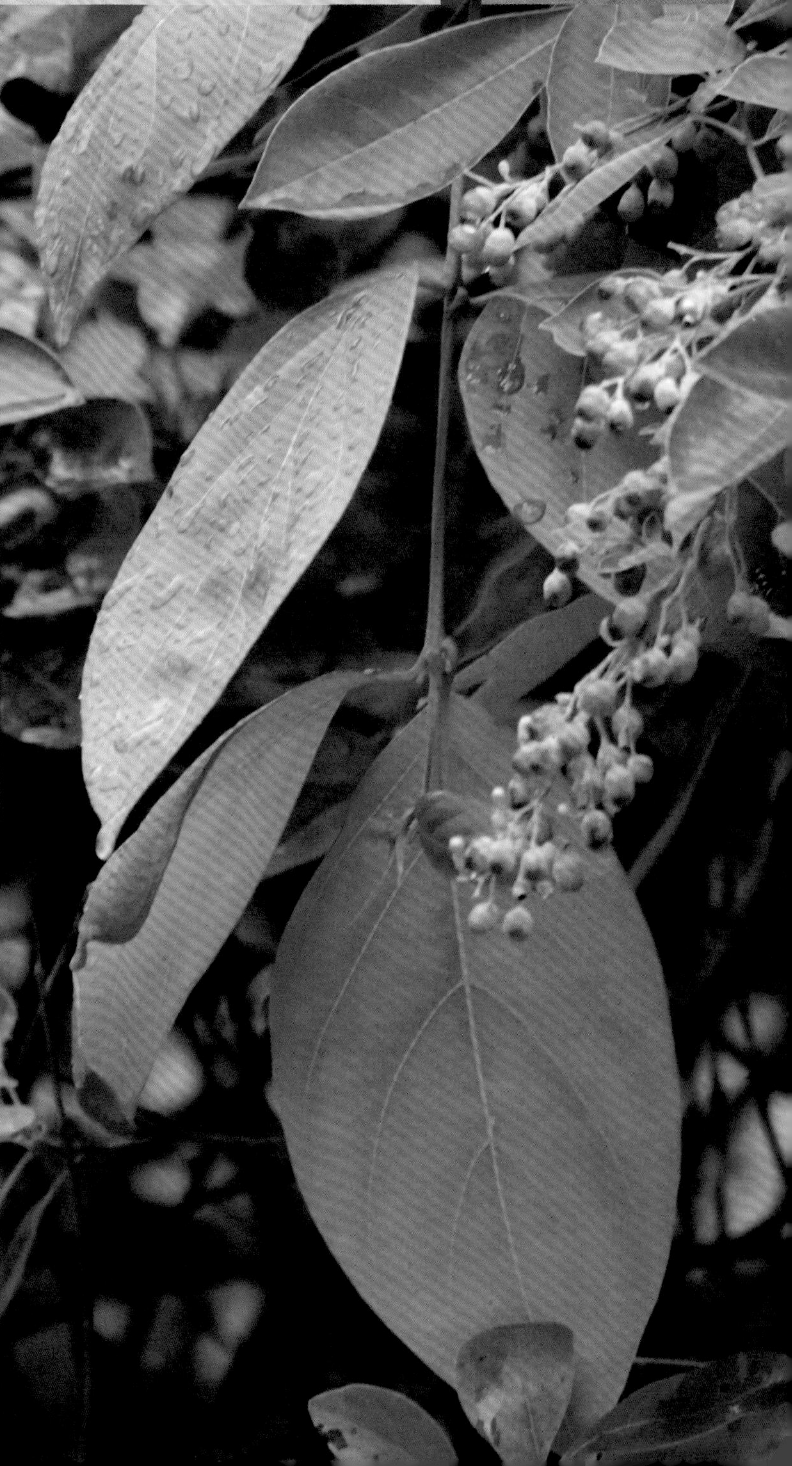

‖ **释名** ‖

[恭曰] 蔓荆苗蔓生，故名。

‖ **集解** ‖

[恭曰] 蔓荆生水滨。苗茎蔓延长丈余。春因旧枝而生小叶，五月叶成，似杏叶。六月有花，红白色，黄蕊。九月有实，黑斑，大如梧子而虚轻。冬则叶凋，今人误以小荆为蔓荆，遂将蔓荆为牡荆也。[大明曰] 海盐亦有之。大如豌豆，蒂有轻软小盖子，六、七、八月采之。[颂曰] 近汴京及秦、陇、明、越州多有之。苗茎高四五尺，对节生枝。叶类小楝，至夏盛茂。有花作穗淡红色，蕊黄白色，花下有青萼。至秋结子。旧说蔓生，而今所有并非蔓也。[宗奭曰] 诸家所解，蔓荆、牡荆纷纭不一。经既言蔓荆明是蔓生，即非高木也；既言牡荆，则自木上生，又何疑焉？[时珍曰] 其枝小弱如蔓，故曰蔓生。

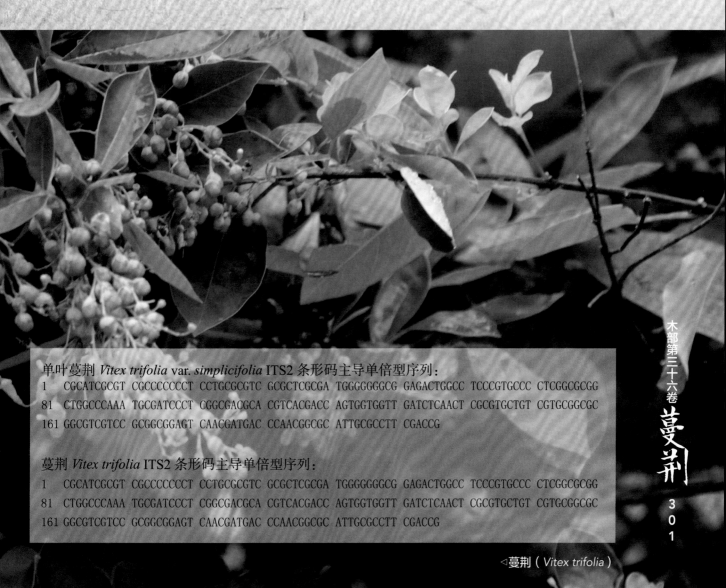

单叶蔓荆 *Vitex trifolia* var. *simplicifolia* ITS2 条形码主导单倍型序列：

1　CGCATCGCGT CGCCCCCCCT CCTGCGCGTC GCGCTCGCGA TGGGGGGGCG GAGACTGGCC TCCCGTGCCC CTCGGCGCGG

81　CTGGCCCAAA TGCGATCCCT CGGCGACGCA CGTCACGACC AGTGGTGGTT GATCTCAACT CGCGTGCTGT CGTGCGGCGC

161 GGCGTCGTCC GCGGCGGAGT CAACGATGAC CCAACGGCGC ATTGCGCCTT CGACCG

蔓荆 *Vitex trifolia* ITS2 条形码主导单倍型序列：

1　CGCATCGCGT CGCCCCCCCT CCTGCGCGTC GCGCTCGCGA TGGGGGGGCG GAGACTGGCC TCCCGTGCCC CTCGGCGCGG

81　CTGGCCCAAA TGCGATCCCT CGGCGACGCA CGTCACGACC AGTGGTGGTT GATCTCAACT CGCGTGCTGT CGTGCGGCGC

161 GGCGTCGTCC GCGGCGGAGT CAACGATGAC CCAACGGCGC ATTGCGCCTT CGACCG

◁ 蔓荆（*Vitex trifolia*）

实

‖修治‖

[敩曰] 凡使，去蒂子下白膜一重，用酒浸一伏时，蒸之从巳至未，熬干用。[时珍曰] 寻常只去膜，打碎用之。

‖气味‖

苦，微寒，无毒。[别录曰] 辛，平、温。[元素曰] 味辛温，气清，阳中之阴，入太阳经。胃虚人不可服，恐生痰疾。[之才曰] 恶乌头、石膏。

‖主治‖

筋骨间寒热，湿痹拘挛，明目坚齿，利九窍，去白虫。久服，轻身耐老。小荆实亦等。本经。风头痛，脑鸣，目泪出，益气。令人光泽脂致。别录。治贼风，长髭发。甄权。利关节，治痫疾，赤眼。大明。太阳头痛，头沉昏闷，除昏暗，散风邪，凉诸经血，止目睛内痛。元素。搜肝风。好古。

‖发明‖

[恭曰] 小荆实即牡荆子，其功与蔓荆同，故曰亦等也。[时珍曰] 蔓荆气清味辛，体轻而浮，上行而散。故所主者，皆头面风虚之证。

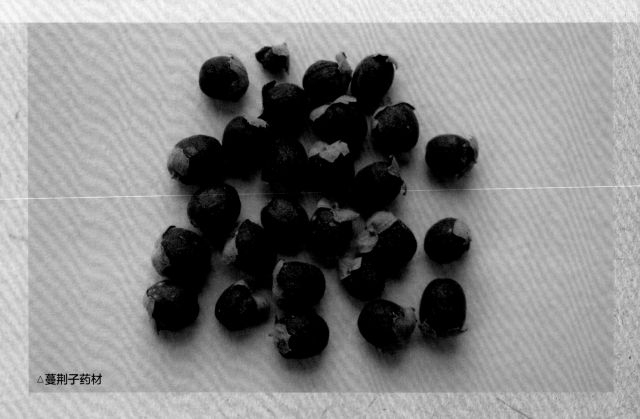

△蔓荆子药材

‖ 附方 ‖

新三。**令发长黑**蔓荆子、熊脂等分，醋调涂之。圣惠方。**头风作痛**蔓荆子一升，为末，绢袋盛，浸一斗酒中七日，温饮，日三次。千金方。**乳痈初起**蔓荆子炒，为末。酒服方寸匕，渣傅之。危氏得效方。

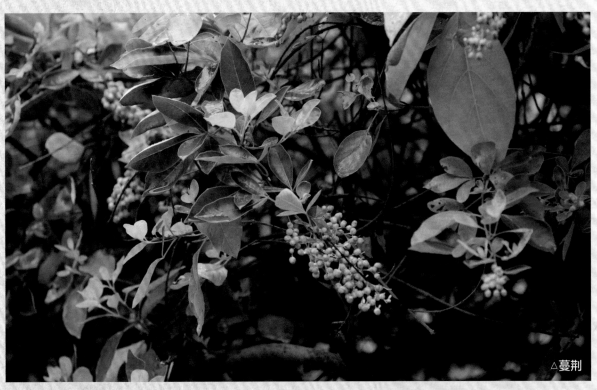

△蔓荆

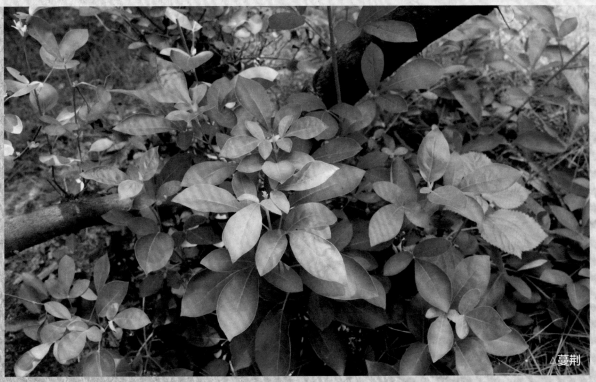

△蔓荆

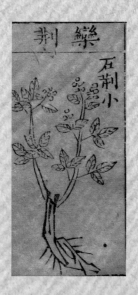

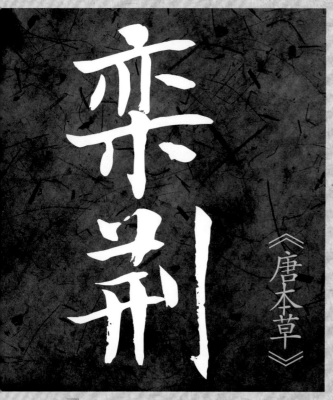

栾荆 《唐本草》

‖释名‖

顽荆图经。

‖集解‖

[恭曰] 栾荆茎、叶都似石南，干亦反卷，经冬不死，叶上有细黑点者，真也。今雍州所用者是。而洛州乃用石荆当之，非也。俗方大用，而本草不载，亦无别名。但有栾华，功用又别，非此物花也。[颂曰] 栾荆今生东海及淄州、汾州。所生者皆枝茎白，叶小圆而青色，颇似榆叶而长，冬夏不凋。六月开花，花有紫、白二种。子似大麻。四月采苗叶，八月采子。[宗奭曰] 栾荆即牡荆也，子青色如茱萸，不合更立此条。苏恭又称石荆当之，转见穿凿。[时珍曰] 按许慎说文云：栾，似木兰。木兰叶似桂，与苏恭所说叶似石南者相近。苏颂所图者即今牡荆，与唐本草者不合。栾荆是苏恭收入本草，不应自误。盖后人不识，遂以牡荆充之，寇氏亦指为牡荆耳。

子

‖气味‖

辛、苦，温，有小毒。[权曰] 甘、辛，微热，无毒。决明为之使。恶石膏。

‖主治‖

大风，头面手足诸风，癫痫狂痉，湿痹寒冷疼痛。唐本。四肢不遂，通血脉，明目，益精光。甄权。合桕油同熬，涂人畜疮疥。苏颂。

‖集解‖

〔藏器曰〕石荆似荆而小，生水旁，广济方一名水荆是也。苏颂言洛人以当栾荆者，非也。

‖主治‖

烧灰淋汁浴头，生发令长。藏器。

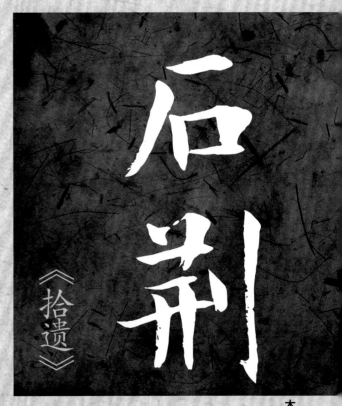

石荆

《拾遗》

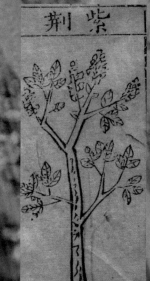
荆紫

据《纲目彩图》《纲目图鉴》《大辞典》《中华本草》等综合分析考证，本品为豆科植物紫荆 *Cercis chinensis* Bunge。分布于华北、华东、中南、西南及陕西、甘肃等地。《汇编》还收载有木兰科植物南五味子 *Kadsura longipedunculata* Finet et Gagnep.、千屈菜科植物紫薇 *Lagerstroemia indica* Linn.。南五味子的根皮在华东一带做紫荆皮用，紫薇在四川、贵州做紫荆皮用。《药典》四部收载紫荆皮药材为千屈菜科植物紫薇的干燥根皮。

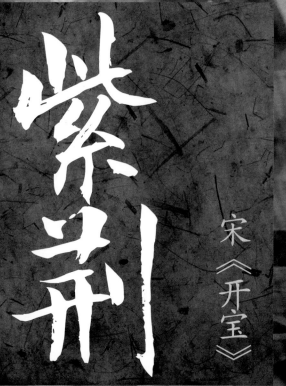

紫荆

宋《开宝》

李时草
纲目

全本图典
[第十六册]

▷紫荆（*Cercis chinensis*）

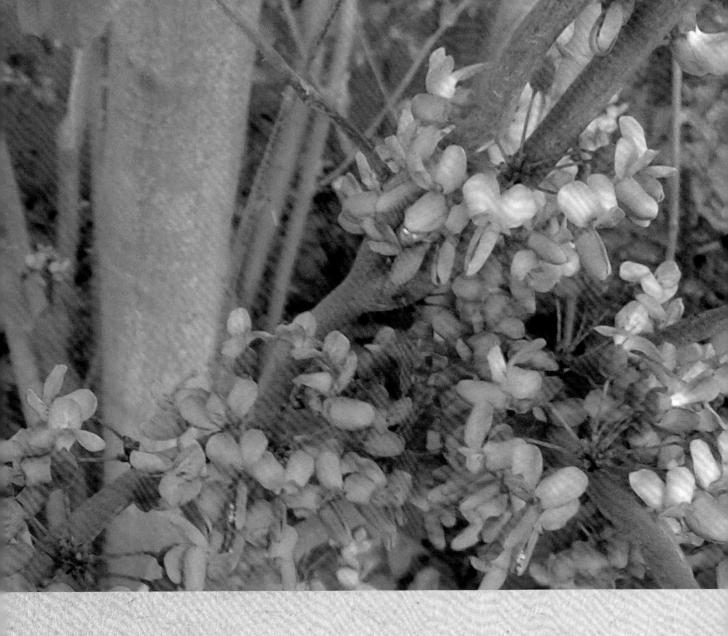

校正：并入拾遗紫珠。

‖释名‖
紫珠拾遗**皮名肉红**纲目**内消。**[时珍曰] 其木似黄荆而色紫，故名。其皮色红而消肿，故疡科呼为肉红，又曰内消，与何首乌同名。

‖集解‖
[颂曰] 紫荆处处有之，人多种于庭院间。木似黄荆，叶小无桠，花深紫可爱。
[藏器曰] 即田氏之荆也。至秋子熟，正紫，圆如小珠，名紫珠。江东林泽间尤多。
[宗奭曰] 春开紫花甚细碎，共作朵生，出无常处，或生于木身之上，或附根上枝下，直出花。花罢叶出，光紧微圆。园圃多植之。[时珍曰] 高树柔条，其花甚繁，岁二三次。其皮入药，以川中厚而紫色味苦如胆者为胜。

木并皮

‖气味‖

苦，平，无毒。[藏器曰]苦，寒。[大明曰]皮、梗及花，气味功用并同。

‖主治‖

破宿血，下五淋，浓煮汁服。开宝。通小肠。大明。解诸毒物，痈疽喉痹，飞尸蛊毒，肿下痿，蛇、虺、虫、蚕、狂犬毒，并煮汁服。亦以汁洗疮肿，除血长肤。藏器。活血行气，消肿解毒，治妇人血气疼痛，经水凝涩。时珍。

‖发明‖

[时珍曰]紫荆气寒味苦，色紫性降，入手、足厥阴血分。寒胜热，苦走骨，紫入营，故能活血消肿，利小便而解毒。杨清叟仙传方有冲和膏，以紫荆为君，盖亦得此意也。其方治一切痈疽发背流注诸肿毒，冷热不明者。紫荆皮炒三两，独活去节炒三两，赤芍药炒二两，生白芷一两，木蜡炒一两，为末。用葱汤调，热敷。血得热则行，葱能散气也。疮不甚热者，酒调之。

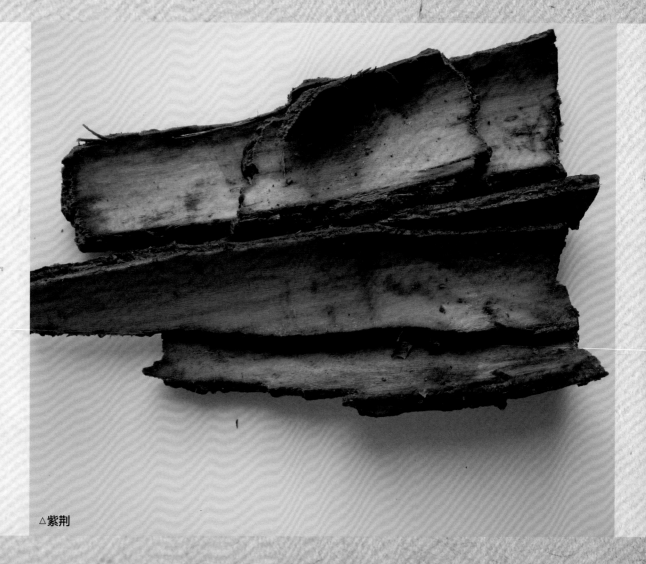

△紫荆

痛甚者，加乳香。筋不伸者，亦加乳香。大抵痛疽流注，皆是气血凝滞所成。遇温则散，遇凉则凝。此方温平。紫荆皮乃木之精，破血消肿，独活乃土之精，止风动血，引拔骨中毒，去痹湿气。芍药乃火之精，生血止痛。木蜡乃水之精，消肿散血，同独活能破石肿坚硬。白芷乃金之精，去风生肌止痛。盖血生则不死，血动则流通，肌生则不烂，痛止则不焮，风去则血自散，气破则硬可消，毒自除。五者交治，病安有不愈者乎？

‖ 附方 ‖

新九。**妇人血气**紫荆皮为末，醋糊丸樱桃大。每酒化服一丸。熊氏补遗。**鹤膝风挛**紫荆皮三钱，老酒煎服，日二次。直指方。**伤眼青肿**紫荆皮，小便浸七日，晒研，用生地黄汁、姜汁调傅。不肿用葱汁。永类方。**猘犬咬伤**紫荆皮末，沙糖调涂，留口退肿，口中仍嚼咽杏仁去毒。仙传外科。**鼻中疳疮**紫荆花阴干为末，贴之。卫生易简方。**发背初生**一切痈疽皆治。单用紫荆皮为末，酒调箍住，自然撮小不开。内服柞木饮子。乃救贫良剂也。仙传外科。**痈疽未成**用白芷、紫荆皮等分为末，酒调服。外用紫荆皮、木蜡、赤芍药等分为末，酒调作箍药。同上。**痔疮肿痛**紫荆皮五钱，新水食前煎服。直指方。**产后诸淋**紫荆皮五钱，半酒半水煎，温服。熊氏补遗。

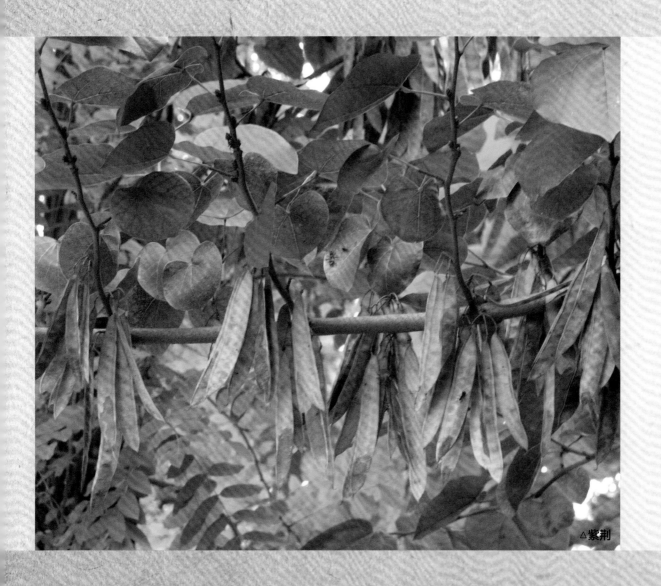

△紫荆

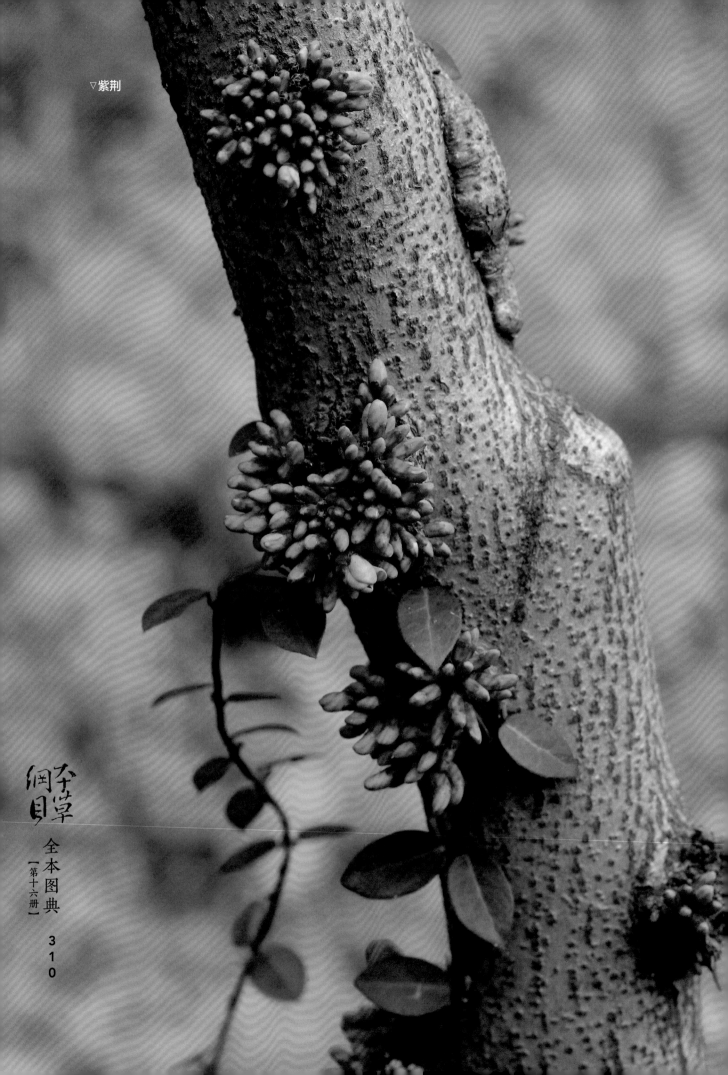

▽紫荆

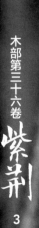

△紫荆

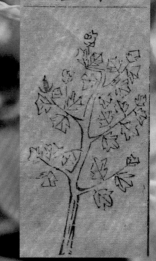

‖ **基原** ‖

据《纲目彩图》《纲目图鉴》《汇编》《大辞典》《中华本草》等综合分析考证，本品为锦葵科植物木槿 *Hibiscus syriacus* Linn.。分布于华东、中南、西南及河北、陕西、台湾等地。

木槿

《日华》

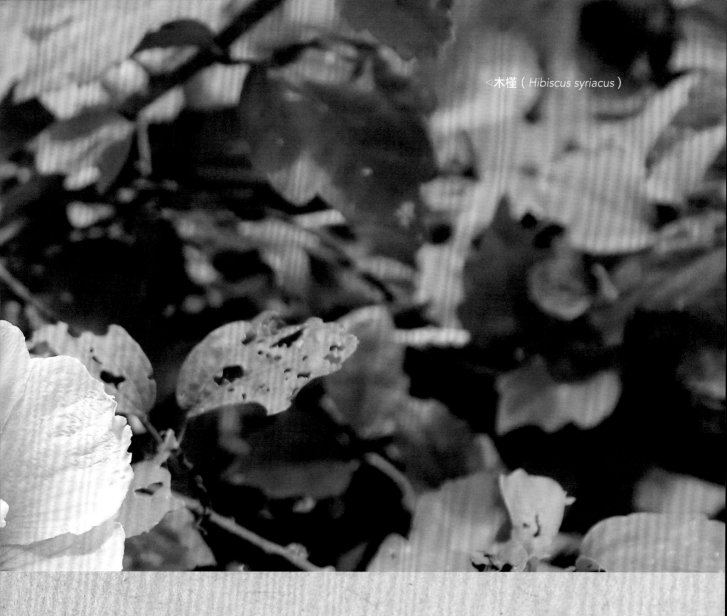

‖释名‖

椴音徒乱切 櫬音衬 蕣音舜 日及 纲目 朝开暮落花 纲目 藩篱草 纲目 花奴、玉蒸。[时珍曰]此花朝开暮落，故名日及。曰槿曰蕣，犹仅荣一瞬之义也。尔雅云：椴，木槿。櫬，木槿。郭注云：别二名也。或云：白曰椴，赤曰櫬。齐鲁谓之玉蒸，言其美而多也。诗云"颜如舜华"即此。

‖集解‖

[宗奭曰]木槿花如小葵，淡红色，五叶成一花，朝开暮敛。湖南北人家多种植为篱障。花与枝两用。[时珍曰]槿，小木也。可种可插，其木如李。其叶末尖而有桠齿。其花小而艳，或白或粉红，有单叶、千叶者。五月始开，故逸书月令云"仲夏之月木槿荣"是也。结实轻虚，大如指头，秋深自裂，其中子如榆荚、泡桐、马兜铃之仁，种之易生。嫩叶可茹，作饮代茶。今疡医用皮治疮癣，多取川中来者，厚而色红。

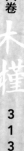

皮并根

‖**气味**‖

甘，平，滑，无毒。[大明曰]凉。

‖**主治**‖

止肠风泻血，痢后热渴，作饮服之，令人得睡，并炒用。藏器。治赤白带下，肿痛疥癣，洗目令明，润燥活血。时珍。

‖**发明**‖

[时珍曰]木槿皮及花，并滑如葵花，故能润燥。色如紫荆，故能活血。川中来者，气厚力优，故尤有效。

‖**附方**‖

新六。**赤白带下**槿根皮二两，切，以白酒一碗半，煎一碗，空心服之。白带用红酒甚妙。纂要奇方。**头面钱癣**槿树皮为末，醋调，重汤顿如胶，内傅之。王仲勉经效方。**牛皮风癣**川槿皮一两，大风子仁十五个，半夏五钱，剉，河水、井水各一碗，浸露七宿，入轻粉一钱，入水中，秃笔扫涂，覆以青衣，数日有臭涎出妙。忌浴澡。夏月用尤妙。扶寿方。**癣疮有虫**川槿皮煎，入肥皂浸水，频频擦之。或以槿皮浸汁磨雄黄，尤妙。简便方。**痔疮肿痛**藩蓠草根煎汤，先熏后洗。直指方。**大肠脱肛**槿皮或叶煎汤熏洗，后以白矾、五倍末傅之。救急方。

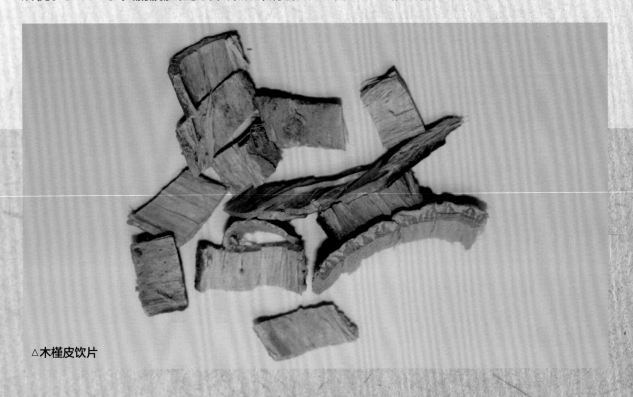

△木槿皮饮片

花

‖气味‖

同皮。

‖主治‖

肠风泻血，赤白痢，并焙入药。作汤代茶，治风。大明。消疮肿，利小便，除湿热。时珍。

‖附方‖

新三。**下痢噤口**红木槿花去蒂，阴干为末。先煎面饼二个，蘸末食之。赵宜真济急方。**风痰拥逆**木槿花晒干焙研。每服一二匙，空心沸汤下。白花尤良。简便方。**反胃吐食**千叶白槿花，阴干为末，陈糯米汤调送三五口。不转再服。袖珍方。

子

‖气味‖

同皮。

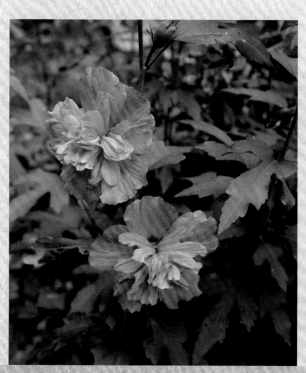

△木槿花药材

‖主治‖

偏正头风，烧烟熏患处。又治黄水脓疮，烧存性，猪骨髓调涂之。时珍。

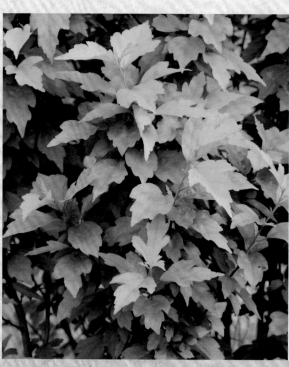

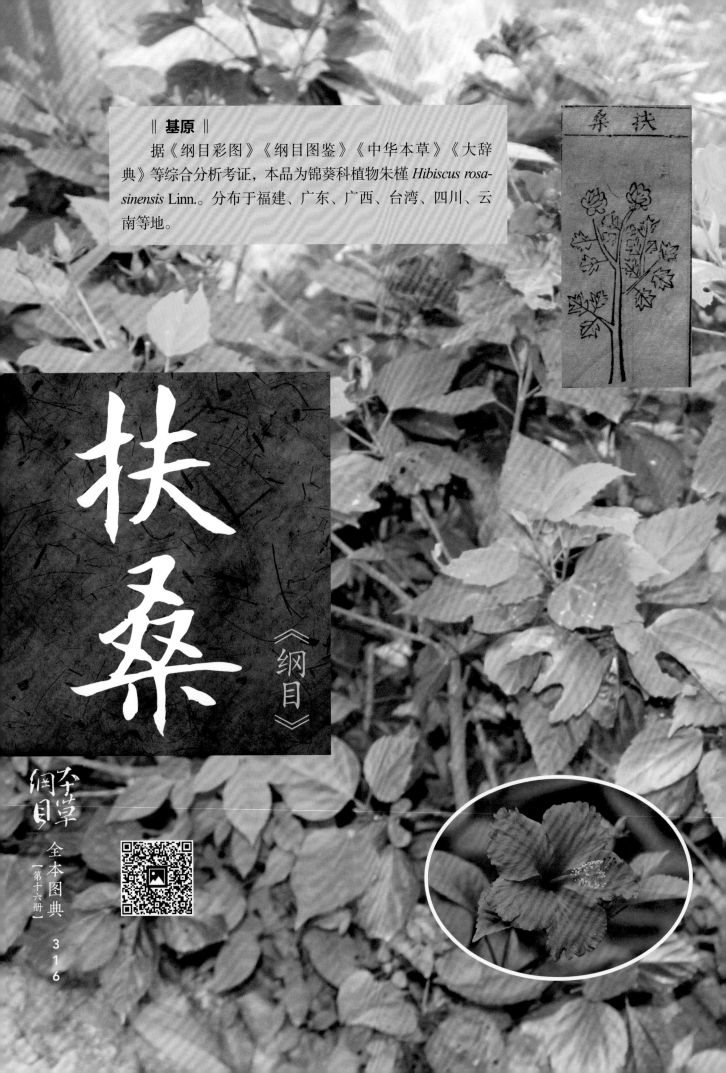

‖ 基原 ‖

据《纲目彩图》《纲目图鉴》《中华本草》《大辞典》等综合分析考证，本品为锦葵科植物朱槿 *Hibiscus rosa-sinensis* Linn.。分布于福建、广东、广西、台湾、四川、云南等地。

桑扶

扶桑

《纲目》

本草纲目

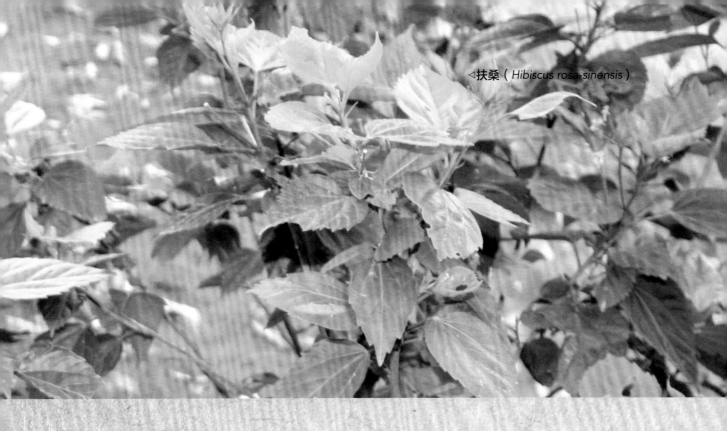

‖释名‖

佛桑霏雪录**朱槿**草木状**赤槿**同**日及**。[时珍曰] 东海日出处有扶桑树。此花光艳照日，其叶似桑，因以比之。后人讹为佛桑。乃木槿别种，故日及诸名亦与之同。

‖集解‖

[时珍曰] 扶桑产南方，乃木槿别种。二枝柯柔弱，叶深绿，微涩如桑。其花有红、黄、白三色，红者尤贵，呼为朱槿。嵇含草木状云：朱槿一名赤槿，一名日及，出南凉郡。花、茎、叶皆如桑。其叶光而厚。木高四五尺，而枝叶婆娑。其花深红色，五出，大如蜀葵，重敷柔泽。有蕊一条，长如花叶，上缀金屑，日光所烁，疑若焰生。一丛之上，日开数百朵，朝开暮落。自一月始，至中冬乃歇。插树即活。

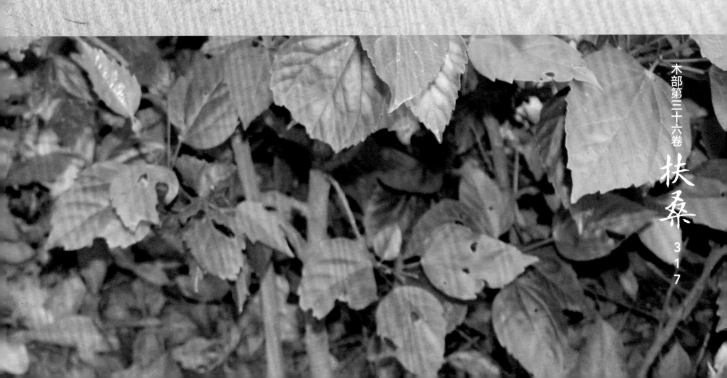

叶及花

‖**气味**‖
甘，平，无毒。

‖**主治**‖
痈疽腮肿，取叶或花，同白芙蓉叶、牛旁叶、
白蜜研膏敷之，即散。时珍。

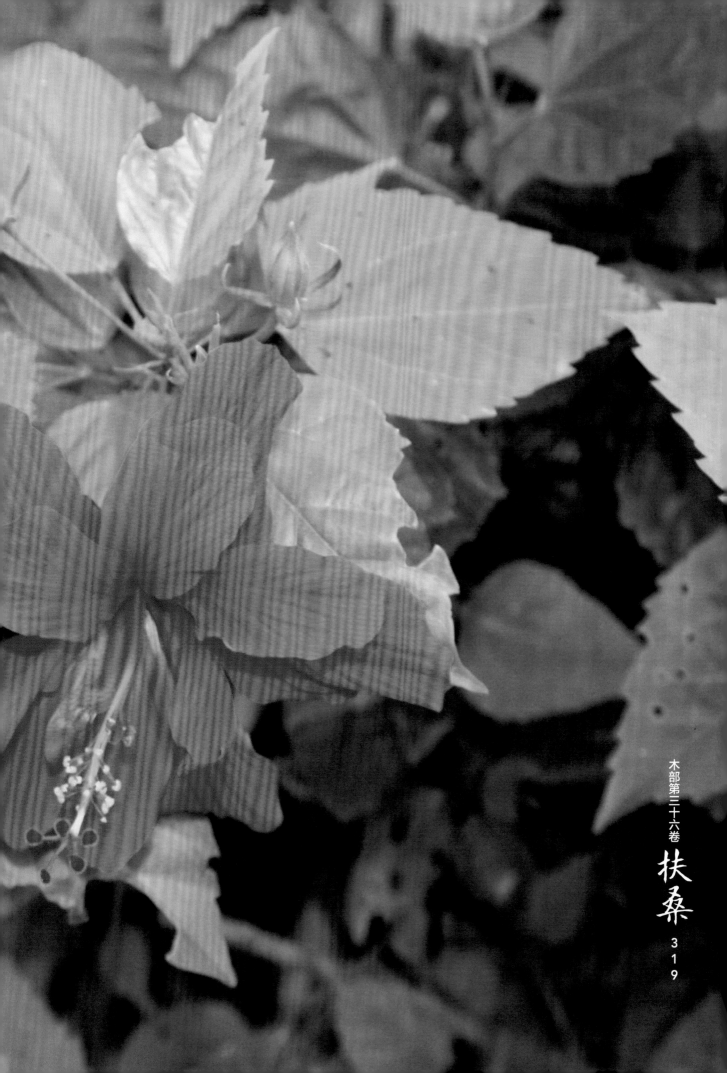

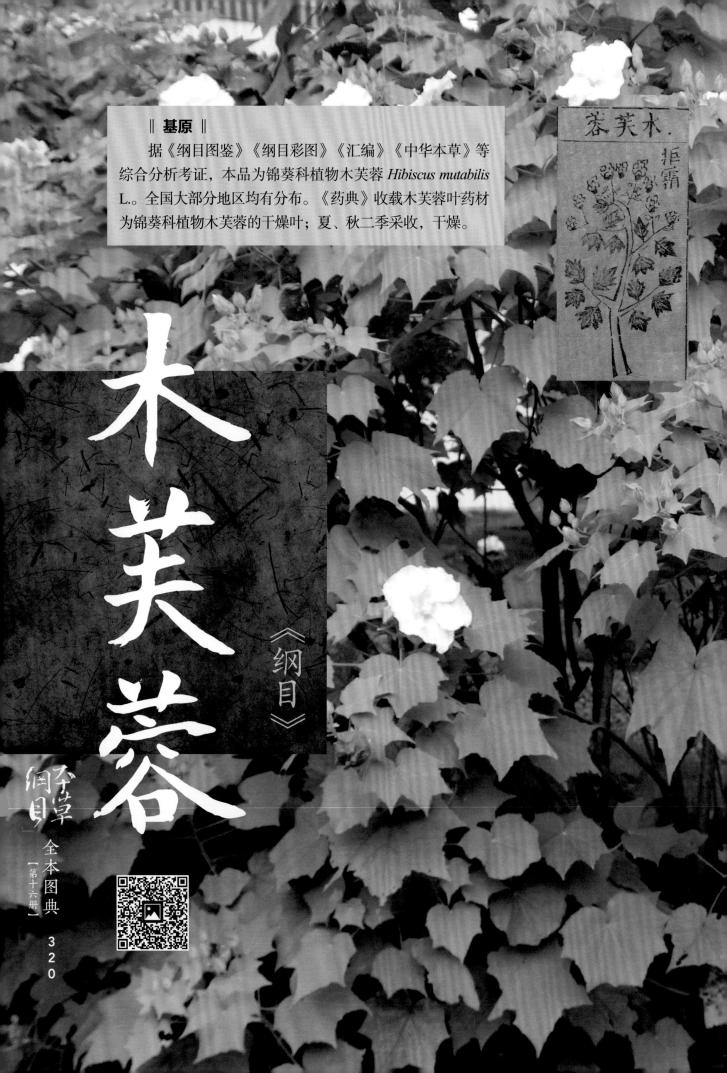

‖ **基原** ‖

　　据《纲目图鉴》《纲目彩图》《汇编》《中华本草》等综合分析考证，本品为锦葵科植物木芙蓉 *Hibiscus mutabilis* L.。全国大部分地区均有分布。《药典》收载木芙蓉叶药材为锦葵科植物木芙蓉的干燥叶；夏、秋二季采收，干燥。

木芙蓉

《纲目》

本草纲目

全本图典

[第十六册]

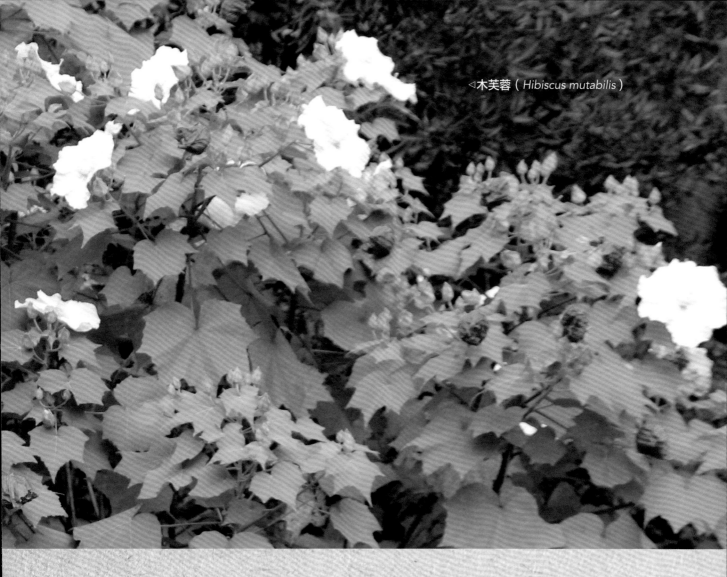

△木芙蓉（*Hibiscus mutabilis*）

校正：并入图经地芙蓉。

‖ **释名** ‖
地芙蓉 图经 **木莲** 纲目 **华木** 纲目 **枕木** 音化 **拒霜**。[时珍曰] 此花艳如荷花，故有芙蓉、木莲之名。八九月始开，故名拒霜。俗呼为枕皮树。相如赋谓之华木。注云：皮可为索也。苏东坡诗云：唤作拒霜犹未称，看来却是最宜霜。苏颂图经本草有地芙蓉，云出鼎州，九月采叶，治疮肿，盖即此物也。

‖ **集解** ‖
[时珍曰] 木芙蓉处处有之，插条即生，小木也。其干丛生如荆，高者丈许。其叶大如桐，有五尖及七尖者，冬凋夏茂。秋半始着花，花类牡丹、芍药，有红者、白者、黄者、千叶者，最耐寒而不落。不结实。山人取其皮为索。川、广有添色拒霜花，初开白色，次日稍红，又明日则深红，先后相间如数色。霜时采花，霜后采叶，阴干入药。

叶并花

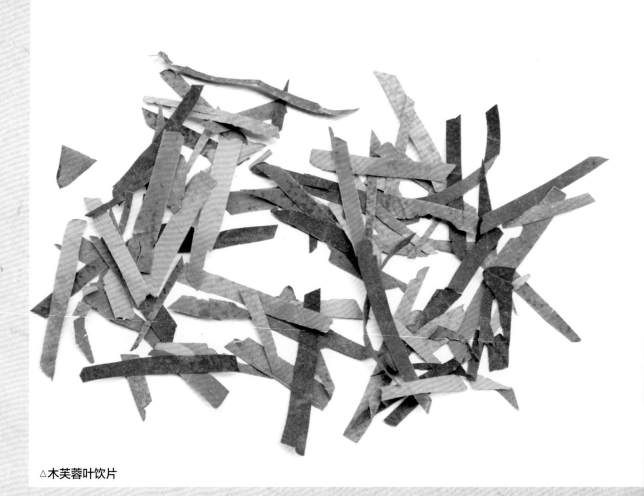

‖ 气味 ‖

微辛，平，无毒。

‖ 主治 ‖

清肺凉血，散热解毒，治一切大小痈疽肿毒恶疮，消肿排脓止痛。时珍。

‖ 发明 ‖

[时珍曰] 芙蓉花并叶，气平而不寒不热，味微辛而性滑涎粘，其治痈肿之功，殊有神效。近时疡医秘其名为清凉膏、清露散、铁箍散，皆此物也。其方治一切痈疽发背，乳痈恶疮，不拘已成未成，已穿未穿。并用芙蓉叶，或根皮，或花，或生研，或干研末，以蜜调涂于肿处四围，中间留头，干则频换。初起者，即觉清凉，痛止肿消。已成者，即脓聚毒出。已穿者，即脓出易敛。妙不可言。或加生赤小豆末，尤妙。

△木芙蓉叶饮片

‖ 附方 ‖

新十。**久咳羸弱**九尖拒霜叶为末，以鱼酢蘸食，屡效。危氏得效方。**赤眼肿痛**芙蓉叶末，水和，贴太阳穴。名清凉膏。鸿飞集。**经血不止**拒霜花、莲蓬壳等分，为末。每用米饮下二钱。妇人良方。**偏坠作痛**芙蓉叶、黄檗各三钱，为末。以木鳖子仁一个磨醋，调涂阴囊，其痛自止。简便方。**杖疮肿痛**芙蓉花叶研末，入皂角末少许，鸡子清调，涂之。方广附余。**痈疽肿毒**重阳前取芙蓉叶研末，端午前取苍耳烧存性研末，等分，蜜水调，涂四围，其毒自不走散。名铁井阑。简便方。**疔疮恶肿**九月九日采芙蓉叶阴干为末，每以井水调贴。次日用蚰蜒螺一个，捣涂之。普济方。**头上癞疮**芙蓉根皮为末，香油调傅。先以松毛、柳枝煎汤洗之。傅滋医学集成。**汤火灼疮**油调芙蓉末，傅之。奇效方。**灸疮不愈**芙蓉花研末，傅之。奇效方。**一切疮肿**木芙蓉叶、菊花叶同煎水，频熏洗之。多能鄙事。

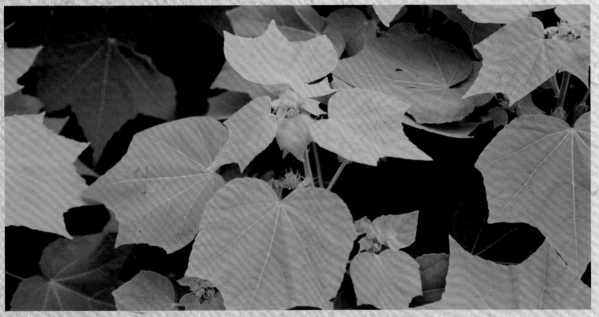

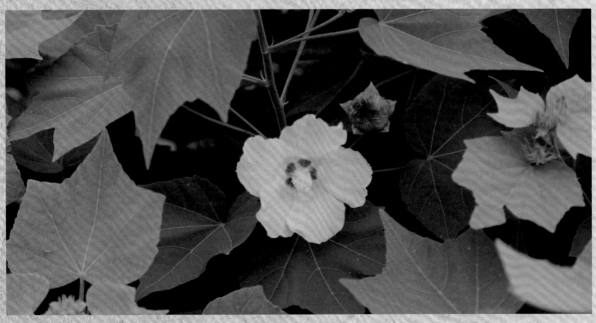

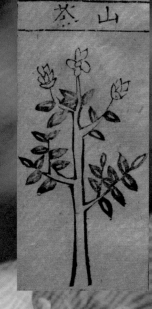

‖ 基原 ‖

据《纲目彩图》《纲目图鉴》《大辞典》《中华本草》等综合分析考证，本品为山茶科植物山茶 *Camellia japonica* Linn.。全国大部分地区均有分布。

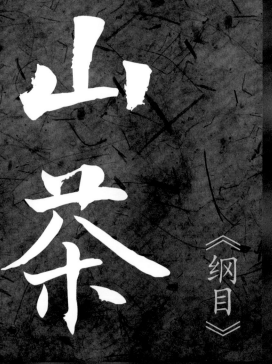

山茶

《纲目》

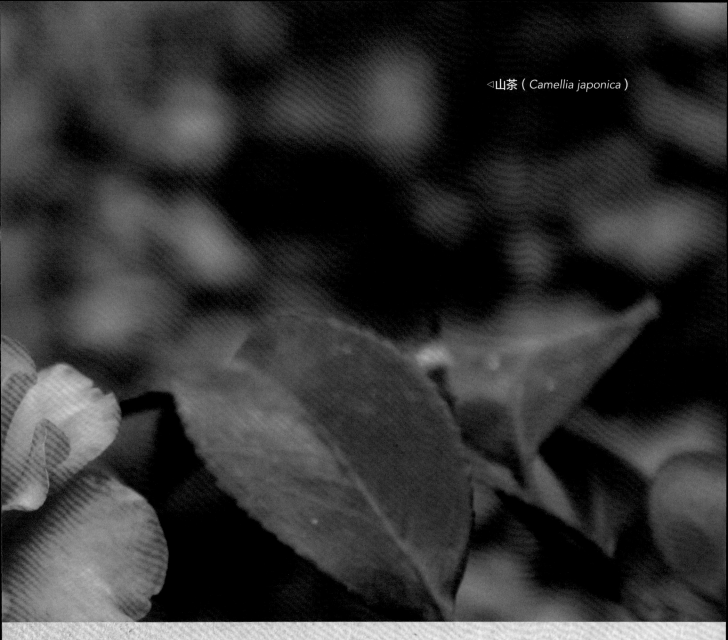

◁山茶（*Camellia japonica*）

‖释名‖
[时珍曰] 其叶类茗，又可作饮，故得茶名。

‖集解‖
[时珍曰] 山茶产南方。树生，高者丈许，枝干交加。叶颇似茶叶，而厚硬有棱，中阔头尖，面绿背淡。深冬开花，红瓣黄蕊。格古论云：花有数种，宝珠者，花簇如珠，最胜。海榴茶花蒂青，石榴茶中有碎花，踯躅茶花如杜鹃花，宫粉茶、串珠茶皆粉红色。又有一捻红、千叶红、千叶白等名，不可胜数，叶各小异。或云亦有黄色者。虞衡志云：广中有南山茶，花大倍中州者，色微淡，叶薄有毛。结实如梨，大如拳，中有数核，如肥皂子大。周定王救荒本草云：山茶嫩叶煠熟水淘可食，亦可蒸晒作饮。

花

‖气味‖

缺

‖主治‖

吐血衄血，肠风下血，并用红者为末，入童

溺、姜汁及酒调服，可代郁金。震亨。汤火

伤灼，研末，麻油调涂。时珍。

子

‖主治‖

妇人发瘖，研末掺之。时珍。摘玄方。

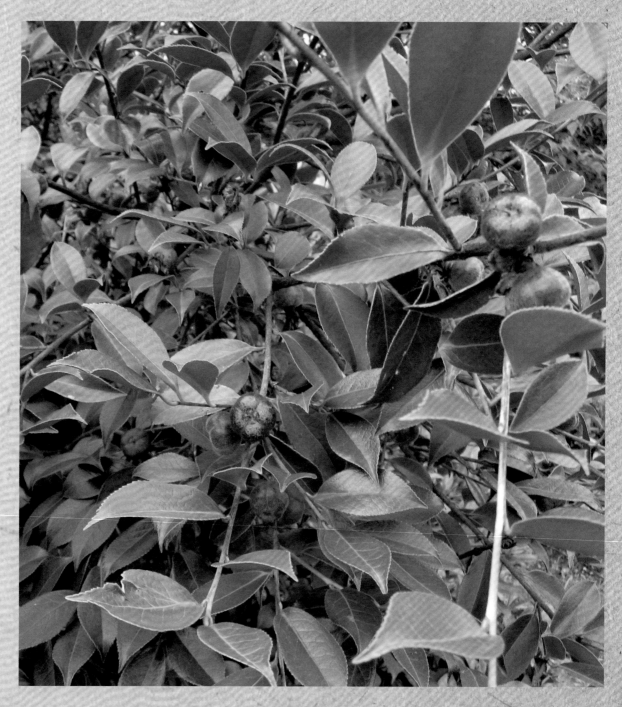

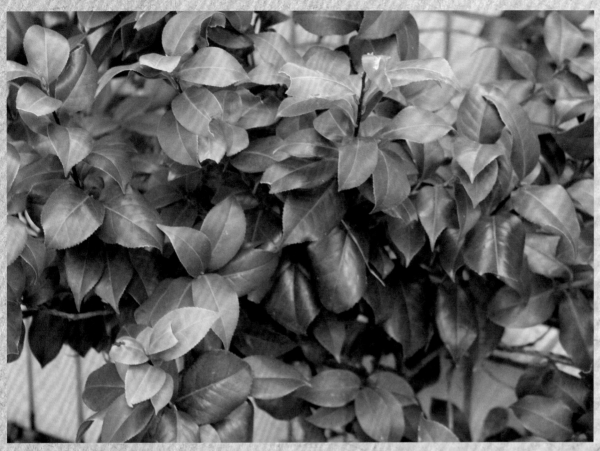

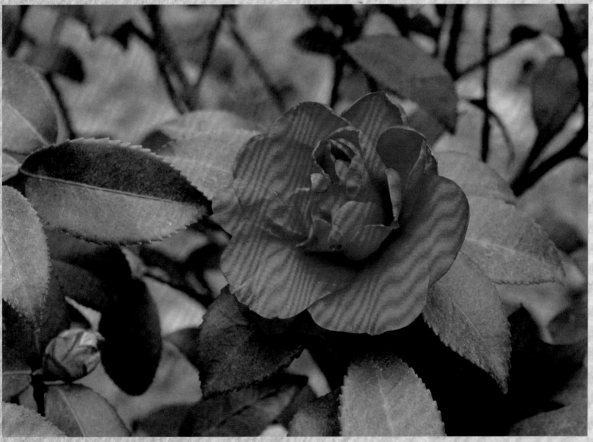

蜡梅

《纲目》

▷蜡梅（*Chimonanthus praecox*）

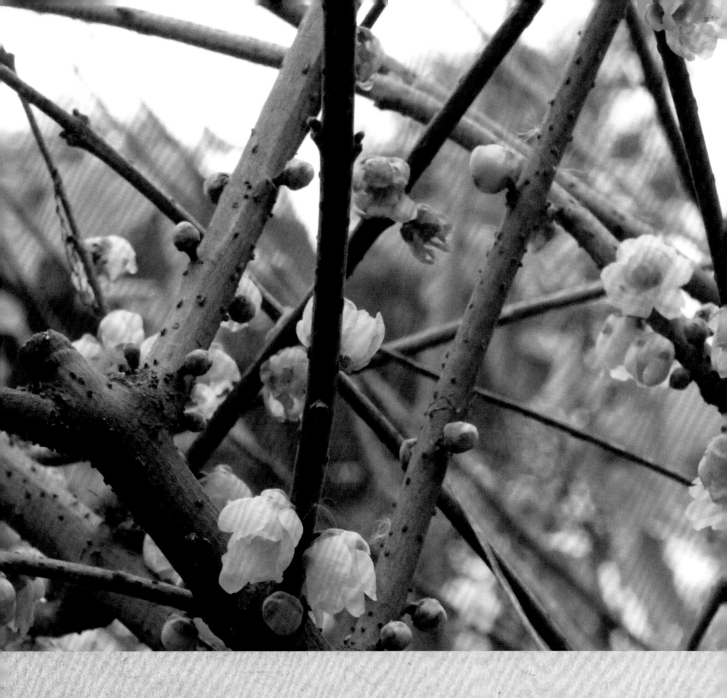

‖释名‖

黄梅花。[时珍曰] 此物本非梅类，因其与梅同时，香又相近，色似蜜蜡，故得此名。

‖集解‖

[时珍曰] 蜡梅小树，丛枝尖叶。种凡三种：以子种出不经接者，腊月开小花而香淡，名狗蝇梅；经接而花疏，开时含口者，名磬口梅；花密而香浓，色深黄如紫檀者，名檀香梅，最佳。结实如垂铃，尖长寸余，子在其中。其树皮浸水磨墨，有光采。

花

‖**气味**‖

辛，温，无毒。

‖**主治**‖

解暑生津。时珍。

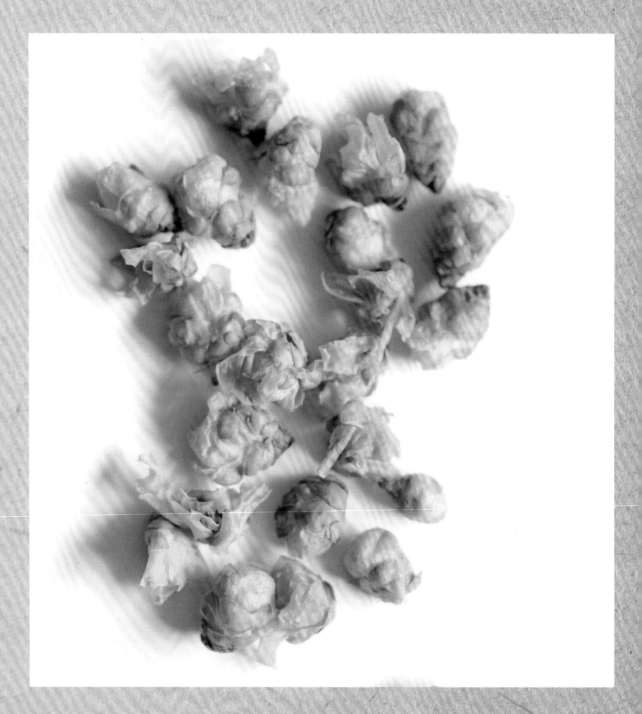

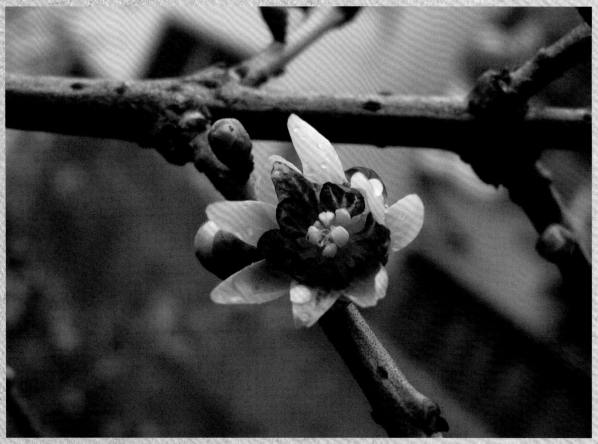

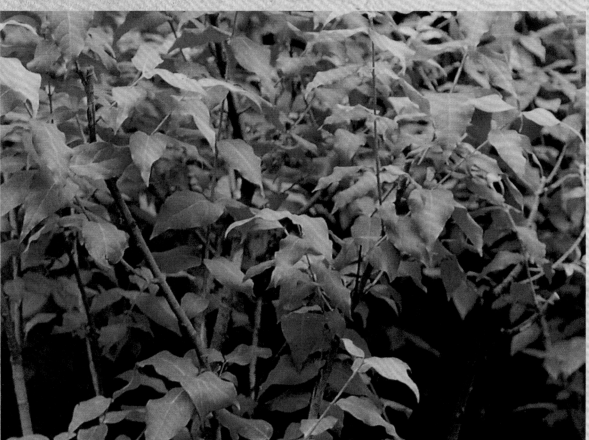

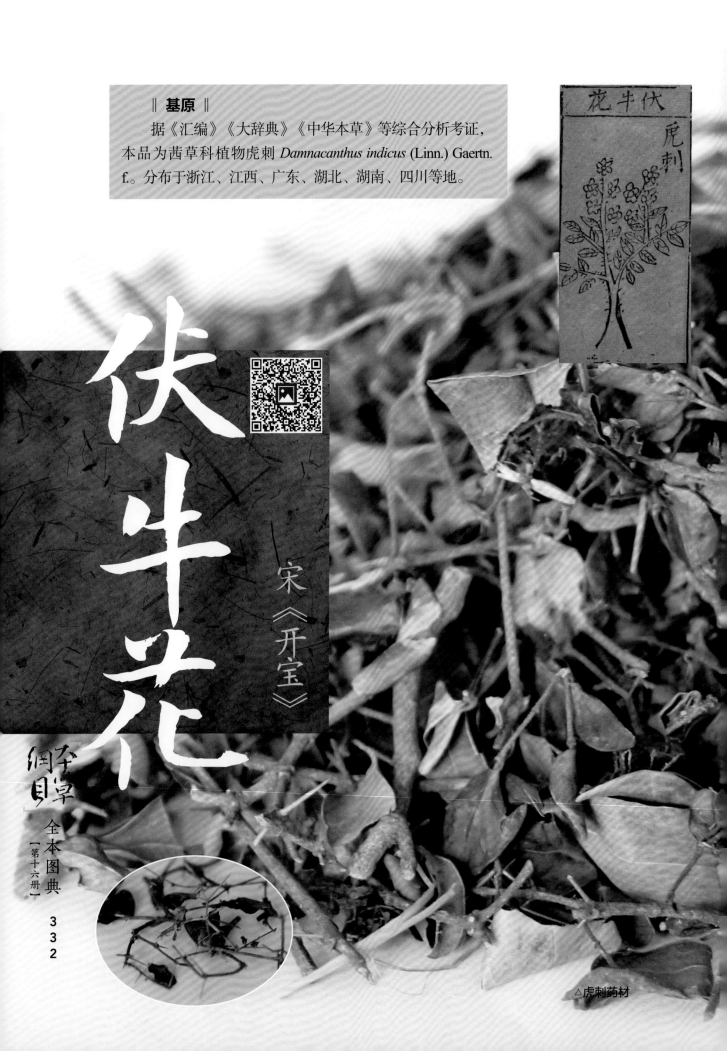

‖ **基原** ‖

据《汇编》《大辞典》《中华本草》等综合分析考证，本品为茜草科植物虎刺 *Damnacanthus indicus* (Linn.) Gaertn. f.。分布于浙江、江西、广东、湖北、湖南、四川等地。

伏牛花

宋《开宝》

本草纲目

全本图典

〔第十六册〕

△虎刺药材

校正：并入图经虎刺。

‖ 释名 ‖

隔虎刺花未详。

‖ 集解 ‖

[颂曰] 伏牛花生蜀地，所在皆有，今惟益州蜀地有之，多生川泽中。叶青细，似黄檗叶而不光，茎亦有刺，开花淡黄色作穗，似杏花而小。三月采，阴干。又睦州所上虎刺，云凌冬不凋。彼人无时采根、叶，治风肿疾。

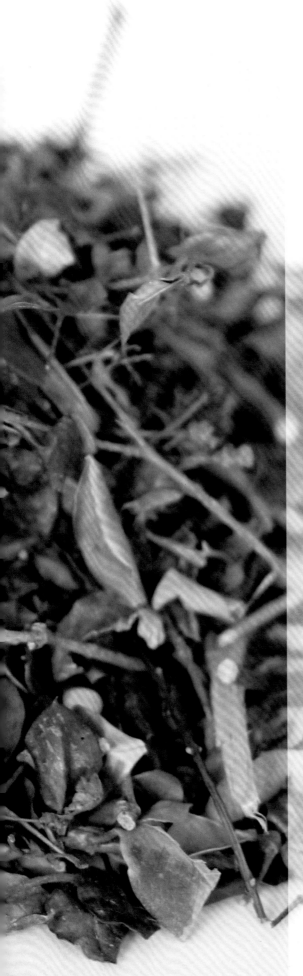

‖ 气味 ‖

苦、甘，平，无毒。

‖ 主治 ‖

久风湿痹，四肢拘挛，骨肉疼痛。作汤，治风眩头痛，五痔下血。开宝。

‖ 发明 ‖

[时珍曰] 伏牛花治风湿有名，而用者颇少。杨子建护命方有伏牛花散，治男女一切头风，发作有时，甚则大腑热秘。用伏牛花、山茵陈、桑寄生、白牵牛、川芎䓖、白僵蚕、蝎梢各二钱，荆芥穗四钱，为末。每服二钱，水煎一沸，连滓服。

‖ 主治 ‖

一切肿痛风疾，细剉焙研，每服一钱匕，用温酒调下。颂。

据《纲目图鉴》《药典图鉴》《中药图鉴》《汇编》《大辞典》《中华本草》等综合分析考证，本品为马钱科植物密蒙花 *Buddleja officinalis* Maxim.。分布于福建、广东、湖南、安徽、四川、贵州等地。《药典》收载密蒙花药材为马钱科植物密蒙花的干燥花蕾和花序；春季花未开放时采收，除去杂质，干燥。

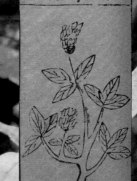

花蒙齋

密蒙花

宋《开宝》

本草纲目

全本图典
[第十六册]

3
3
4

▷密蒙花（*Buddleja officinalis*）

校正：慎微曰：自草部移入木部。

‖ 释名 ‖
水锦花炮炙论。[时珍曰] 其花繁密蒙茸如簇锦，故名。

‖ 集解 ‖
[颂曰] 密蒙花，蜀中州郡皆有之。树高丈余。叶似冬青叶而厚，背白有细毛，又似橘叶。花微紫色。二月、三月采花，暴干用。[宗奭曰] 利州甚多。叶冬不凋，亦不似冬青，柔而不光洁，不深绿。其花细碎，数十房成一朵，冬生春开。

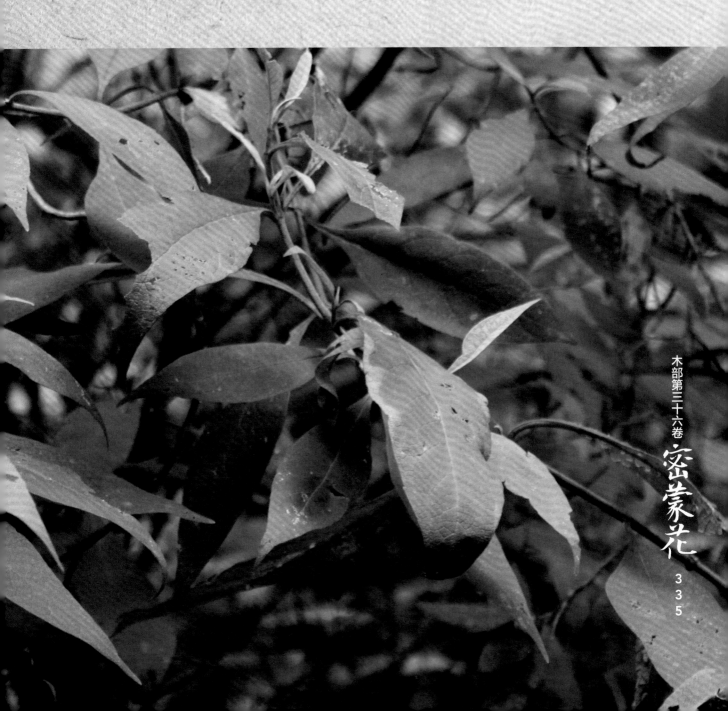

花

‖修治‖

[敩曰] 凡使拣净，酒浸一宿，漉出候干，拌蜜令润，蒸之从卯至酉，日干再拌蒸，如此三度，日干用。每一两用酒八两，蜜半两。

‖气味‖

甘，平、微寒，无毒。

‖主治‖

青盲肤翳，赤肿多眵泪，消目中赤脉，小儿麸豆及疳气攻眼。开宝。羞明怕日。刘守真。入肝经气、血分，润肝燥。好古。

‖附方‖

新一。**目中障翳**密蒙花、黄檗根各一两，为末，水丸梧子大。每卧时汤服十丸至十五丸。圣济录。

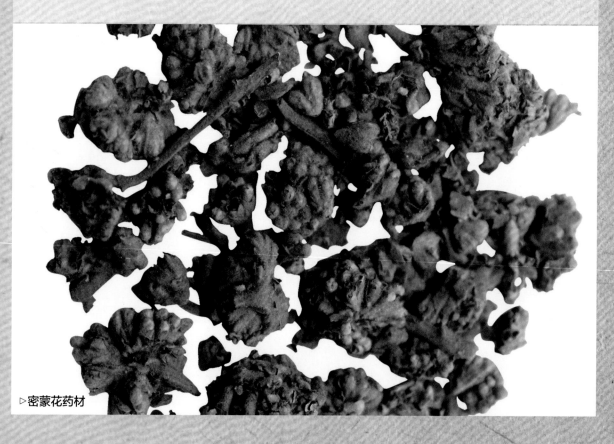

▷密蒙花药材

密蒙花 *Buddleja officinalis* ITS2 条形码主导单倍型序列：

1　　CGCATCGCGT CGCCCCCCCT CCCGCCCCTC CGGGGCGTCG GCGAGGGGGG CGGATATTGG CCCCCCGTGT GCCTCGGCGC

81　 GCGGCCGGCC CAAATGTGAT CCCGCGTCGA CGCGTGTCGC GACTAGTGGT GGTTGAAAGC TCAACTCGCG TGCTGTCGTG

161 ACGTGCCGCG TCGTTCGCTC GGGCATCGTC ACAAACCCAA CGGTGCTCCC CGGAGCGCCT TCGACCG

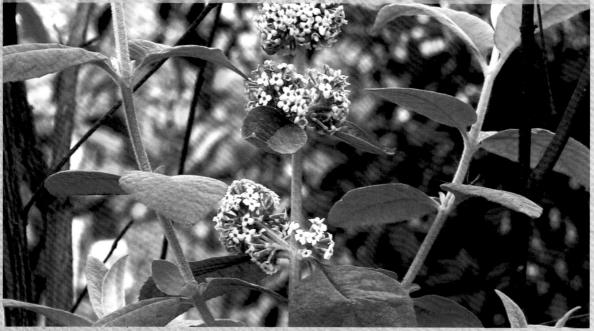

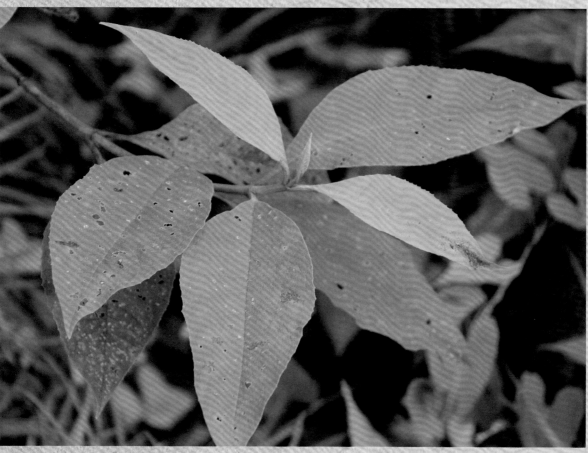

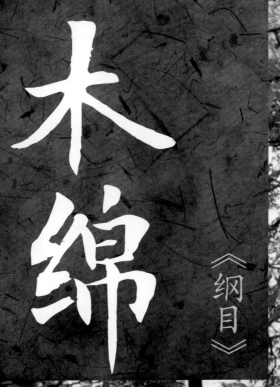

木绵《纲目》

本草纲目全本图典 [第十六册] 338

‖基原‖

据《纲目彩图》《药典图鉴》《汇编》《大辞典》《中华本草》等综合分析考证，本品为木棉科植物木棉 *Gossampinus malabarica* (DC.) Merr.。分布于福建、台湾、广东、海南、贵州、四川等地。《纲目图鉴》认为还包括同属植物草棉 *G. herbaceum* Linn.，全国大部分地区均有栽培。《药典》收载木棉花药材为木棉科植物木棉的干燥花；春季花盛开时采收，除去杂质，晒干。

绵木

▷木绵（*Gossampinus malabarica*）

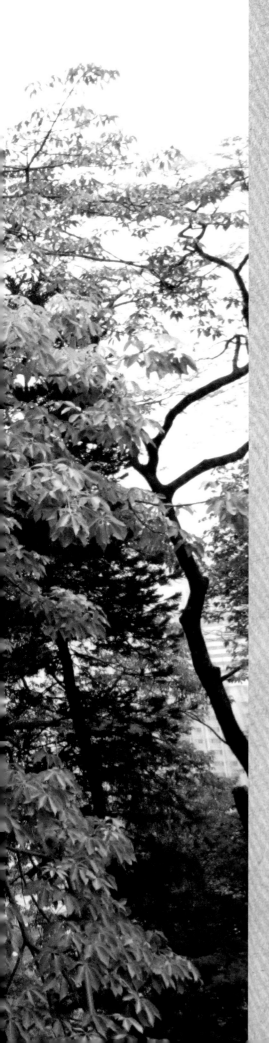

‖ 释名 ‖

古贝 纲目 古终。[时珍曰] 木绵有二种：似木者名古贝，似草者名古终。或作吉贝者，乃古贝之讹也。梵书谓之睒婆，又曰迦罗婆劫。

‖ 集解 ‖

[时珍曰] 木绵有草、木二种。交广木绵，树大如抱。其枝似桐。其叶大，如胡桃叶。入秋开花，红如山茶花，黄蕊，花片极厚，为房甚繁，逼侧相比。结实大如拳，实中有白绵，绵中有子。今人谓之斑枝花，讹为攀枝花。李延寿南史所谓林邑诸国出古贝花，中如鹅毳，抽其绪，纺为布；张勃吴录所谓交州、永昌木绵树高过屋，有十余年不换者，实大如杯，花中绵软白，可为缊絮及毛布者，皆指似木之木绵也。江南、淮北所种木绵，四月下种，茎弱如蔓。高者四五尺，叶有三尖如枫叶，入秋开花黄色，如葵花而小。亦有红紫者，结实大如桃，中有白绵，绵中有子，大如梧子。亦有紫绵者，八月采枼，谓之绵花。李延寿南史所谓高昌国有草，实如茧，中丝为绌绅，名曰白叠，取以为帛，甚软白；沈怀远南越志所谓桂州出古终藤，结实如鹅毳，核如珠珣，治出其核，纺如丝绵，染为斑布者，皆指似草之木绵也。此种出南番，宋末始入江南，今则遍及江北与中州矣。不蚕而绵，不麻而布，利被天下，其益大哉。又南越志言：南诏诸蛮不养蚕，惟收娑罗木子中白絮，纫为丝，织为幅，名娑罗笼段。祝穆方舆志言：平缅出娑罗树，大者高三五丈，结子有绵，纫绵织为白毡罗绵。此亦斑枝花之类，各方称呼不同耳。

白绵及布

‖**气味**‖

甘，温，无毒。

‖**主治**‖

血崩金疮，烧灰用。时珍。

子油用两瓶合烧取沥。

‖**气味**‖

辛，热，微毒。

‖**主治**‖

恶疮疥癣。燃灯，损目。时珍。

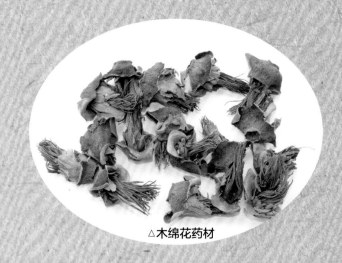

△木绵花药材

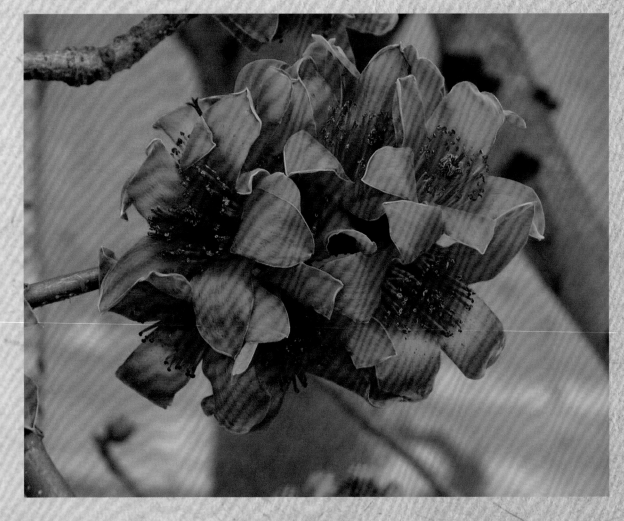

木棉 *Gossampinus malabarica* ITS2 条形码主导单倍型序列：

1　　CGCATCGTCG CCCCCTCCAA TCCCTTAGCC CCTCGGGGCG GGGACGAGGT GGGGGCGGAA AATGGCCTCC CGTGCGCTCC

81　 CCGCTCGCGG TTGGCCTAAA ATCGGGTCCC GGGCGGCGAC AGCGTCGCGA CGATCGGTGG TGCTGCCTCG GGCGCGCCTC

161　GTTCGCGGTC GCGCGCGCTT TCGCTCGGCC GGACCCATCG AGACCCTACT CGCGTCGCAC GAGCGATGCT CGCATCG

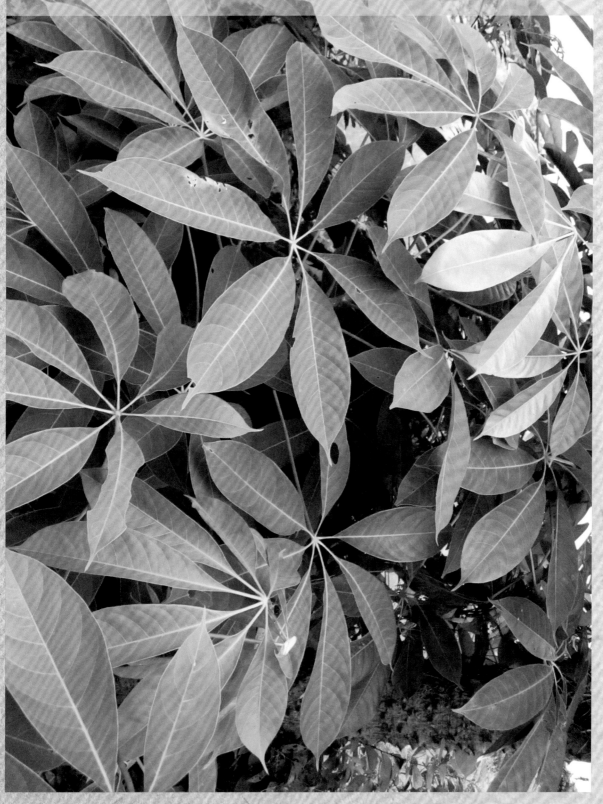

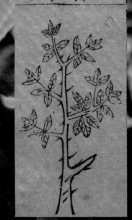

木柞

‖ **基原** ‖
据《纲目图鉴》《纲目彩图》《中华本草》等综合分析考证，本品为大风子科植物柞木 *Xylosma japonicum* (Walp.) A. Gray。分布于华南、华中、华西及华东地区。《汇编》认为还包括同属植物长叶柞木 *Xylosma longifolium* Clos，分布于江西、湖北、湖南、四川等地。

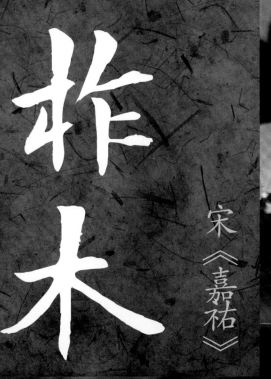

柞木　宋《嘉祐》

▷柞木（*Xylosma longifolium*）

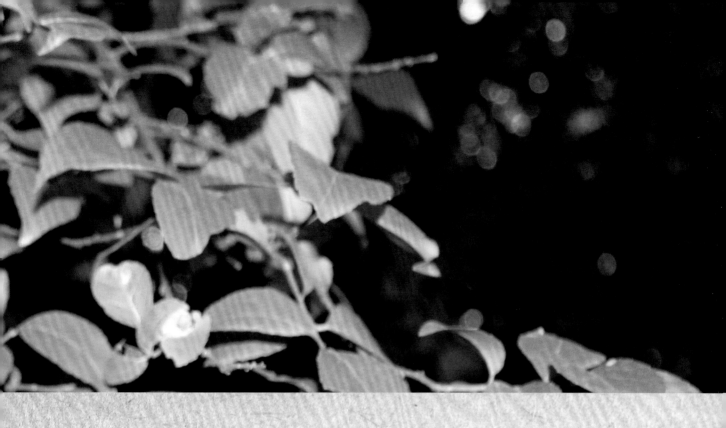

‖ **释名** ‖

凿子木。[时珍曰] 此木坚韧，可为凿柄，故俗名凿子木。方书皆作柞木，盖昧此义也。柞乃橡栎之名，非此木也。

‖ **集解** ‖

[藏器曰] 柞木生南方，细叶，今之作梳者是也。[时珍曰] 此木处处山中有之，高者丈余。叶小而有细齿，光滑而韧。其木及叶丫皆有针刺，经冬不凋。五月开碎白花，不结子。其木心理皆白色。

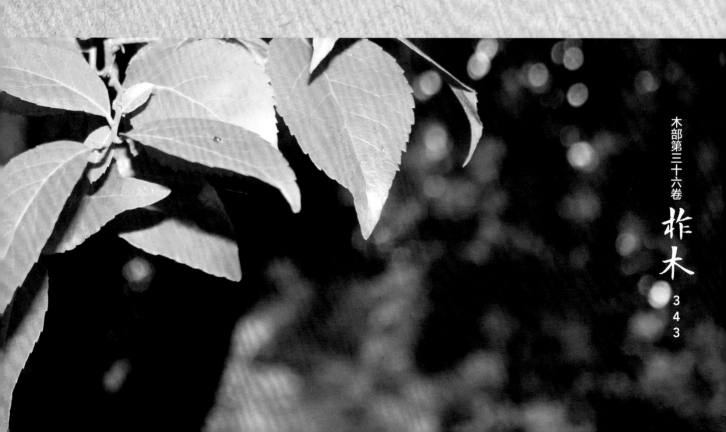

木皮

‖气味‖

苦，平，无毒。[时珍曰] 酸，涩。

‖主治‖

黄疸病，烧末，水服方寸匕，日三。藏器。治鼠瘘难产，催生利窍。时珍。

‖附方‖

新二。鼠瘘柞木皮五升，水一斗，煮汁二升服，当有宿肉出而愈。乃张子仁方也。外台秘要。

妇人难产催生柞木饮：不拘横生倒产，胎死腹中，用此屡效，乃上蔡张不愚方也。用大柞木枝一尺，洗净，大甘草五寸，并寸折。以新汲水三升半，同入新沙瓶内，以纸三重紧封，文武火煎至一升半。待腰腹重痛，欲坐草时，温饮一小盏，便觉下开豁。如渴，又饮一盏，至三四盏，下重便生，更无诸苦。切不可坐草太早，及坐婆乱为也。昝殷产宝。

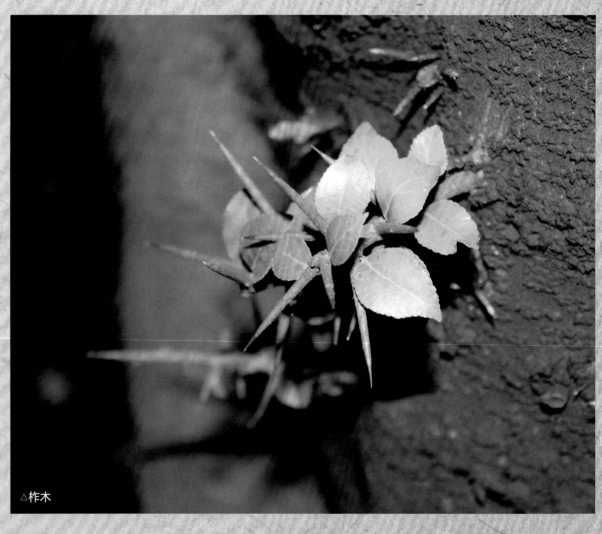

△柞木

叶

‖ **主治** ‖

肿毒痈疽。时珍。

‖ **附方** ‖

新一。**柞木饮**治诸般痈肿发背。用干柞木叶，干荷叶中心蒂、干萱草根、甘草节、地榆各四两，细剉。每用半两，水二碗，煎一碗，早晚各一服。已成者其脓血自渐干涸，未成者其毒自消散也。忌一切饮食毒物。许学士普济本事方。

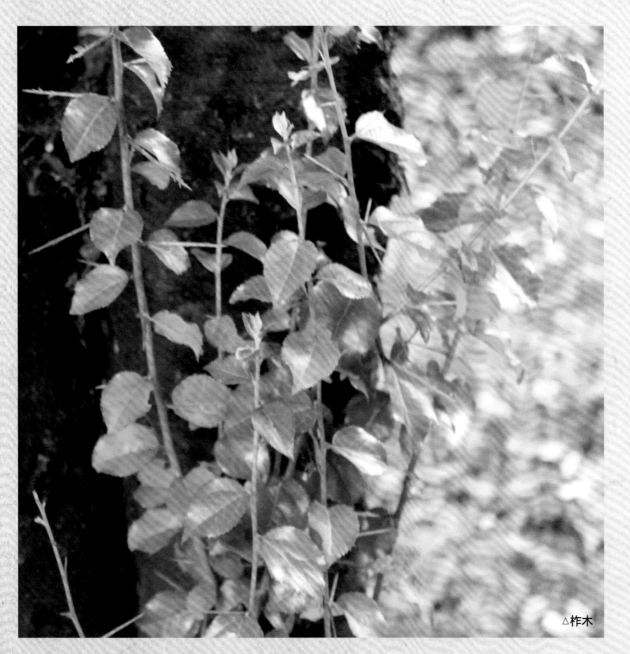

△柞木

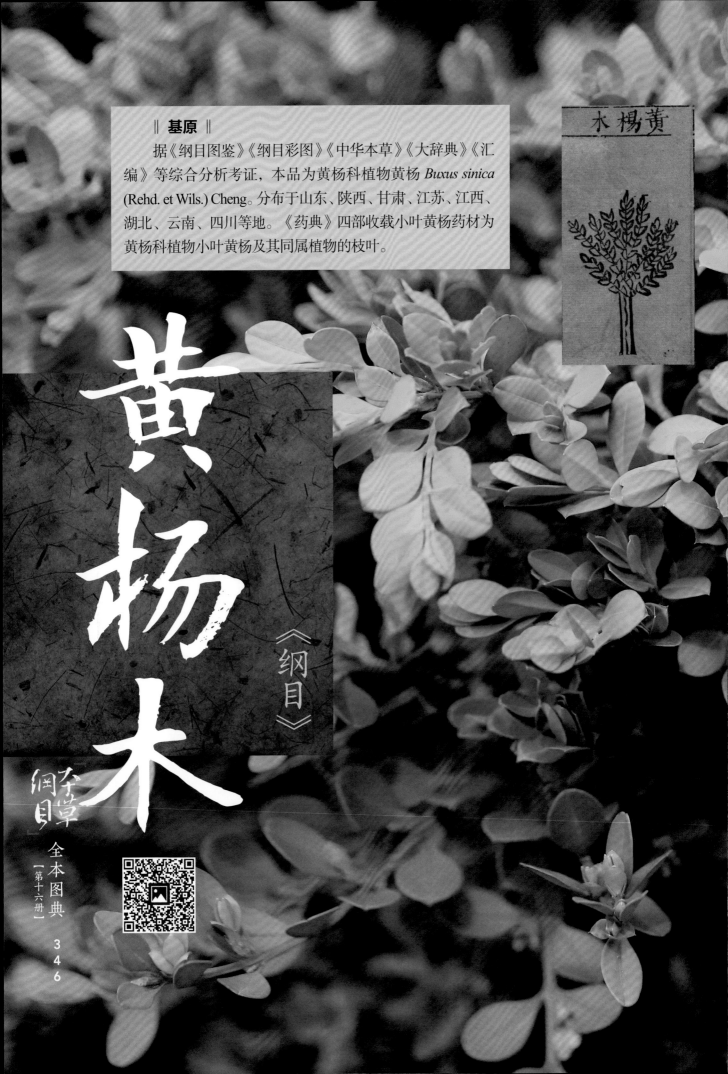

‖ 基原 ‖

据《纲目图鉴》《纲目彩图》《中华本草》《大辞典》《汇编》等综合分析考证，本品为黄杨科植物黄杨 *Buxus sinica* (Rehd. et Wils.) Cheng。分布于山东、陕西、甘肃、江苏、江西、湖北、云南、四川等地。《药典》四部收载小叶黄杨药材为黄杨科植物小叶黄杨及其同属植物的枝叶。

黄杨木
《纲目》

‖集解‖

[时珍曰]黄杨生诸山野中，人家多栽种之。枝叶攒簇上耸，叶似初生槐芽而青厚，不花不实，四时不凋。其性难长，俗说岁长一寸，遇闰则退。今试之，但闰年不长耳。其木坚腻，作梳剜印最良。按段成式西阳杂俎云：世重黄杨，以其无火也。用水试之，沉则无火。凡取此木，必以阴晦，夜无一星，伐之则不裂。

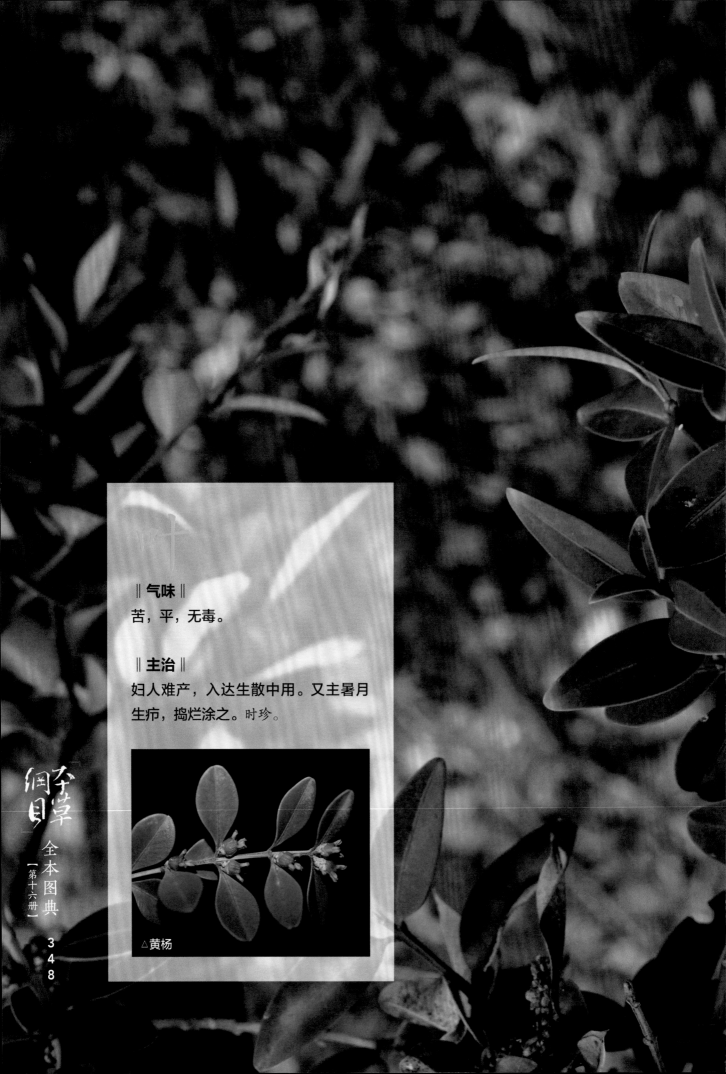

‖气味‖

苦，平，无毒。

‖主治‖

妇人难产，入达生散中用。又主暑月
生疖，捣烂涂之。时珍。

△黄杨

◁黄杨

‖ 基原 ‖
据《纲目图鉴》《中华本草》等综合分析考证，本品为蔷薇科植物小叶石积木 *Osteomeles schwerinae* Schneid. var. *microphylla* Rehd.& Wils.。分布于陕西、甘肃、四川、云南等地。

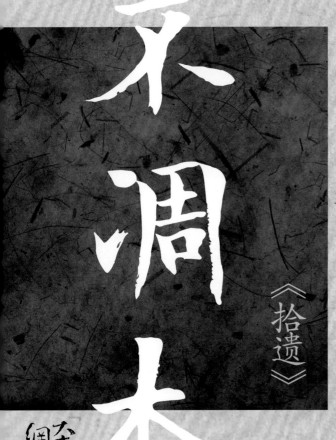

‖ 集解 ‖
[藏器曰] 生太白山岩谷。树高二三尺，叶似槐，茎赤有毛如棠梨，四时不凋。

‖ 气味 ‖
苦，温，无毒。

‖ 主治 ‖
调中补衰，治腰脚，去风气，却老变白。藏器。

不凋木《拾遗》

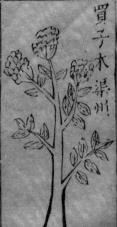

‖ 基原 ‖
据《纲目彩图》《纲目图鉴》《大辞典》《中华本草》等综合分析考证，本品为茜草科植物龙船花 *Ixora chinensis* Lam.。分布于广东、广西、台湾、福建等地。

卖子木

《唐本草》

‖ 释名 ‖
买子木。

‖ 集解 ‖
[恭曰] 卖子木出岭南、邛州山谷中。其叶似柿。
[颂曰] 今惟川西、渠州岁贡，作买子木。木高五七尺，径寸许。春生嫩枝条，叶尖，长一二寸，俱青绿色，枝梢淡紫色。四五月开碎花，百十枝围攒作大朵，焦红色。随花便生子如椒目，在花瓣中黑而光洁，每株花裁三五大朵尔。五月采其枝叶用。[时珍曰] 宋史渠州贡买子木并子，则子亦当与枝叶同功，而本草缺载，无从考访。

‖ 修治 ‖
[㪤曰] 凡采得粗捣，每一两用酥五钱，同炒干入药。

‖ 气味 ‖
甘、微咸，平，无毒。

‖ 主治 ‖
折伤血内溜，续绝补骨髓，止痛安胎。唐本。

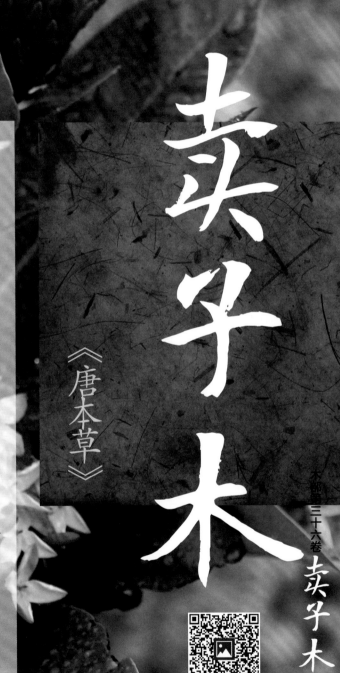

◁龙船花（*Ixora chinensis*）

据《纲目图鉴》《纲目彩图》《大辞典》《中华本草》等综合分析考证，本品为猕猴桃科植物木天蓼 Actinidia polygama (Sieb. Et Zucc.) Miq.。分布于东北及山东、陕西、湖南、四川、浙江等地。

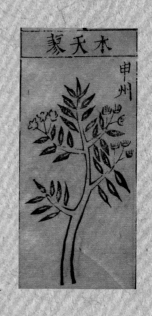

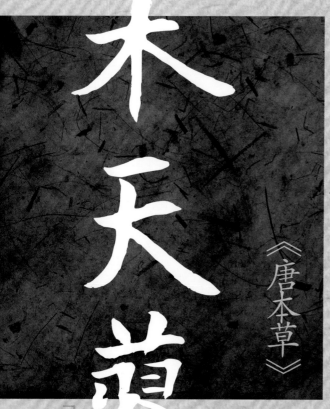

木天蓼

《唐本草》

校正：并入拾遗小天蓼。

‖ 释名 ‖

[时珍曰] 其树高而味辛如蓼，故名。又马蓼亦名天蓼而物异。

‖ 集解 ‖

[恭曰] 木天蓼所在皆有，生山谷中。今安州、申州作藤蔓，叶似柘，花白，子如枣许，无定形。中瓤似茄子，味辛，啖之以当姜、蓼。[藏器曰] 木蓼，今时所用出山南凤州。树高如冬青，不凋。不当以藤天蓼为注，既云木蓼，岂是藤生？自有藤蓼耳。藤蓼生江南、淮南山中，藤着树生，叶如梨，光而薄，子如枣，即苏恭以为木天蓼者。又有小天蓼，生天目山、四明山，树如栀子，冬月不凋，野兽食之。是有三天蓼，俱能逐风，而小者为胜。[颂曰] 木天蓼今出信阳。木高二三丈。三月、四月开花似柘花。五月采子，子作球形似檾麻，子可藏作果食。苏恭所说自是藤天蓼也。[时珍曰] 天蓼虽有三种，而功用仿佛，盖一类也。其子可为烛，其芽可食。故陆玑云：木蓼为烛，明如胡麻。薛田咏蜀诗有"地丁叶嫩和岚采，天蓼芽新入粉煎"之句。

枝叶

‖气味‖

辛，温，有小毒。

‖主治‖

癥结积聚，风劳虚冷，细切酿酒饮。唐本。

‖附方‖

旧一，新二。**天蓼酒治风**，立有奇效。木天蓼一斤，去皮细剉，以生绢盛，入好酒三斗浸之，春夏一七，秋冬二七日。每空心、日午、下晚各温一盏饮。若常服，只饮一次。老幼临时加减。圣惠方。**气痢不止**寒食一百五日，采木蓼暴干。用时为末，粥饮服一钱。圣惠方。**大风白癞**天蓼刮去粗皮剉四两，水一斗，煎汁一升，煮糯米作粥，空心食之。病在上吐出，在中汗出，在下泄出。避风。又方：天蓼三斤，天麻一斤半，生剉，以水三斗五升，煎一斗，去滓，石器慢煎如饧。每服半匙，荆芥、薄荷酒下，日二夜一，一月见效。圣惠方。

小天蓼

‖气味‖

甘，温，无毒。

‖主治‖

一切风虚羸冷，手足疼痹，无论老幼轻重，浸酒及煮汁服之。十许日，觉皮肤间风出如虫行。藏器。

‖发明‖

[藏器曰] 木天蓼出深山中，人云久服损寿，以其逐风损气故也。藤天蓼、小天蓼三者，俱能逐风。其中优劣，小者为胜。

子

‖气味‖

苦、辛，微热，无毒。

‖主治‖

贼风口面喝斜，冷痃癖气块，女子虚劳。甄权。

根

‖主治‖

风虫牙痛，捣丸塞之，连易四五次，除根。勿咽汁。时珍。出晋济。

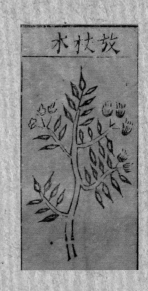

放杖木

《拾遗》

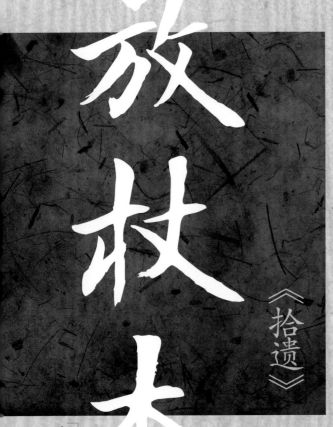

‖释名、集解‖

[藏器曰] 生温、括、睦、婺诸州山中。树如木天蓼。老人服之，一月放杖，故以为名。

‖气味‖

甘，温，无毒。

‖主治‖

一切风血，理腰脚，轻身变白不老，浸酒服之。藏器。

‖ 基原 ‖

据《纲目彩图》《纲目图鉴》《汇编》等综合分析考证，本品为忍冬科植物接骨木 *Sambucus williamsii* Hance。分布于东北、华北、华中、华东及甘肃、四川等地。《中华本草》《大辞典》认为还包括同属植物毛接骨木 *S. williamsii* Hance var. *miquelii* (Nakai) Y. C. Tang、西洋接骨木 *S. nigra* Linn.；毛接骨木分布于东北及内蒙古等地，西洋接骨木分布于山东、江苏、上海等地。《药典》四部收载接骨木药材为忍冬科植物接骨木的干燥带叶茎枝。

‖ 释名 ‖

续骨木 纲目 **木蒴藋**。[颂曰] 接骨以功而名。花、叶都类蒴藋、陆英、水芹辈，故一名木蒴藋。

‖ 集解 ‖

[恭曰] 所在皆有之。叶如陆英，花亦相似。但作树高一二丈许，木体轻虚无心。斫枝扦之便生，人家亦种之。

‖ 气味 ‖

甘、苦，平，无毒。[藏器曰] 捣汁亦吐人，有小毒。

‖ 主治 ‖

折伤，续筋骨 ，除风痹龋齿，可作浴汤。唐本。根皮：主痰饮，下水肿及痰疟，煮汁服之。当利下及吐出。不可多服。藏器。打伤瘀血及产妇恶血，一切血不行，或不止，并煮汁服。时珍。出千金。

‖ 附方 ‖

旧一，新一。**折伤筋骨** 接骨木半两，乳香半钱，芍药、当归、芎䓖、自然铜各一两，为末。化黄蜡四两，投药搅匀，众手丸如芡子大。若止伤损，酒化一丸。若碎折筋骨，先用此傅贴，乃服。卫生易简。**产后血运** 五心烦热，气力欲绝，及寒热不禁。以接骨木破如笼子一握，用水一升，煎取半升，分服。或小便频数，恶血不止，服之即瘥。此木煮之三次，其力一般。乃起死妙方。产书。

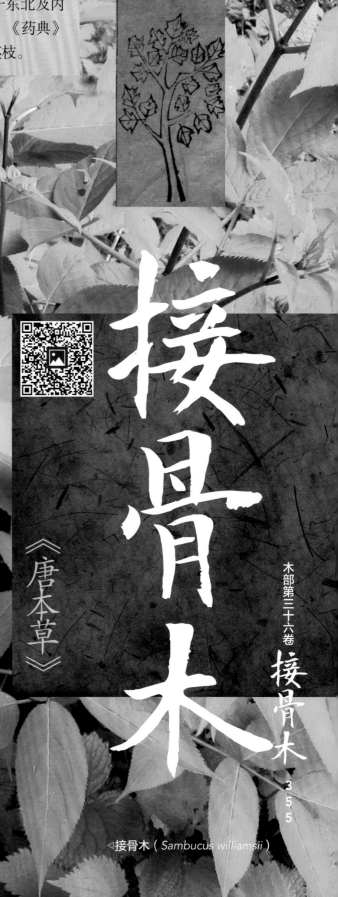

接骨木

《唐本草》

◁ 接骨木（*Sambucus williamsii*）

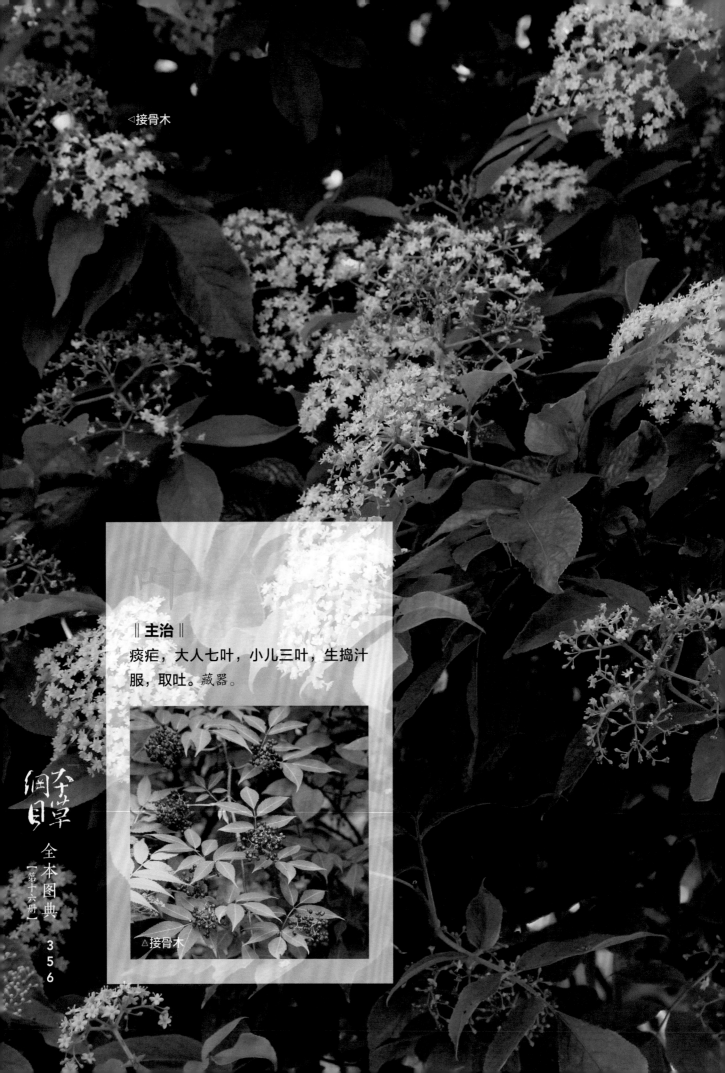

◁接骨木

‖**主治**‖
痰疟，大人七叶，小儿三叶，生捣汁服，取吐。藏器。

△接骨木

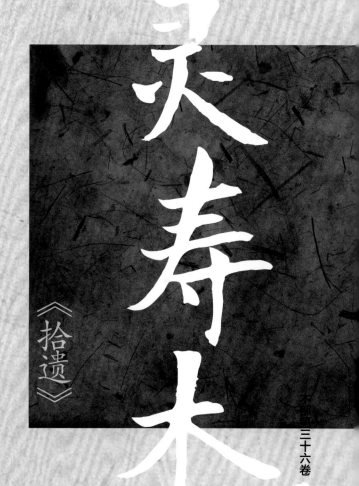

灵寿木

《拾遗》

‖**释名**‖

扶老杖孟康据。

‖**集解**‖

[藏器曰] 生剑南山谷，圆长皮紫。汉书：孔光年老，赐灵寿杖。颜师古注云：木似竹有节，长不过八九尺，围三四寸，自然有合杖制，不须削理。作杖，令人延年益寿。[时珍曰] 陆氏诗疏云：椐即樻也。节中肿，似扶老，即今灵寿也。人以作杖及马鞭。弘农郡北山有之。

根皮

‖**气味**‖

苦，平。

‖**主治**‖

止水。藏器。

△楤木（*Aralia chinensis*）

‖ 基原 ‖

据《纲目图鉴》《纲目彩图》等综合分析考证，本品为五加科植物楤木 *Aralia chinensis* Linn.。分布于西南及河北、湖南、山东、江苏、浙江等地。《中华本草》等认为可能还包括楤木属其他植物，如白背叶楤木 *A. chinenesis* L. var. *nuda* Nakai、头序楤木 *A. dasyphylla* Miq.。《药典》四部收载鹰不扑药材为五加科植物虎刺楤木 *A. armata* (Wall.) Seem. 或黄毛楤木 *A. decaisneana* Hance 的干燥根。

楤木

音忽。《拾遗》

‖ 集解 ‖

[藏器曰]生江南山谷。高丈余，直上无枝，茎上有刺。山人折取头茹食，谓之吻头。[时珍曰]今山中亦有之。树顶丛生叶，山人采食。谓之鹊不踏，以其多刺而无枝故也。

白皮

‖ 气味 ‖

辛，平，有小毒。

‖ 主治 ‖

水痹，煮汁服一盏，当下水。如病已困，取根捣碎，坐之取气，水自下。又能烂人牙齿，有虫者取片许内孔中，当自烂落。藏器。

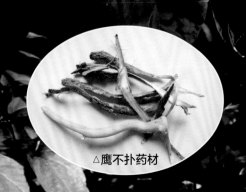

△鹰不扑药材

‖**集解**‖
[藏器曰] 生江南山谷林泽。叶似胡麻相对，
山人取以酿酒饮。

‖**气味**‖
甘，温，无毒。

‖**主治**‖
老血，妇人月闭，风气羸瘦癥瘕。久服，令
人有子。藏器。

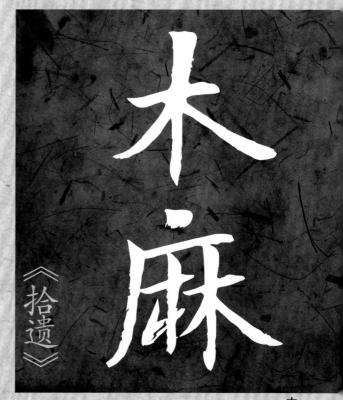

木
麻

《拾遗》

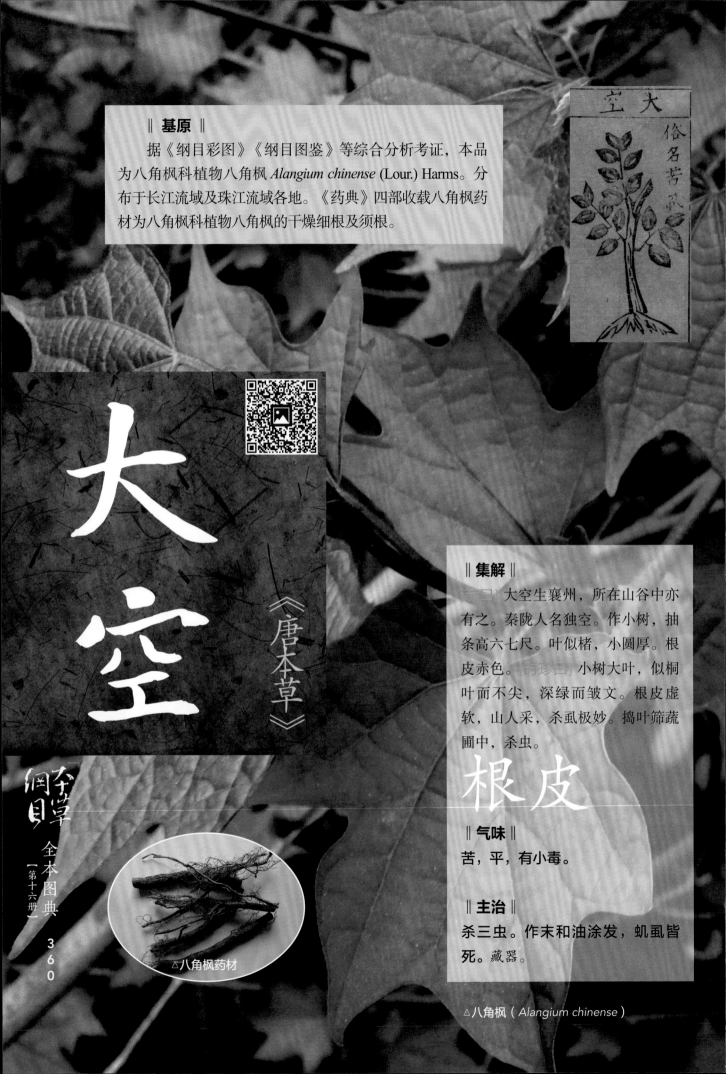

‖基原‖

据《纲目彩图》《纲目图鉴》等综合分析考证，本品为八角枫科植物八角枫 *Alangium chinense* (Lour.) Harms。分布于长江流域及珠江流域各地。《药典》四部收载八角枫药材为八角枫科植物八角枫的干燥细根及须根。

空大

俗名芳爱

大空

《唐本草》

△八角枫药材

‖集解‖

〔恭曰〕大空生襄州，所在山谷中亦有之。秦陇人名独空。作小树，抽条高六七尺。叶似楮，小圆厚。根皮赤色。〔时珍曰〕小树大叶，似桐叶而不尖，深绿而皱文。根皮虚软，山人采，杀虱极妙。捣叶筛蔬圃中，杀虫。

根皮

‖气味‖

苦，平，有小毒。

‖主治‖

杀三虫。作末和油涂发，虮虱皆死。藏器。

△八角枫（*Alangium chinense*）